国家卫生健康委员会"十四五"规划教材

全国高等中医药教育教材

供中医学、中医骨伤科学、针灸推拿学、
中西医临床医学、康复治疗学等专业用

影 像 学

第 3 版

中醫

主 编 王芳军 詹松华

副主编 张东友 车艳玲 樊树峰

曾 亮 刘 斌

人民卫生出版社
·北京·

图书在版编目（CIP）数据

影像学 / 王芳军，詹松华主编 . —3 版 . —北京：
人民卫生出版社，2021.10（2024.8 重印）
ISBN 978-7-117-31640-8

Ⅰ.①影… Ⅱ.①王…②詹… Ⅲ.①影像诊断 —高
等学校 —教材 Ⅳ.①R445

中国版本图书馆 CIP 数据核字（2021）第 191485 号

人卫智网	www.ipmph.com	医学教育、学术、考试、健康，购书智慧智能综合服务平台
人卫官网	www.pmph.com	人卫官方资讯发布平台

影 像 学
Yingxiangxue
第 3 版

主　　编：王芳军　詹松华
出版发行：人民卫生出版社（中继线 010-59780011）
地　　址：北京市朝阳区潘家园南里 19 号
邮　　编：100021
E - mail：pmph @ pmph.com
购书热线：010-59787592　010-59787584　010-65264830
印　　刷：中农印务有限公司
经　　销：新华书店
开　　本：850 × 1168　1/16　印张：21　插页：4
字　　数：550 千字
版　　次：2012 年 5 月第 1 版　　2021 年 10 月第 3 版
印　　次：2024 年 8 月第 5 次印刷
标准书号：ISBN 978-7-117-31640-8
定　　价：79.00 元

打击盗版举报电话：010-59787491　E-mail：WQ @ pmph.com
质量问题联系电话：010-59787234　E-mail：zhiliang @ pmph.com

编 委 （按姓氏笔画排序）

于　勇（陕西中医药大学）　　　　杨　宇（湖南中医药大学）

王　琳（甘肃中医药大学）　　　　张　刚（河南中医药大学）

王芳军（广州中医药大学）　　　　张玉穗（贵州中医药大学）

王晓东（广州中医药大学）　　　　张东友（湖北中医药大学）

车艳玲（黑龙江中医药大学）　　　陆玉敏（广西中医药大学）

方继良（中国中医科学院）　　　　赵宝英（辽宁中医药大学）

叶成斌（福建中医药大学）　　　　栾　丽（新疆医科大学）

邬颖华（成都中医药大学）　　　　曾　亮（南京中医药大学）

刘　斌（山东中医药大学）　　　　詹松华（上海中医药大学）

刘明炯（江西中医药大学）　　　　谭文莉（上海中医药大学）

李向民（中山大学附属第一医院）　樊树峰（浙江中医药大学）

秘　书　（兼）　王晓东　谭文莉

3

◇◇◇ 数字增值服务编委会 ◇◇◇

◇◇◇ 修 订 说 明 ◇◇◇

为了更好地贯彻落实《中医药发展战略规划纲要(2016—2030 年)》《中共中央国务院关于促进中医药传承创新发展的意见》《教育部 国家卫生健康委 国家中医药管理局关于深化医教协同进一步推动中医药教育改革与高质量发展的实施意见》《关于加快中医药特色发展的若干政策措施》和新时代全国高等学校本科教育工作会议精神,做好第四轮全国高等中医药教育教材建设工作,人民卫生出版社在教育部、国家卫生健康委员会、国家中医药管理局的领导下,在上一轮教材建设的基础上,组织和规划了全国高等中医药教育本科国家卫生健康委员会"十四五"规划教材的编写和修订工作。

为做好新一轮教材的出版工作,人民卫生出版社在教育部高等学校中医学类专业教学指导委员会、中药学类专业教学指导委员会和第三届全国高等中医药教育教材建设指导委员会的大力支持下,先后成立了第四届全国高等中医药教育教材建设指导委员会和相应的教材评审委员会,以指导和组织教材的遴选、评审和修订工作,确保教材编写质量。

根据"十四五"期间高等中医药教育教学改革和高等中医药人才培养目标,在上述工作的基础上,人民卫生出版社规划、确定了第一批中医学、针灸推拿学、中医骨伤科学、中药学、护理学 5 个专业 100 种国家卫生健康委员会"十四五"规划教材。教材主编、副主编和编委的遴选按照公开、公平、公正的原则进行。在全国 50 余所高等院校 2 400 余位专家和学者申报的基础上,2 000 余位申报者经教材建设指导委员会、教材评审委员会审定批准,聘任为主编、副主编、编委。

本套教材的主要特色如下:

1. **立德树人,思政教育** 坚持以文化人,以文载道,以德育人,以德为先。将立德树人深化到各学科、各领域,加强学生理想信念教育,厚植爱国主义情怀,把社会主义核心价值观融入教育教学全过程。根据不同专业人才培养特点和专业能力素质要求,科学合理地设计思政教育内容。教材中有机融入中医药文化元素和思想政治教育元素,形成专业课教学与思政理论教育、课程思政与专业思政紧密结合的教材建设格局。

2. **准确定位,联系实际** 教材的深度和广度符合各专业教学大纲的要求和特定学制、特定对象、特定层次的培养目标,紧扣教学活动和知识结构。以解决目前各院校教材使用中的突出问题为出发点和落脚点,对人才培养体系、课程体系、教材体系进行充分调研和论证,使之更加符合教改实际、适应中医药人才培养要求和社会需求。

3. **夯实基础,整体优化** 以科学严谨的治学态度,对教材体系进行科学设计、整体优化,体现中医药基本理论、基本知识、基本思维、基本技能;教材编写综合考虑学科的分化、交叉,既充分体现不同学科自身特点,又注意各学科之间有机衔接;确保理论体系完善,知识点结合完备,内容精练、完整,概念准确,切合教学实际。

4. **注重衔接,合理区分** 严格界定本科教材与职业教育教材、研究生教材、毕业后教育教材的知识范畴,认真总结、详细讨论现阶段中医药本科各课程的知识和理论框架,使其在教材中得以凸显,既要相互联系,又要在编写思路、框架设计、内容取舍等方面有一定的区分度。

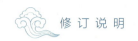

5. 体现传承,突出特色　本套教材是培养复合型、创新型中医药人才的重要工具,是中医药文明传承的重要载体。传统的中医药文化是国家软实力的重要体现。因此,教材必须遵循中医药传承发展规律,既要反映原汁原味的中医药知识,培养学生的中医思维,又要使学生中西医学融会贯通,既要传承经典,又要创新发挥,体现新版教材"传承精华、守正创新"的特点。

6. 与时俱进,纸数融合　本套教材新增中医抗疫知识,培养学生的探索精神、创新精神,强化中医药防疫人才培养。同时,教材编写充分体现与时代融合、与现代科技融合、与现代医学融合的特色和理念,将移动互联、网络增值、慕课、翻转课堂等新的教学理念和教学技术、学习方式融入教材建设之中。书中设有随文二维码,通过扫码,学生可对教材的数字增值服务内容进行自主学习。

7. 创新形式,提高效用　教材在形式上仍将传承上版模块化编写的设计思路,图文并茂、版式精美;内容方面注重提高效用,同时应用问题导入、案例教学、探究教学等教材编写理念,以提高学生的学习兴趣和学习效果。

8. 突出实用,注重技能　增设技能教材、实验实训内容及相关栏目,适当增加实践教学学时数,增强学生综合运用所学知识的能力和动手能力,体现医学生早临床、多临床、反复临床的特点,使学生好学、临床好用、教师好教。

9. 立足精品,树立标准　始终坚持具有中国特色的教材建设机制和模式,编委会精心编写,出版社精心审校,全程全员坚持质量控制体系,把打造精品教材作为崇高的历史使命,严把各个环节质量关,力保教材的精品属性,使精品和金课互相促进,通过教材建设推动和深化高等中医药教育教学改革,力争打造国内外高等中医药教育标准化教材。

10. 三点兼顾,有机结合　以基本知识点作为主体内容,适度增加新进展、新技术、新方法,并与相关部门制订的职业技能鉴定规范和国家执业医师(药师)资格考试有效衔接,使知识点、创新点、执业点三点结合;紧密联系临床和科研实际情况,避免理论与实践脱节、教学与临床脱节。

本轮教材的修订编写,教育部、国家卫生健康委员会、国家中医药管理局有关领导和教育部高等学校中医学类专业教学指导委员会、中药学类专业教学指导委员会等相关专家给予了大力支持和指导,得到了全国各医药卫生院校和部分医院、科研机构领导、专家和教师的积极支持和参与,在此,对有关单位和个人表示衷心的感谢! 希望各院校在教学使用中,以及在探索课程体系、课程标准和教材建设与改革的进程中,及时提出宝贵意见或建议,以便不断修订和完善,为下一轮教材的修订工作奠定坚实的基础。

人民卫生出版社

2021 年 3 月

◇◇◇ 前　言 ◇◇◇

临床医学的发展日新月异,诊断、治疗和预防疾病技术不断进步。诊断技术的发展,使早期无创诊断疾病成为可能,为治疗和治愈疾病创造了条件;而治疗技术的改进,使临床医生有更多的方法治疗更多的疾病,并为更彻底地治愈疾病带来希望。

影像学在医学领域中兼有诊断和治疗双重作用,影像科室配备医师、技师和护士等专业人员,为临床医疗工作提供专业化服务。影像诊断,是利用射线、声波、射频波等探测人体内部解剖结构和病理状态,从获得的图像中分析关键信息,达到诊断和评价的目的。X线、CT、DSA等设备,都是利用X射线穿透人体进行成像的;超声成像利用超声波透射人体组织过程中遇到组织界面被反射回来的原理;核医学显像利用含同位素的药物在体内某些器官或组织内浓聚后发出的射线来成像;磁共振成像则是通过射频激发在磁场中旋进的氢原子发生核磁共振,然后射频突然终止,氢原子将发出射频波来散发能量,设备采集射频信号达到成像目的。

《影像学》第1版于2012年6月出版,第2版于2016年7月出版。前两版教材紧密结合影像学技术进展,为广大中医药院校各专业的本科学生提供了丰富的知识内容和学习素材。其中,第1版同步出版了配套教学光盘,第2版升级到网络增值服务。本次第3版编修,我们努力适应学科发展现状和新教学模式,融入最新学科前沿知识,增加了数字增值服务,希望为广大师生带来更好的教学体验。

根据人民卫生出版社的安排,我们在全国范围的医药院校内推荐遴选著名教授、专家组成了编委会。经过教材编写启动会等多种形式的广泛探讨,决定由王芳军(第一、二、十四、十五章)、詹松华(第一、二、三、十一章)、张东友(第一、三、四章)、车艳玲(第二、十二、十三章)、樊树峰(第二、七、八章)、曾亮(第十、十一章)、刘斌(第五、六章)、李向民(第二、七章)、方继良(第四、八章)、王琳(第九、十章)、邬颖华(第十二、十三章)、张玉穗(第二、十四章)、于勇(第三章)、陆玉敏(第五章)、杨宇(第五章)、栾丽(第六章)、赵宝英(第六章)、张刚(第八章)、刘明炯(第九章)、叶成斌(第十章)、谭文莉(第十一章)、王晓东(第十五章)在保留上版教材核心内容的基础上,增加已经成熟的最新理论知识,适度扩充超声成像和核医学显像内容,更加突出展示影像学在中医临床中的应用,更加体现中医药特色,同时重视思政元素和人文素养的培育。根据大多数专家的共识,决定删除第2版中的"附篇心电图诊断"章节。审稿会后,又经多方协调,决定由曾亮负责全书复习思考题和"扫一扫,测一测"内容统筹,詹松华负责全书数字增值服务内容统筹,王芳军负责全书统稿,补齐必要内容并提交"齐、清、定"稿件。

本教材适用于中医学、中医骨伤科学、针灸推拿学、中西医临床医学、康复治疗学等专业本科学生学习。

感谢第1版、第2版教材编委会全体成员的努力,为《影像学》第3版的编写修订奠定了良好的基础,感谢相关院校同事们的大力支持和帮助!

尽管各位编委尽最大努力为教材编修工作搜集资料、补充前沿发展知识,付出了辛勤的劳动,但错漏之处在所难免,恳请广大师生和读者及时反馈,不吝赐教,我们深表感谢!

编者

2021年3月

◇◇◇ 目　　录 ◇◇◇

第一篇　总　　论

第二篇　X线、CT、MRI诊断

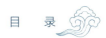

第三篇　超声诊断

第四篇　介入放射学

第一篇

总　　论

◆◆◆ 第一章 ◆◆◆

影像学概述

学习目标

　　通过本章的学习,掌握影像学的定义及涵盖范围;熟悉影像阅读原则及诊断步骤、影像检查申请单的规范填写,树立患者安全意识,并为学好本教材后续章节奠定基础。

第一节　学科定义及发展简史

一、定义及涵盖范围

　　影像学是借助各种医学成像设备和成像技术对人体疾病进行诊断和治疗的医学学科。它包括影像诊断学和介入放射学两大部分,其中影像诊断学又包括 X 线诊断、CT 诊断、MRI 诊断、超声诊断及核医学影像诊断五部分内容。当今的影像学不但在成像技术方面突飞猛进,而且融合了计算机、人工智能、网络和信息技术等现代高科技成果,代表了尖端科技在医学领域的应用水平。

二、发展简史

　　1895 年,德国物理学家伦琴(Wilhelm Conrad Röentgen)在做物理实验时偶然发现一种特性尚不清楚的射线并将其命名为 X 线。1896 年,这种能穿透人体的看不见的射线被用于医学领域,利用它将人体内部结构在无创的情况下以图像的形式呈现出来,从而直观地诊断人体疾病。X 线在医学上的应用开创了一门新的学科——X 线诊断学(或称放射诊断学),奠定了影像学的基础。

　　20 世纪 50—60 年代,超声与核素扫描开始应用于人体检查,出现了超声成像(ultrasonography,USG)和 γ 闪烁成像(γ-scintigraphy)。20 世纪 70—80 年代又相继出现了 X 射线计算机体层摄影(X-ray computed tomography)、磁共振成像(magnetic resonance imaging,MRI)和发射计算机断层显像(emission computed tomography,ECT)。ECT 又包括单光子发射计算机断层成像(singlephoton emission computed tomography,SPECT)与正电子发射体层成像(positron emission tomography,PET)。上述几种成像手段虽然在原理上各不相同,并突破了传统 X 线成像在应用上的限制,但都具有共同的特性,即以图像的形式反映人体的解剖与生理病理变化,从而达到诊断疾病的目的。这些成像技术的出现,标志着 X 线诊断学进入影像诊断学阶段。

20世纪70年代中期以后,介入放射学(interventional radiology)在全世界范围内得到广泛应用和迅速发展,使得一些用药物或手术治疗无效或难以实施治疗的疾病能够在影像设备的引导和监控下得到有效医治,从而极大地丰富了临床治疗手段,改变了医学版图,影像科医生的重要性和学科地位也得到迅速提高。随着介入放射学应用范围的不断扩大,其引导方式也日益多样,除数字减影血管造影(digital subtraction angiography,DSA)外,CT、超声、MRI引导介入治疗的手段也不断推出和普及。介入放射学突破了影像诊断学的范畴,标志着影像学发展的最新阶段(图1-1)。影像学已经成为现代医学中日益重要的一门分支学科。

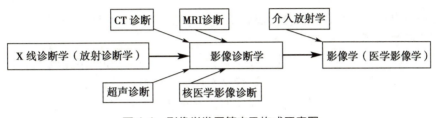

图 1-1　影像学发展简史及构成示意图

第二节　学习目的及学习方法

一、学习目的

作为可以显示疾病是否存在及其存在状况的可视化客观证据,影像学在医学领域中的重要性已经得到广泛的认同。随着现代科技的进步,影像学设备不断推陈出新,技术手段日新月异。形态成像对解剖结构的显示日益精细和清晰,功能和代谢成像又在不断打开新的"窗口",能够反映分子水平的代谢变化和功能改变,使疾病诊断进入超早期甚至"未病"的阶段。

因此,无论是西医院、中医院还是中西医结合医院,影像学对于临床诊疗工作的指导作用均日益突出,临床医生对于影像学的依赖程度也与日俱增。值得提出的是,新型冠状病毒肺炎疫情暴发初期,影像学在诊断分期和疫情防控方面功不可没。尤其是国家卫生健康委员会颁布的《新型冠状病毒感染的肺炎诊疗方案(试行第五版)》将影像表现纳入新型冠状病毒肺炎临床诊断标准,使湖北本地大量新型冠状病毒肺炎患者得到及时诊治,为有效控制传染源、阻断疫情传播途径、夺取疫战胜利发挥了极其重要的作用。

另外,由于现代医学成像技术种类多样、项目繁多,合理选择并有效应用影像学技术将成为临床医生必备的重要知识和基本技能。多掌握一些影像知识,就可多获取一些诊治疾病的依据,患者也就会多一些治愈疾病的希望。在这种背景下,医学生学习影像学就显得非常重要。

通过本课程的学习,医学生应掌握影像学的基本概念和临床应用范围;熟悉不同成像技术的基本原理、图像特点及应用限度,知晓合理选择各种影像检查手段,能根据临床表现提出首选检查方法,并熟知后续补充验证的检查流程,避免盲目检查和浪费有限的医疗资源;熟悉基本的影像诊断思维模式,学会医学影像学各种图像的识别、阅读原则及步骤,学会典型病例的影像诊断分析方法,能够书写简单的影像诊断报告。

二、学习方法

(一)强化基础知识

影像学诊治疾病的依据来源于医学图像,反映的是人体器官组织的解剖结构或代谢功能信息,学好解剖、病理、生理及生化等医学基础学科对学好影像学将起到事半功倍的作用。在影像学学习过程中,要注意及时复习前述课程,相互联系,建构和完善知识体系。

(二)重视课堂学习

影像学内容繁多,医学图像所蕴含的信息量又特别庞大,抓住重点、化解疑点、突破难点,往往需要借助课堂学习这个手段。医学生在课堂学习中要善于提问,将课前预习中形成的疑问主动提出来,与教师互动交流,课后还要进行复习和总结,以提高课堂学习效果。

(三)丰富学习手段

影像学实践性很强,而且与现代科技结合紧密,利用计算机和网络完成日常工作已经成为现代医院影像科的常态,人工智能与影像结合已成为学科发展趋势,远程影像诊断逐步成为现实;QQ、微信、公众号、抖音等新型媒体形式不断推陈出新,对影像学知识技能的促进作用日益受到重视。因此,充分利用各种网络平台获取知识、请教问题、交流心得、分享资源,对于学好影像学大有裨益。

(四)关注发展动态

影像学是发展最为迅速的医学学科之一,新技术应用日新月异,教材编写难免滞后于学科发展。因此,教材仅是学习影像学的主要参考书,不能拘泥于教材,或将其当成僵化的教条。合格的医生应该密切关注学科发展动态,以开放的胸怀接纳新的知识并转化为实用的技能,让更多的患者及时享受到学科发展的最新成果。

ER-1-1

部分相关网站链接

第三节 影像阅读原则及步骤

一、影像阅读原则

(一)阅片总体原则

可以归纳为 12 个字:全面观察,系统分析,结合临床。

所谓全面观察,指对于影像图片,应该依照一定的顺序无遗漏地进行观察,保证获取所有信息(包括图像信息和检查参数等附加信息);系统分析是对所观察到的图像信息进行有逻辑的综合分析,找出其内在关联性;而结合临床指不能只凭孤立的图像信息做出诊断,必须参照其他信息,以防误诊和漏诊。这里所说的"临床"指除影像信息之外所有可以利用的资料,如病史、症状、体征、实验室检查和病理诊断等。

(二)关注病变特征

发现病变后,对其影像特征的观察和描述应注意以下几个方面:

1. 位置和分布 如病变位于上肺还是下肺,腹腔还是腹膜后,硬膜下还是硬膜外;分布局限还是广泛,是孤立、多发、偏侧性还是全身性等。

2. 大小和范围 病变的大小是需要关注的重要方面,可以通过测量或比拟进行量化,如 10cm×8cm、9mm×8mm×7mm,花生、绿豆或粟粒大等。病变累及脏器的一段、一叶还是多叶,是否累及邻近器官。

3. 形状和边缘 是圆形、椭圆形、多边形还是不规则形;边缘是光滑、平整还是毛糙;有无分叶或毛刺。

4. 质地和均匀性　X 线或 CT 图像中密度的高低、MRI 图像上信号的高低、超声图像中的回声强弱及核医学显像中的放射性浓聚度等均与病变的性质相关,提示含液、含气、含脂、出血或钙化等病理性质;病变内部的均匀度对于病变性质的判断也具有重要价值。

5. 周围变化　病变对周围组织器官是牵拉、推移还是侵蚀;有无周围水肿、淋巴结肿大或"卫星病灶"。

6. 功能改变　透视、超声、CT 或 MRI 动态增强及核医学显像对于器官或组织的功能改变都有独特的判断价值,能够从某些侧面反映病变的性质。如呼吸运动有无减弱,心室壁有无反向运动,胃液分泌有无增强,肠蠕动有无减弱,肾排泄功能是否减退等。

(三) 客观分析病变

任何影像检查都不是万能的,任何影像图片都只能反映病变瞬间的某些信息。由于"同病异影""异病同影"现象广泛存在,因此在阅读影像图片时必须避免以偏概全、主观臆断,应密切结合临床,必要时补充其他影像检查方法,客观分析,综合诊断,以避免漏诊或误诊。

影像诊断
原则顺口溜

二、影像诊断步骤

(一) 发现异常

无论受检者是健康体检还是因病检查,阅读影像图片的第一步都是寻找有无病变。要完成这一任务,必须熟悉人体解剖、生理及正常的影像表现。只有分清正常与变异现象,才能分辨出有无异常,从而发现病变。有病变而没有发现,即造成漏诊;把正常或变异认定为病变即是误诊。

(二) 辨析异常

发现异常、认定有病变只是完成了影像诊断的初步工作,辨析为何种异常将是应该完成的下一步工作。而要高质量地完成这一任务,做好定位、定量、定性诊断,除了充分的影像学知识、敏锐的观察能力、细致的工作作风之外,还要有相关的基础和临床知识,熟悉各系统病变的基本病理变化及其演变过程。混淆了炎症和肿瘤、良性病变和恶性病变等都是误诊,都可能造成延误治疗或过度治疗的后果,轻则影响患者的身体健康,重则可能危及患者的生命。

第四节　患者安全与风险管控

思政元素

将患者中心理念落实到实践中

保障患者安全是医务人员的首要任务,以患者为中心的理念应该落实到具体的行动之中。影像学科存在辐射源,承担着特殊的诊疗职责,面临复杂的诊疗状况,而医护急救力量又相对薄弱,如何保障患者安全就成为必须优先考虑的关键问题。因此,必须要有清醒的认识和充分的预案,以有效预防、及时控制和消除各种紧急意外及不良事件造成的危害。

一、影像"危急值"与报告制度

(一)定义及意义

危急值指当出现这种实验或检查结果时,患者可能处于生命危急状态,如不能及时给予有效的干预或治疗,就有可能危及患者的安全甚至生命。虽然各种影像检查结果常不以"数值"的形式出现,但能在一定程度上反映患者是否处于生命危急状态,从而为临床及时救治提供重要依据。主要危急值包括:急性大面积脑梗死、急性脑出血、脑疝、张力性气胸、急性肺水肿、肺动脉栓塞、主动脉夹层、胃肠穿孔、绞窄性肠梗阻、急性出血坏死性胰腺炎、手术后体内残留异物等,出现这些危急值,应及时以严格的报告制度确保患者得到及时有效的干预或治疗,而不至于失去救治的最佳时机。

(二)制度及保障

医学影像科及下属部门应设立危急值结果报告登记本,在醒目位置清晰注明影像危急值的报告制度、流程及报告范围。各项登记项目(检查日期、患者姓名、病案号、影像号、科室床号、检查项目、检查结果、临床联系人、联系电话、联系时间、报告人、复核人及复核意见、备注等)均须及时登记并可追溯。一线值班人员必须及时按规定登记,二线人员负责监督和复核;科室主任及下属各部门负责人应进行经常性的检查,督促落实;医院将危急值报告制度的执行情况纳入目标管理考核。

二、影像学科紧急事件处理预案

(一)应急处理机制

遵循预防为主、常备不懈的原则,制定具体事件(如对比剂过敏、心搏骤停、意外伤害等)应急预案,并定期组织应急演练,及时检查和保障急救器材、药品的完好和充足,加强与急诊科、麻醉科、呼吸科及其他临床科室的密切联系,提高发现紧急意外事件的敏感性,做到早发现、早报告、早处理。

(二)应急处理流程

各有关岗位责任人按照预案规定的流程开展应急工作,分工负责,统一指挥。①如出现危及生命的紧急状况,应立即就地组织抢救,并及时报告,呼叫支援;②不涉及生命抢救的其他应急状况,应立即通知二线值班人员或上级医师,特殊情况应及时报告科室负责人,确定是否逐级上报,根据上级指示进行相关后续处理。

(三)对比剂不良反应处理

对比剂在影像学科应用普遍,其不良反应包括过敏反应、理化刺激反应、肾脏毒性等。应参照中华医学会放射学分会审定的碘对比剂使用指南等规范应用对比剂,严防对比剂不良反应对患者产生危害。对于已经发生的对比剂不良反应,一般按轻、中、重度进行相应的针对性处理。

三、辐射防护基础知识

X 线检查、CT 检查中所用的 X 射线及核医学显像中所用的 γ 射线等,均属于电离辐射,在穿透人体的过程中将产生电离现象而引起一定的生物效应(参见第二章相关章节)。过量照射会产生放射损害,甚至出现严重的放射反应,因此必须重视辐射防护,以保护工作人员和患者的健康。辐射防护的方法和措施有以下几个方面:

(一)技术方面

遵循时间防护、距离防护和屏蔽防护的原则。时间防护指尽量缩短接受辐射的时间;

距离防护指尽可能地远离辐射源;屏蔽防护指采用铅等射线不容易穿透的物质阻隔辐射源,对患者和医护人员加以保护。

(二) 患者方面

选择恰当的检查方法,避免不必要的照射,更不能一次大剂量或经常性地照射。在投照时,应当注意照射的范围和条件,对性腺等敏感器官应用铅橡胶等防护材料加以遮盖。

(三) 放射工作人员方面

认真执行国家有关放射防护卫生标准的规定,采取必要的防护措施,正确进行射线条件下的操作,并定期进行剂量监测和身体检查。

第五节 影像检查申请单的规范填写

影像检查申请单也被称为影像检查会诊单,是临床医生向影像科室提出某项影像检查请求的凭证,也是影像科医生撰写诊断报告的重要参考依据。

一、申请单的规范填写是临床医生必须掌握的基本功

循证医学发展促进了现代医学的不断进步,仅凭体格检查对疾病进行诊断已不适应循证医学要求。目前,绝大部分疾病诊疗的循证依据都与影像技术有关。因此,熟悉各种影像技术的优势和不足,根据不同疾病选择适宜影像技术或检查流程,提出检查申请,是临床医生必须掌握的基本技能,它在一定程度上反映了临床医生的医学思维过程。

二、申请单的规范填写对影像诊断的重要性

(一) 保障获取高质量图像

准确的患者信息、简要病史、临床诊断、申请检查的部位和目的,是影像科室技术人员合理安排检查手段、优化技术参数的重要依据,这对于保障获得能够满足影像诊断的高质量图像非常重要。

(二) 提高影像诊断正确率

通过技术手段获取的影像信息只是疾病的瞬间记录,只是疾病病理状况的投影,并不等同于病理。申请单所提供的准确而全面的临床信息对于鉴别"同病异影""异病同影"至关重要。

(三) 提高影像报告的效率

影像图像中蕴藏着海量信息,并非都与临床医生当下的需要有关。影像科医生根据申请单的检查目的,可以对影像信息进行有效的筛选和排序,从而有针对性地做出满足临床诊疗需求的高质量诊断报告。

三、影像检查申请单的填写规范

影像检查申请单的规范填写通常包括以下几个方面的内容:

(一) 准确填写患者信息

包括患者姓名、性别、年龄、籍贯、职业、通信方式、住址等。如果在同一家医疗机构进行过相关的影像检查还应注明前次检查的方式和检查号,便于比较病变的动态变化以明确诊断或判断疗效。

（二）客观记录患者病情

包括症状、体征、相关实验室检查和其他影像检查结果等。值得强调的是,病情记录应有时效性和针对性,应客观描述患者申请检查时与检查部位和检查目的相关的病情。复查病例应注明前次检查的日期和诊断结论。重视既往史、过敏史、手术史等内容的填写。

（三）提出临床诊断意见,告知检查目的

此项内容主要反映临床医生诊断的思维过程,从中可以看出临床医生申请此项检查是否恰当。

（四）选择检查部位,明确检查技术

大多数影像检查按部位或脏器设置技术参数,注明检查部位或脏器,便于影像科室合理安排并选择相应技术参数,获取高质量图像,以利于明确诊断。

（五）签名

申请医生签全名既是医疗文书书写的基本要求,也是对患者负责和对医技科室尊重的体现。

（六）与申请单有关的其他注意事项

1. 注意患者的生命体征,危及生命时应先救治、后检查。
2. 同时申请多种(项)检查应考虑患者身体状态能否承受。
3. 提醒患者检查顺序,避免不同检查之间发生冲突。
4. 考虑检查适应证和禁忌证。
5. 腹部、盆腔检查及增强扫描应提醒患者做好检查前准备工作。

四、申请单填写的常见缺陷

（一）一般资料填写漏项

如仅填写患者姓名,漏写年龄、性别、籍贯等。这既不符合诊疗常规,也会延误诊断。如血友病与性别有关,棘球蚴病常见于牧区等。

（二）病史不实、无关或虚构

病史不实主要表现在病史描述与患者实际情况不一致,未能准确表述实际病程,容易导致误诊。病史无关多表现为申请检查部位或方式与患者症状体征无关,这既无助于影像诊断,又会被质疑为过度检查。病史虚构常见两种情况,一是医生责任心不强,填写病史张冠李戴,二是不重视医疗文书的法理性,随意填写,这不仅误导影像科医生,还会产生法律纠纷。

（三）漏填既往史、手术史、过敏史和临床诊断

如申请 CT 增强扫描,填写申请单时未告知既往有甲状腺功能亢进病史或碘过敏史等。

（四）申请检查部位不明,检查目的不清

申请检查部位不明让影像科室无法完成检查,检查目的不清会导致影像报告答非所问,不能满足临床需求。

（王芳军 张东友 詹松华）

复习思考题

1. 为什么要学习影像学?
2. 哪些方法可以提高影像学学习效率?

3. 影像学的基本内容有哪些?

4. 影像学阅片应注意哪些问题?

5. 简述危急值的定义及其意义。

6. 辐射防护的方法和措施有哪些?

7. 提交影像检查申请单时,应规范填写哪些内容?

◆◆◆　第二章　◆◆◆

影像检查技术

学习目标

　　通过本章的学习,掌握 X 线的特性、X 线检查方法、X 线诊断的应用原理;熟悉 X 线图像的识别,CT、MRI、超声检查方法、图像特点与限度,各种影像检查手段的合理选择;了解核医学显像技术的原理、设备、特点、限度和合理应用。

第一节　X 线成像

　　1895 年 11 月,德国科学家伦琴发现了一种未知射线,肉眼看不见,但能穿透不同物质并能使荧光物质发光。由于当时对这种射线的性质还不了解,称之为 X 射线。为纪念发现者,后来也称伦琴射线,简称 X 线(X-ray)。

一、成像原理与设备

(一)X 线的产生

　　X 线是在真空管内高速行进的成束电子流撞击钨(或钼、铑等)靶时而产生的,是能量转换的结果。医用 X 线设备种类繁多,因不同的应用目的而配置不同,但所有的 X 线成像设备都具有几个最基本的组成部分,即操作台、变压器、X 线管、探测器和其他附属成像设备(图 2-1)。

(二)X 线的特性

　　X 线是一种波长很短的电磁波,其主要特性包括:

　　1. 穿透性　X 线能穿透一般可见光不能穿透的各种不同密度的物质,并在穿透过程中受到一定程度的吸收,即衰减。X 线的穿透力与 X 线管电压密切相关,电压越高,所产生的 X 线的波长越短,穿透力越强。另一方面,X 线的穿透力还与被照体的密度和厚度相关。穿透性是 X 线成像的基础。

　　2. 荧光效应　X 线本身不可见,但能激发荧光物质(如钨酸钙等),使波长短的 X 线转换

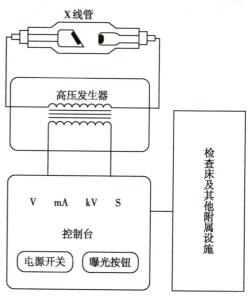

图 2-1　X 线设备构成示意图

成波长较长的可见荧光,即荧光效应,是 X 线透视检查的基础。

3. 感光效应　涂有感光物质(如溴化银)的胶片,经 X 线照射后感光,产生潜影,经显影、定影处理,感光的溴化银中的银离子(Ag^+)被还原成金属银(Ag),并沉积于胶片的胶膜内呈黑色;而未感光的溴化银,在定影及冲洗过程中被洗掉而呈胶片透明本色。因感光程度不同,在胶片上便产生黑白分明的影像,X 线穿过的物质密度和厚度越大衰减越多,胶片感光越少越透亮。感光效应是 X 线摄影的基础。

4. 电离效应　X 线通过任何物质都可产生电离效应。X 线进入人体,也产生电离作用,有可能使人体产生生物学方面的改变,即生物效应。电离效应是放射治疗学的基础,也是 X 线检查时需要注意辐射防护的原因。

(三) X 线成像基本原理

X 线之所以能使人体在荧屏上或胶片上形成影像,一方面基于 X 线的特性,另一方面基于人体不同结构有密度和厚度的差别。这样,在荧屏或 X 线片上就形成黑白对比的影像。其中,利用人体组织器官本身的密度和厚度的差别产生对比的影像称为自然对比。密度或 / 和厚度差别越大,自然对比越好。胸部和骨骼自然对比好,是临床最常应用 X 线检查的部位。

形成 X 线影像的三个基本条件:① X 线具有一定的穿透力;②被穿透的组织结构存在密度和厚度的差异,从而导致穿透后剩余的 X 线量存在差别;③ X 线是不可见的,必须经过显像过程,例如经 X 线片、荧屏或电视屏显示才能获得具有黑白对比、层次差异的 X 线影像。

二、检查技术与要点

(一) 传统 X 线成像

1. 普通检查　包括 X 线透视和摄影(照片或摄片)。

(1)透视:可转动患者体位,多方向观察,了解器官的动态变化,操作方便,费用低,可立即得出结论,但缺乏客观记录,不便于复查对比,同时图像清晰度较差。

(2)摄影:对比度及清晰度较好,可永久记录,患者所受射线照射的剂量较透视少,为目前最常用的影像检查方法。

2. 特殊检查　目前常用的主要是软 X 线摄影(钼靶摄影),用于检查软组织,特别是乳腺。

3. 造影检查　对于缺乏自然对比的器官或结构,可将高密度或低密度的物质引入器官内或其周围间隙,使之产生对比而显影,称为人工对比,也叫造影检查。被引入的物质称为对比剂。

(1)对比剂

1)高密度对比剂:为原子量高、比重大的物质,如钡剂、碘剂。碘剂有油剂和水剂,水剂含碘的分子又可以分为离子型与非离子型。非离子型碘对比剂具有低渗、低黏度和低毒性等优点,毒副反应明显比离子型小,使用更安全,价格也贵。离子型碘对比剂代表药物为泛影葡胺,非离子型碘对比剂代表药物有碘海醇、碘佛醇、碘比醇、碘美普尔等。

2)低密度对比剂:常用的有气体,如二氧化碳、氧气、空气等。

(2)造影方式

1)直接引入:指将对比剂直接引入目标部位进行造影,包括口服法(如上消化道钡剂造影)、灌注法(如子宫输卵管造影)、穿刺注入法(如血管造影)。

2)间接引入:指利用对比剂在体内的生理代谢过程使某些器官显影,如静脉尿路造影等。

（3）检查前准备及对比剂副反应的处理：胃肠道造影检查一般应使之为空腔状态；使用有机碘剂血管内给药前，要了解过敏史和有无肾衰竭，做到患者知情同意，备好抢救药品和器材，严防意外发生。碘对比剂副反应按程度可分为轻、中、重度，重度反应包括呼吸、循环衰竭，喉头水肿，哮喘等，应立即停止检查，采取抗休克和抗过敏治疗。

（二）数字 X 射线摄影

传统 X 线成像是模拟成像，以胶片为介质来进行图像信息采集、显示、存储及传送，其缺点是摄影技术条件要求严格，摄影条件宽容度小，影像灰度固定不可调节，而且图像密度分辨率较低，在照片的利用与管理上也有诸多不便。数字 X 射线摄影（digital radiography，DR）是将 X 线摄影或透视装置同电子计算机相结合，将模拟信息转换为数字信息，从而得到数字化图像的成像技术。数字 X 射线摄影技术弥补了传统 X 线成像的不足，已逐渐取代传统 X 摄片。

1. 计算机 X 射线摄影　计算机 X 射线摄影（computed radio-graphy，CR）是以影像板（imaging plate，IP）代替 X 线胶片作为介质进行影像信息的记录。IP 接受透过人体的 X 线而感光，形成潜影，再由激光扫描系统读取潜影信息，并转换成数字信号而显示为数字图像。数字图像的优点是可以在一定范围内改变图像的特性，如进行灰阶处理（对比度）、窗位处理（亮度）和减影处理等。缺点是操作比较繁琐，图像质量不及直接数字 X 射线摄影。

2. 数字 X 线荧光成像　数字 X 线荧光成像（digital fluorography，DF）是用影像增强电视系统（image intensify television，IITV）作为介质，代替 X 线胶片或 CR 的影像板。它用高分辨率摄像管对荧屏图像进行序列扫描，将连续的视频信号像素化，再经模拟 / 数字转换器将每个像素转成数字信息。DF 在图像显示、存储及后处理方面与 CR 基本相同。

3. 平板探测器直接数字 X 射线摄影　CR、DF 均有模 / 数转换过程，为间接数字 X 射线摄影（indirect digital radiography，IDR），而平板探测器（flat panel detector，FPD）可以直接将 X 线信息转换成电信号，再转换成数字信息，整个转换过程都在平板探测器内完成，不必经激光扫描，没有模 / 数转换过程，故又被称为直接数字 X 射线摄影（direct digital radiography，DDR）。影像学上通常所说的 DR 即指 DDR。DR 的 X 线衰减信息损失最少，故具有噪声小、图像好、成像快的优点。

4. 数字减影血管造影　血管造影是将对比剂注入血管内，从而显示血管的 X 线检查方法，但血管周围的骨骼及软组织重叠对血管的显示常会造成较大的影响。数字减影血管造影（digital subtraction angiography，DSA）是利用计算机处理数字影像信息，消除骨骼和软组织影像，使血管显影清晰的成像技术，目前已得到普遍应用。数字成像是 DSA 的基础，常用的方法是：经导管向血管内团注水溶性碘对比剂，同时采集检查部位的连续影像，在这些系列图像中，取一帧血管内不含对比剂的图像和一帧含有对比剂的图像（这两帧图像称为减影对），用这两帧图像的数字矩阵，经计算机行数字减影处理，使骨骼及软组织的数字相互抵消而被消除，只留下清晰的血管影像。此种减影图像因系在不同时间所得，故称时间减影法。血管内不含对比剂的图像作为蒙片，可同任一帧含对比剂的图像组成减影对，进行减影处理，于是可得到不同期相的系列 DSA 图像。

三、图像特点与限度

X 线图像由自黑到白不同灰度的影像组成，属于灰阶成像，通过密度及其变化来反映人体组织结构的解剖和病理状态。

人体组织结构由不同元素组成,依单位体积内各元素量总和的大小而有不同的密度。人体组织结构的密度可归纳为三类:①高密度,骨组织和钙化灶等,X线片显示为白色;②中等密度,皮肤、肌肉、神经、软骨、实质器官、结缔组织及体内液体等,X线片显示为灰色或灰白色;③低密度,脂肪组织及存在于呼吸道、胃肠道、鼻窦等处的气体,X线片显示为灰黑色和深黑色。

人体组织结构的密度与X线图像上的密度是两个不同的概念。前者指人体组织单位体积物质的质量,而后者则指X线图像上所示影像的黑白程度。但两者之间有一定的关系,即物质的密度高、比重大、吸收的X线量多,在图像上呈白影;反之,物质的密度低、比重小、吸收的X线量少,在图像上呈黑影。在日常工作中,描述图像上组织结构黑、白程度时,通常以低密度、中等密度和高密度来表示,它们分别为黑影、灰影和白影。图像上,所示影像密度的高低主要与组织结构类型有关,但亦与其厚度有一定关系。组织和器官发生病变时,X线图像上可显示原有的密度发生改变,根据其黑、白变化形式,称之为密度减低或密度增高。

X线图像是一种重叠图像,即反映X线束穿透某一部位时,其路径上各个结构影像的叠加结果。叠加可使一些组织结构或病灶的投影因累积增益而得到很好的显示,也可使一些组织或病灶被遮盖而较难或不能显示。因此,一些疾病的早期或病变很小时,可以没有异常X线表现,以致不能做出正确的诊断。

ER-2-1

X线平片特点顺口溜

四、临床应用与选择

X线用于疾病诊断已有一百多年的历史,尽管现代影像诊断技术如超声、CT和MRI等的不断发展,但并不能完全取代X线检查。如胃肠道仍主要使用X线检查,骨骼系统和胸部也多首选X线检查。但中枢神经系统、肝、胆、胰和生殖系统等疾病的诊断,X线检查的价值有限。

DSA主要适用于心脏和血管的检查,如心内解剖结构异常、主动脉夹层、主动脉瘤、主动脉缩窄和分支狭窄以及主动脉发育异常、冠脉狭窄或闭塞、颈段动脉狭窄或闭塞、颅内动脉瘤、动脉闭塞和血管发育异常等。随着DSA设备与技术的日益成熟,快速三维旋转实时成像及实时减影等新的功能的实现,可动态地从不同方位对血管及其病变进行形态和血流动力学的观察,目前仍继续占据着血管性疾病诊断"金标准"的地位,对介入技术,特别是血管内介入技术,DSA更是不可缺少的手段。

第二节　计算机体层成像

计算机体层成像(computed tomography,CT)由英国工程师Hounsfield发明,结合X线束扫描和计算机技术,实现了数字化断层成像,是影像学发展史上的一次重大突破。

一、成像原理与设备

(一)CT成像基本原理

CT是利用窄幅X线束环绕扫描人体某一层面后,由探测器接收该层面各个方向上X线的衰减值,经模/数转换器转变为数字信号,传输给计算机处理得出该层面矩阵上各个一定厚度立方体(体素)的平均X线吸收系数值(CT值),再经数/模转换器转变后显示为不同灰阶的黑白点(像素),并按相应矩阵排列重建出该层面的灰阶图像,即为CT图像。

（二）基本概念

1. 像素 一幅 CT 图像由许多按矩阵排列的小单元组成,这些组成图像的基本单元即称为像素(图 2-2)。

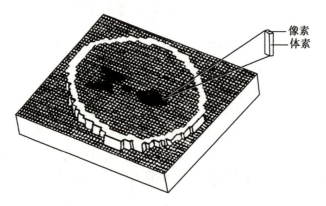

图 2-2 CT 扫描层面体素与像素示意图

2. 矩阵 为一个横成行、纵成列的数字阵列,将被扫描的人体层面分割成若干小立方体(体素)。假设图像面积为一固定值,像素尺寸越小,组成 CT 图像的矩阵则越大,图像的清晰度就越高。目前大多数 CT 图像的矩阵为 512×512。

3. CT 值 代表 X 线穿过人体组织被吸收后的衰减值,即该体素组织对 X 线的吸收系数值,单位为 HU(Hounsfield unit)。规定水的 CT 值为 0,密度比水高的为 +HU,比水低为 –HU,骨皮质的 CT 值最高,为 +1 000HU,而空气的 CT 值为 –1 000HU。人体不同组织的 CT 值各异,并有一定波动范围,例如软组织的 CT 值为 20~70HU,脑脊液的 CT 值为 0~20HU,脂肪的 CT 值为 –100~–80HU。

4. 窗宽及窗位 人的视力仅能分辨 16 个灰阶分度,而 CT 图像有 2 000 个或以上的灰阶分度,远超出人眼的分辨能力。把 CT 值 –1 000~+1 000HU 即 2 000 个灰阶分度按不同的观察要求分段显示,使分段内的不同黑白灰阶所表示的 CT 值差(人体组织密度差)为人视力所能分辨,此分段内所包括的 CT 值范围就是窗宽范围。窗位指窗宽范围内的中位数位置,窗位一般应放在所要观察的组织相对应的 CT 值上。例如观察脑组织时,选择窗宽为 100,窗位为 40,此时分段显示的 CT 值范围为 –10~+90HU。因此,选择适当的窗宽、窗位是 CT 图像能满足诊断要求的必要条件。

（三）CT 机的基本结构

CT 机由 X 线源(CT 球管)、探测器、计算机(数据处理)及显示器、储存器等组成。

二、检查技术与要点

CT 检查多采用横断扫描,扫描层厚可根据需要设为 0.5~10mm 不等。颅脑及头面部病变有时可加做冠状或倾斜一定角度的扫描。扫描过程中被检查者要制动,胸、腹部扫描要屏气,以免产生运动伪影。常用的扫描方法有以下几种:

（一）平扫

平扫是不用对比剂增强或造影的普通扫描。

（二）增强扫描

增强扫描是经血管内注射水溶性含碘对比剂后再进行扫描的方法。目的是增加病变组织与邻近正常组织之间的密度差异,从而提高病变的显示率和定性准确率。增强扫描后病变组织密度增加称为增强或强化。根据注射对比剂后扫描方法的不同,可分为常规增强扫描、动态增强或灌注扫描、分期增强扫描及延迟扫描等方式。

(三) 造影扫描

造影扫描是把对比剂注入人体器官或结构造影后,再进行 CT 扫描的方法。常用的造影 CT 扫描有椎管脊髓造影 CT、胆系造影 CT 等。有学者把血管造影 CT 也归在此范畴内,例如肝动脉门脉造影 CT。

(四) 特殊扫描

1. 靶扫描　对感兴趣区进行局部放大扫描,以便更好地显示局部结构或病变。常用于内耳、垂体、肾上腺及肺部小结节等小器官、小病灶的检查。

2. 高分辨率扫描　高分辨率 CT(high resolution CT,HRCT)是采用薄层(≤ 2mm)、高毫安、高分辨率算法重建及靶扫描等处理方法,可以获得良好空间分辨率的 CT 图像。主要用于显示小病灶及器官病变的微细结构。

(五) 螺旋 CT 扫描

螺旋 CT(spiral CT)与常规 CT 不同,其扫描方式是螺旋式的,即 X 线球管连续旋转、连续产生 X 线,与此同时,检查床也以恒速移动,所采集的数据反映了人体的一段体积,得到的是三维信息,因此螺旋 CT 扫描又称为容积扫描(volume scan)。螺旋 CT 具有以下主要优点:①扫描速度快,一般部位可在 8~20 秒内完成,大多数情况下患者可在一次屏气时间内完成扫描,有效减少呼吸运动伪影,有利于危重症患者和婴幼儿患者检查;②采集的容积数据提高了小病灶的检出率,可进行器官组织的容积灌注成像;③可重建出高质量任意层面的二维图像、三维立体图像、显示血管的 CT 血管造影(computed tomography angiography,CTA)图像,以及显示管腔器官的 CT 仿真内镜成像等。以上这些都是利用 CT 扫描所采集的数据,通过计算机特殊功能处理后完成的,也就是临床常用的(所谓的)图像后处理技术。

1998 年后相继出现了 4~64 层及近年来出现的 128 层、320 层及 640 层等多层螺旋 CT 机,在进一步提升上述功能的同时,也使心脏及冠状动脉 CT 血管成像得以实现。

ER-2-2

多排与多层
螺旋 CT

三、图像特点与限度

CT 图像与 X 线图像一样,一般也是由自黑到白不同灰度的影像组成,属于灰度成像,并且也是通过密度及其变化来反映人体组织结构的解剖和病理状态。

然而,CT 图像不是重叠图像,而是真正意义上的断层图像,显示的是人体某个断层的组织密度分布,其图像清晰,密度分辨率明显高于普通 X 线照片,能分辨出普通 X 线无法分辨的密度差异较小的组织,且无周围解剖结构重叠的干扰,从而可发现较小的病灶,提高了病变的检出率和诊断的准确率,同时也扩大了 X 线的诊断范围。

但 CT 图像的空间分辨力低于普通 X 线,所以并不能完全取代 X 线摄片。同时,CT 检查存在 X 线对人体的生物作用,在进行 CT 扫描时要做好非检查部位(特别是敏感器官)的防护措施,孕妇尤其是早期妊娠及婴幼儿更应慎用。CT 增强扫描时需要注射含碘对比剂,对有碘过敏史、肾功能及心肺功能不全的患者应慎用。总之,CT 检查只是影像诊断的方法之一,应根据临床表现和要求,选择适当的检查方法,防止滥用。此外,还应结合其他检查结果,综合分析,以提高 CT 诊断的准确性。

ER-2-3

CT 特点
顺口溜

四、临床应用与选择

从 1972 年世界上第一台头颅 CT 机应用于临床起,至今已经历了 40 余年的发展历程。随着计算机技术的发展和扫描装置的改进,CT 机种类已由单排常规 CT 发展到目前的多排螺旋 CT,扫描速度也进入亚秒级时代,已在临床广泛使用,可应用于全身各系统疾病的诊断。

(一)中枢神经系统

CT 对颅内肿瘤、颅脑外伤、缺血性脑梗死、脑出血、颅内感染和寄生虫病、脑先天性畸形、椎管内肿瘤及椎间盘突出等疾病诊断有较大价值。多排螺旋 CT 能获得清晰的脑血管重组图像,对脑血管病变的诊断及了解脑肿瘤供血情况有一定意义,但不如 DSA 准确。对于颅底及颅后窝病变的显示不如 MRI。

(二)头颈部疾病

可用于眼及眼眶肿瘤、内耳及乳突病变、鼻腔与鼻窦肿瘤和炎症、鼻咽肿瘤及喉部肿瘤的定位和诊断。CT 对听小骨及内耳骨迷路的三维显示也已在临床应用。

(三)胸部疾病

CT 可用于观察肺、纵隔、胸膜及胸壁、心包及主动脉疾病等。对显示肺癌的内部结构,观察肺门、纵隔淋巴结情况及纵隔肿瘤的准确定位方面明显优于 X 线平片。可采用低辐射剂量 CT 扫描做早期肺癌筛查,薄层高分辨率扫描可清晰显示肺间质结构及提高早期肺癌诊断的准确率。

(四)心血管疾病

多排螺旋 CT 可用于冠状动脉病变、大血管及周围血管病变、瓣膜病变、心肌病及先天性心脏病等。其中,冠状动脉 CTA 作为冠心病筛查的一种无创性影像学检查手段,已得到了临床的肯定。同时,主动脉 CTA 在主动脉瘤、主动脉夹层及主动脉先天畸形的诊断方面,可基本替代主动脉 DSA。

(五)腹部及盆腔

CT 检查可用于肝脏、胆道、胰腺、脾脏、肾脏、肾上腺、胃肠道、腹腔、腹膜后及盆腔器官疾病的诊断,尤其是肿瘤、炎症及外伤等。对于确定病变位置、范围及与邻近组织结构的关系、淋巴结有无肿大、胃肠道病变向腔外侵犯情况等具有重要价值。对于胃肠道腔内病变的 CT 诊断应密切结合胃肠道钡剂造影、纤维内镜及病理活检结果,避免误诊、漏诊。

(六)骨骼肌肉系统

CT 检查在显示骨骼微细结构、肿瘤的内部变化和侵犯范围及肌肉软组织病变等方面较普通 X 线摄片有较大优势,对特殊部位、特殊类型骨折的诊断也有明显优势。但对于软组织和关节软骨损伤的显示不如 MRI。

第三节 磁共振成像

磁共振成像(magnetic resonance imaging,MRI)是利用人体内质子在强磁场中产生的核磁共振现象,借助电子计算机和图像重建技术发展起来的一种新型医学成像技术,具有无创、图像清晰、诊断敏感性高的特点。

一、成像原理与设备

(一)MRI 基本原理

MRI 与 X 线、CT 成像截然不同,无需 X 射线。人体内的氢原子核在磁场中将发生旋进运动,形成磁矩。在受到外加射频脉冲的激励后吸收能量发生磁共振(magnetic resonance,MR)现象,此刻突然停止射频激发,共振消失,质子将逐渐恢复到受激发前状态,吸收的能量将以射频波(回波)形式释放,产生 MR 信号,经 MR 线圈信号采集及计算机处理,即可获得 MR 图像。

1. 氢核成像　人体组织结构中氢核(单个质子)含量丰富,而且磁敏感性高,成像效果好。人体各个器官、组织,以及病变组织,氢核含量和分子环境各不相同,导致了 MRI 信号强度的差别,这就是 MRI 用来诊断疾病的基础。

2. 成像过程　正常情况下,人体内的氢核自旋是杂乱无章的,形成的净磁矩为零。当人体进入磁体后,在外加静磁场的作用下,自旋的氢核形成的磁矩将沿着外加磁场方向不停地做陀螺样旋转(进动)。总磁矩的大小与外加磁场的强度成正比。此时,再外加一个与其进动频率一致的射频(radiofrequency,RF)脉冲时,磁矩就会产生共振,吸收能量后磁矩的角度发生改变,纵向磁矩从最大值逐渐减少,直至 0 或负值,横向磁矩从 0 逐渐增加,也就是从低能级跃迁到高能级状态。此时,如果突然停止射频脉冲,氢核又会从高能状态降到低能状态,纵向磁矩逐渐恢复,横向磁矩逐渐减少,直至消失,这个过程称为弛豫(relaxation)。弛豫过程中,氢质子将其吸收的能量以射频波形式释放出来,MRI 的线圈将这种射频波接收并经计算机处理后形成 MR 图像。

(二) 基本概念

1. 质子密度　质子密度(proton density)指给定的组织区域中发生共振的质子数目。在生物组织中,这种质子主要存在于水和脂肪中。

2. 弛豫时间　当停止 RF 后,激发到高能态的质子就要释放能量而回到低能态,这个弛豫过程所用的时间称弛豫时间。

3. 纵向弛豫时间　简称 T1,反映质子置于磁场中产生磁化所需的时间,即单位组织的纵向磁矩在 RF 激发中止后,纵向磁矩恢复 63% 所需的时间。

4. 横向弛豫时间　组织受到 RF 激发而产生横向磁矩,在射频突然停止后,横向磁矩所能维持的时间为横向弛豫时间,简称 T2。实际测量时,指横向磁化由最大值衰减至 37% 时所经历的时间。

5. 流空效应　流空效应(flow void effect)指被 RF 激发的氢核在其释放 MR 信号时,由于流动超出了接收线圈的接收范围即成像区域,未能接收到 MR 信号,替代的同类物质由于没有被激发,也就没有 MR 信号产生。

6. 重复时间和回波时间　磁共振成像过程中,操作者将对设备进行信号采集的参数设定,重复时间和回波时间是最重要的 2 个成像参数。重复时间(repetition time,TR)为同一层面两个连续脉冲之间的间隔时间;回波时间(echo time,TE)为 90° 脉冲开始到获得回波的时间。

7. 加权像　指 MRI 图像中信号差别主要由何种参数所决定。如通过调节 TR 和 TE 的长短可分别获得反映 T1、T2 及质子密度特性的图像,即 T1 加权像(T1 weighted imaging,T1WI)、T2 加权像(T2 weighted imaging,T2WI)和质子密度加权像(proton density weighted imaging,PDWI)。TR、TE 与各种加权像的关系见表 2-1。

表 2-1　自旋回波序列时 TR、TE 与各种加权像的关系

TR(ms)	TE(ms)	加权像
长(≥1 500)	短(≤30)	PDWI
短(≤500)	短(≤30)	T1WI
长(≥1 500)	长(≥80)	T2WI

（三）MR 设备的基本结构

MR 设备一般包括五个系统,即由主磁体、梯度系统(图 2-3)、射频系统、计算机图像处理系统和辅助设备五大部分组成。

二、检查技术与要点

（一）脉冲序列

脉冲序列指射频脉冲的组合方式,脉冲的高度和宽度、每次脉冲的时间间隔及组成方式决定了 MR 信号强度、图像的加权、质量及显示病变的敏感性。最基本的脉冲序列有三种:①自旋回波序列(spin echo,SE);②梯度回波(gradient echo,GRE);③反转恢复(inversion recovery,IR)序列。目前,临床上常用的脉冲序列除了上述三种基本的脉冲序列外,其他如快速自旋回波序列(fast spin echo,FSE)、部分饱和(partial saturation,PS)序列和平面回波成像(echo planar imaging,EPI)序列等都是在三种基本脉冲序列的基础上发展起来的。

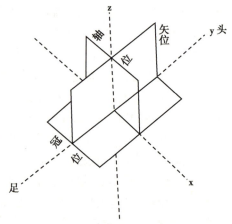

图 2-3　三维梯度场示意图
xz 决定轴位层面,xy 决定冠状位层面,
zy 决定矢状位层面

（二）对比增强技术

静脉注入对比剂,改变组织的弛豫时间,提高正常与病变组织的对比,可以更加清楚地显示病变及其相关特征,增加诊断信息。

（三）血管成像技术

非对比血管成像技术是利用 MR 流空效应,不用注入对比剂也可显示血管及其病变,为磁共振血管成像(magnetic resonance angiography,MRA)。对比增强血管成像技术即静脉注射对比剂使血管成像,可以提供更多的细节信息。

（四）磁共振水成像技术

在重 T2 加权上,静态或缓慢流动的液体呈高信号,其他组织呈低信号,可获得造影检查类似图像,即磁共振水成像(magnetic resonance hydrography,MRH)。其优点是无需对比剂,安全、无创、实用,可多方位观察。包括磁共振胰胆管成像(magnetic resonance cholangiopancreatography,MRCP)、磁共振尿路成像(magnetic resonance urography,MRU)和磁共振脊髓成像(magnetic resonance myelography,MRM)等。

（五）磁共振电影成像

运用快速成像序列使运动器官成像,称为磁共振电影成像(magnetic resonance cine),借以评价运动器官的运动功能,对心脏、大血管非常有用。

（六）磁共振波谱成像

磁共振波谱成像(magnetic resonance spectroscopy,MRS)是一种以波谱形式测量正常或病理组织代谢物含量的技术,在脑、乳腺及前列腺疾病的诊断和鉴别方面有一定价值。

（七）功能性磁共振成像

功能性磁共振成像(functional magnetic resonance imaging,fMRI)可以组织生理功能为基础进行成像,可对组织结构的生理功能进行研究,也可诊断疾病。包括弥散加权成像(diffusion weighted imaging,DWI)、灌注加权成像(perfusion weighted imaging,PWI)、弥散张量成像(diffusion tensor imaging,DTI)和血氧水平依赖(blood oxygenation level dependent,BOLD)成像等。

三、图像特点与限度

MRI 图像也属于灰度图像,但与 X 线或 CT 图像反映的只是组织密度不同,MRI 图像上的亮暗差别代表的是 MR 信号强度的不同。MRI 属于多参数成像,决定 MR 信号高低的参数包括质子密度、T1、T2、流空效应、TR 和 TE,前 4 个参数为特定组织的固有特征,后 2 个参数为操作者应用时的选择和调节。一般而言,组织信号强,其图像呈白影,称为高信号;组织信号弱,则其图像呈黑影,即低信号;中等信号强度组织呈灰影。由各种组织反映出的不同的信号强度特征,构成组织器官之间、正常组织和病理组织之间的图像明暗对比。常见正常组织在 T1WI 和 T2WI 的影像灰度见表 2-2。

表 2-2　几种常见组织在 T1WI 和 T2WI 上的影像灰度

	脑白质	脑灰质	脑脊液和水	脑膜	肌肉	脂肪	骨皮质	骨髓
T1WI	白灰	灰	黑	黑	灰	白	黑	白
T2WI	灰	白灰	白	黑	灰	白灰	黑	灰

利用流空效应使得血管不用注入对比剂也可显影;MRI 还可多方位成像,直接获得任意角度的断层解剖图像,如横断位、冠状位、矢状位和任意斜位等,这也是 MRI 的优势之一。

由于 MRI 能够提供不同方位、不同加权的图像,能清晰显示在 X 线或 CT 检查中没有密度差异而难以分辨的软组织结构,因此对软组织病变的定位及定性效果很好。但 MRI 也有一些限度,如由于成像时间较长及噪声较大,患者容易出现运动伪影,对钙化的显示不如 CT 敏感;术后部位有金属植入物时局部 MRI 图像常有伪影;此外,植入心脏起搏器、有幽闭恐惧症的患者也无法进行 MRI 检查。

ER-2-4

MRI 特点
顺口溜

四、临床应用与选择

MRI 在头颈部、腹盆腔、心血管、脊柱脊髓及四肢肌肉骨骼方面都有广泛的应用。

(一)中枢神经系统

MRI 的多方位、多参数成像对中枢神经系统病变的定性定位诊断极其优越。除对颅骨骨折和颅内急性出血不如 CT 敏感外,对脑部及脊髓的肿瘤、感染、血管病变、发育畸形、退行性病变等的诊断,均较 CT 有较大的优势。

(二)头颈部

MRI 不产生骨伪影,对颅后窝及颅颈交界区病变的诊断优于 CT。MRI 对软组织分辨力较高,可清晰显示颈部淋巴结、血管和肌肉。

(三)腹部及盆腔

MRI 在肝脏病变的诊断和鉴别中有很重要的价值,MRCP 对胰胆管疾病的显示有独特的优势,脂肪抑制的 T1 技术可使胰腺充分显示。MRI 对肾脏疾病有很高的诊断意义,MRU 可直接显示尿路,评估输尿管狭窄和梗阻。MRI 可清晰显示盆腔的解剖结构,是盆腔肿瘤、炎症、子宫内膜异位症、转移癌等疾病的最佳影像学检查手段,也是诊断早期前列腺癌的最有效方法。

(四)心血管

心脏大血管的形态学与动力学研究可在无创的 MRI 检查中完成,特别是 MRC 和 MRA 的应用,使得 MRI 对心血管疾病的诊断具有良好的应用前景。

(五)骨骼肌肉系统

MRI 可清晰地显示软骨、关节囊、关节液及韧带,对关节软骨、韧带及半月板损伤的诊

笔记栏

断是其他影像学检查无法比拟的,在关节软骨的变性与坏死诊断中,也较其他影像学方法优越。

第四节　超　声　成　像

超声波属于机械波,由声源发生的声振动在介质中传播产生。超声波(ultrasonic wave)指声源振动频率超过 20 000Hz,即超过人耳听觉阈值(20~20 000Hz)上限的声波。

一、成像原理与设备

(一) 与超声波有关的基本物理量

1. 声速(c)　单位时间内声波在介质中传播的距离,单位为 m/s(米/秒)。介质中声速的高低遵循下列公式：$c=\sqrt{K/\rho}$,K 为介质弹性系数,ρ 为介质的密度。声速在固体、液体、气体三大介质中,除个别交叉外,总的趋势是固体中最高,液体中次之,气体中最低。人体软组织声速与液体近似,平均为 1 540m/s,也是迄今为止各种医用超声仪器设计、制造的基本假设之一。

2. 频率(f)　单位时间内介质质点振动的次数,单位为 Hz(赫兹)。频率是由声源发射声波时所决定的。目前超声诊断常用的频率范围为 2.5~20MHz。

3. 波长(λ)　声波在传播中两个相邻的位相相同的质点之间的长度,即声波在完整周期内通过的距离。在人体软组织中传播的声波的波长为 0.075~0.6mm。

频率、声速、波长之间的关系为 c=f·λ。超声在同一介质中传播时由于声速已经确定不变,由上式可知,频率越高,则波长越短,分辨率越高,穿透力越低,因此,做涎腺、甲状腺、乳腺等浅表部位的超声检查应选择高频探头;反之,频率越低,则波长越长,分辨率越低,穿透力越强,因此,做腹部、泌尿系统等较深部位脏器的超声检查应选择中频探头;做心脏检查一般选择低频探头。频率和波长在超声成像(ultrasonography,USG)中是两个极为重要的参数,波长决定了成像的极限分辨率,而频率则决定了成像的组织深度。

4. 声阻抗(z)　声波在传播过程中,介质对它的阻力称声阻抗,单位 Pa·s/m(瑞利),它是一个十分重要的参量,它和声波传播过程有很大关系。实质上,超声诊断技术应用都与声阻抗有关,声阻抗(z)在数值上等于介质的密度(ρ)和声速(c)的乘积(z=ρ·c)。反射的强度与介质声阻抗差的大小成正比。

(二) 超声波的物理特性

1. 方向性或指向性　由于超声波频率极高,而波长很短,在介质中呈直线传播,因此具有良好的指向性,是超声对人体器官进行定位探测的基础,但超声声束在远场区有一定的扩散。USG 中多使用聚焦式声束,以提高图像质量。

2. 反射、折射和散射　两种声阻抗不同的介质相接触处称为界面。超声波入射到界面大于入射波波长且界面声阻差大于 0.1% 时则产生反射和折射。反射声束的多少取决于构成界面的两种介质的声阻抗差和入射声束的多少,界面声阻抗差越大,入射声束越多,则反射越多。超声波遇到气体近乎发生全反射现象。折射即超声波入射界面后声束的方向发生改变,改变的程度与入射声束与界面的夹角有关。如遇到界面远小于声波波长的微细结构或不规则小界面(如红细胞)时则会发生散射。反射是 USG 的基础,利用这一特性可显示不同组织的界面轮廓。

3. 吸收与衰减　超声在介质中传播时声能逐渐减少,称为衰减。人体组织的衰减机制比较复杂,除声束的远场扩散、界面反射和散射使其声能衰减外,还有介质的吸收导致的衰减,包括介质的黏滞性、导热率和弛豫性。不同组织对入射超声的吸收衰减程度不一,这主要与组织中蛋白质和水的含量有关。超声在人体组织中的衰减程度依递减顺序为骨质和钙质、肌肉、肝组织、脂肪组织和液体,通过液体几乎无衰减,而通过骨质和钙质则明显衰减。

4. 多普勒效应 超声声束遇到运动的反射界面时,其反射波的频率将发生改变,此即超声波的多普勒(Doppler)效应。这一物理特性已广泛用于心脏血管等活动脏器的检测。

(三) 超声成像基本原理

USG 是利用超声波的良好指向性和反射、散射、折射及多普勒效应等物理特性,将超声波束发射到体内,并在组织中传播,当正常组织或病理组织的声阻抗存在一定差异时,它们组成的界面就发生反射和散射,再将此回波信号接收,加以检波、放大等处理后显示为波形、曲线或切面图像,借此进行疾病诊断。

(四) 超声检查设备

超声仪器设备类型较多,主要有 A 型、B 型、M 型、D 型(包括彩色多普勒和频谱多普勒)。其中 B 型超声诊断仪是现代超声诊断设备中的核心组成部分,它主要由超声换能器(探头)、主机、显示器及电源等部分组成。目前医院中最常应用的还是彩色多普勒超声显像仪,它是以二维超声断层图像(B 型超声)为主体,兼有彩色多普勒血流成像(color Doppler flow imaging,CDFI)、频谱曲线多普勒(脉冲频谱多普勒、连续频谱多普勒)及 M 型显示等多种功能。

二、检查技术与要点

(一) A 型超声

A 型超声为振幅调制型,属于一维波形图,以波幅的形式显示回声图。介质声阻抗差越大,回声波幅越大;当声阻抗差为 0 时,则呈现无回声段。目前仍可应用于眼球、脑中线、胸腔积液、心包积液等的探测。

(二) B 型超声

B 型超声为灰度调制型,属于二维切面图,以光点的明暗来反映回声的强弱,可直观反映组织结构与病变的关系。目前 B 型超声已基本取代 A 型超声,同时 B 型超声又是其他超声诊断的基础。M 型、D 型均需在 B 型基础上获取。

(三) M 型超声

M 型超声属于幅度灰度型,回声形式为带有灰度的曲线,是 B 型超声的一种特型。目前多用于心脏检查,目的是:①主要用于测量心腔前后径、室壁厚度及心功能;②观察心脏前后方向与 B 型切面图相对应的各层结构;③观察运动轨迹。

(四) D 型超声

D 型超声即多普勒(Doppler)超声。利用多普勒效应,应用于运动的物体,显示多普勒频移,检测运动物体的速度、方向等参数。常用的主要包括:①脉冲频谱多普勒(PW),具有距离选通能力,可以准确定位诊断,但不能测量高速血流;②连续频谱多普勒(CW),可以测量高速血流,但不具备距离选通能力;③彩色多普勒血流成像(CDFI),不同颜色可以反映血流的速度和方向,与 M 型、B 型及频谱多普勒有机结合,可获得丰富可靠的诊断信息。

(五) 腔内超声

腔内超声属于特殊检查方法,包括经食管超声心动图及经阴道、经直肠等腔内超声。

近年来,随着超声医学的迅猛发展,又涌现出彩色多普勒能量图(color Doppler energy image,CDE image)、组织多普勒(TDI)、三维超声、超声造影、声学定量与彩色室壁运动分析、斑点追踪超声心动图和超声弹性成像等医用超声新技术。

三、图像特点与限度

二维超声图像(即 B 型超声图像)是扫查部位的断面图像。依据各种组织结构间声阻抗差的大小以明(白)暗(黑)不同的灰度来反映回声的有无和强弱,从而显示正常组织器官和病变的形状、轮廓、大小及声学性质。根据组织内部声阻抗和声阻抗差的大小,将人体组织器官声学类型分为四种类型(表 2-3)。

表 2-3　人体组织器官声学类型

反射类型	灰度	二维超声	组织器官
无反射型	黑色暗区	无回声	尿液、胆汁、血液等液性物质
少反射型	低亮度	低回声	心肌、肝、脾、肾等基本均质的实质性组织
多反射型	高亮度	高、强回声	血管壁、心脏瓣膜、脏器包膜、骨骼等结构较复杂致密的组织
全反射型	极高亮度	极强回声	肺、胃、肠等含气组织

CDFI 可显示某一断面的血流信号,属实时二维血流成像技术。频谱多普勒血流成像可定量分析心血管内某一点处的血流方向、速度及性质,用于检测有关的血流动力学参数。多普勒血流成像均可反映器官组织的血流灌注。

超声检查的优势在于:①无创伤、无痛苦、无电离辐射及放射性损伤,安全性高;②实时动态观察;③使用便捷,价格相对低廉;④可术中、床头检查;⑤一般无需使用对比剂;⑥重复性高;⑦应用范围广。

同时,超声检查也有其局限性。由于超声的物理性质,使其图像容易受气体和皮下脂肪的干扰,对骨骼、肺和肠管的检查受到限制;以及超声在人体内传播过程中受到人体界面的复杂性、仪器性能和探查技术等原因的影像,可能造成图像失真等伪像。USG 中的伪像较多,常见伪像表现为:①混响伪像;②镜像伪像;③声影;④高衰减结构;⑤后方回声增强;⑥旁瓣伪像;⑦部分容积效应等。消除或减弱伪像的发生及获得最佳的图像显示,要求检查者有丰富的个人经验及正确调节、使用设备的技术。此外,超声显像显示范围较小,图像整体性不如 X 线、CT 或 MRI。

ER-2-5

超声成像
顺口溜

四、临床应用与选择

超声成像的临床应用主要用于诊断、介入治疗、随访、临床科研及健康体检等方面。诊断方面,主要通过病变形态学及血流动力学变化进行诊断,还有部分功能测定(包括监测卵泡、胎儿生长发育、胆囊收缩功能、膀胱储备功能、心脏功能等),还可以鉴别占位性病变的物理性质(囊性、实性、囊实混合性)。治疗方面,主要应用介入超声进行辅助诊断和某些治疗,包括超声引导下组织穿刺活检、囊液抽吸及乙醇固定、液体置管引流、超声引导下消融等。随访方面,用于某些药物或手术等治疗前后疗效的观察。临床科研方面,主要通过临床多学科交叉及超声新技术应用进行科研课题研究。健康体检方面,用于治未病。

超声检查已广泛应用于心脏大血管、消化系统、泌尿系统、腹腔及腹膜后、妇科、产科、浅表器官、颈部及周围血管、介入等各个领域,已经成为许多内脏器官、软组织首选的影像学检查方法。在妇产科领域,超声检查有相当高的价值;在计划生育、健康体检或防癌普查工作中,超声已成为重要的检查方法;腔内超声、术中超声有助于某些微小病变的早期发现及术后评估,对于肿瘤侵犯范围的精确定位、有无周围淋巴结转移的判断等也有相当重要的价值;介入性超声对某些疾病的诊断和治疗也起到很大作用。

第五节 核医学显像

核医学是利用放射性核素(radionuclide)及其标记物(labeled compound)进行医学诊断、疾病治疗和医学研究的学科,涵盖诊断核医学(diagnostic nuclear medicine)及治疗核医学(therapeutic nuclear medicine)两个部分。核医学显像(或称核素显像)是诊断核医学的重要部分。

一、成像原理与设备

(一) 核医学显像的原理

核医学显像的原理是将放射性核素及其标记物(或称显影剂、放射性示踪剂)引入体内,显影剂参与特定器官、组织的循环和代谢,并持续发射出γ射线,由于不同器官、组织对显影剂的摄取或代谢存在差异,故其在体内的分布不一致,核医学显像设备在体外探测并收集射线信息后,通过计算机处理形成显影剂在体内的分布图像。如果只以时间时活度曲线(time-activity curve,TAC)等形式进行脏器功能测定则称为非显影检查法。

(二) 核医学显像的设备

γ照相机是最基本的核医学显像仪器。20世纪60年代推出了单光子发射计算机断层成像(singlephoton emission computed tomography,SPECT)设备,70年代又推出了正电子发射体层成像(positron emission tomography,PET)设备。目前,多层螺旋CT与SPECT或PET的混合机型即SPECT/CT或PET/CT(图2-4)则成为了各大医院核医学显像的主流设备。与SPECT及PET不同的是,SPECT/CT或PET/CT可以提供更精确的解剖结构定位信息,真正实现了功能、代谢、生化影像与解剖影像的实时融合,为临床诊断及科学研究提供了更精准的信息。近年来,PET与MRI的混合机型即PET/MRI也已进入临床应用,该设备实现了一次扫描同时获得PET及MRI全身成像信息,兼顾两者优势,也对分子影像学的发展增添了新的活力。

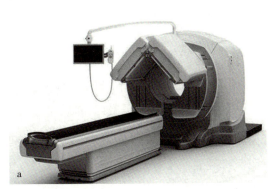
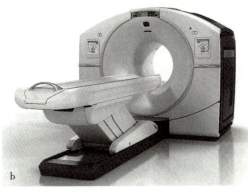

图2-4 核医学常用设备
a. SPECT/CT;b. PET/CT

二、检查技术与要点

SPECT 是在一台高性能 γ 照相机的基础上增加了探头的旋转运动机架、断层采集及图像重建软件系统，使探头能围绕躯体旋转 360° 或 180°，多角度、多方位采集系列数据，通过重建处理，可获得横断面、冠状面和矢状面的断层图像。

PET 主要由电源系统、旋转探头（晶体、光电倍增管、放大和定位电路组成）、检查床、电子学线路与计算机软硬件系统等组成。正电子放射性核素标记化合物发射的 β⁺ 粒子在体内经湮灭辐射产生两个能量均为 511keV 的 γ 光子，这两个方向相反的 γ 光子同时被互成 180° 的探测器接收，通过置换成为空间位置和能量信号，经计算机处理就可重建出这些标记化合物在体内分布的断层图像。

保障核医学显像效果的技术要点主要在于以下三个方面：

（一）核素及显像剂

放射性核素为核医学显像所必备，应对人体无害或损害最小，能够发射出可在体外探测到的射线。目前最常用的放射性核素是锝 -99（^{99m}Tc）、碘 -131（^{131}I）、铊 -201（^{201}Tl）、镓 -67（^{67}Ga）、铟 -111（^{111}In）、碘 -123（^{123}I）等。含有适宜放射性核素的显像剂对靶器官或组织具有专一性，并在其中有适当的滞留时间。如 ^{99m}Tc- 双半胱乙酯（^{99m}Tc-ECD）、^{99m}Tc- 二乙基三胺五乙酸（^{99m}Tc-DTPA）、^{18}F- 氟代脱氧葡萄糖（^{18}F-FDG）等是目前临床应用广泛的显像剂。

（二）受检者

受检者体位移动、肥胖、体内外异物、注射示踪剂后排尿时尿液的污染等都会给图像质量带来一定的影响。

（三）质量控制体系

仪器设备的工作条件（如线性、均匀性、灵敏度、旋转中心及分辨率）应保持在最佳状态，显像剂的标记合格率和注射量、图像采集方式及处理技术应采用最佳指标并保证稳定性。

三、图像特点与限度

（一）功能影像

核医学图像能够反映器官、组织的功能变化，提供其代谢、血流、功能、受体密度及生物化学等方面的信息，因而有可能在疾病早期尚未出现形态改变之前诊断疾病。

（二）特异性高

核医学显像可根据显像目的选用能在特定器官或病变组织聚集的显像剂，从而特异性地显示肿瘤、炎症、特异性受体、异位组织或转移性病灶。

（三）定量分析

核医学显像具有多种动态显像方式，并可提供多种功能参数进行定量分析，有利于疾病的早期诊断、随访观察和疗效分析。

此外，核医学图像分辨率不高，对解剖结构的显示远不如 X 线、CT、MRI 等形态影像；显像技术相对复杂，图像影响因素多；特异性显像剂只能显示特定的靶器官，邻近器官则显示不良。结合形态影像或应用图像融合技术是弥补核医学显像限度的有效方法。

四、临床应用与选择

核医学显像近年来发展迅猛，在全身各器官、组织都有应用。

（一）内分泌系统

1. 甲状腺静态显像　应用最为广泛。主要用于异位甲状腺的诊断；甲状腺结节功能及

核医学显像
顺口溜

24

性质的判定；甲状腺癌治疗后的随访观察；甲状腺癌转移灶定位；评估甲状腺功能亢进 ^{131}I 的给药剂量；判断颈部包块与甲状腺的关系；甲状腺炎的辅助诊断（图 2-5）。

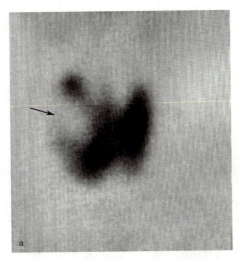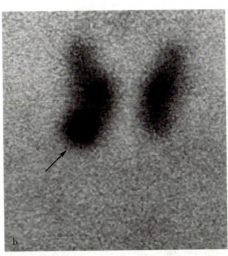

图 2-5　甲状腺静态显像

a. 右侧甲状腺"冷结节"，诊断甲状腺癌；b. 右侧甲状腺"热结节"，诊断高功能腺瘤

2. 甲状腺血流灌注显像　用于甲状腺功能亢进及甲状腺功能减退的辅助诊断；甲状腺结节良恶性的判断；普卢默甲亢的辅助诊断。

3. 甲状旁腺显像　用于甲状旁腺功能亢进症的诊断与术前定位；异位甲状旁腺的诊断及定位。

4. 肾上腺显像　用于嗜铬细胞瘤的诊断及治疗后随访；非嗜铬细胞瘤及肾上腺髓质增生的辅助诊断。

5. 肾上腺皮质显像　用于肾上腺皮质功能亢进相关疾病的诊断；肾上腺皮质癌及转移灶的诊断及定位；异位肾上腺的诊断及定位。

（二）心血管系统

1. 心肌灌注和代谢显像　用于冠心病诊断、心肌活性评估、冠状动脉旁路移植术或支架植入术的疗效监测（图 2-6，见文末彩插）。

2. 心血池显像和心功能测定　用于冠心病心肌缺血的诊断及心室功能评价、治疗前后心功能的判断和随访监测，以及部分心脏疾病的辅助诊断。

（三）骨关节系统

1. 全身骨显像　用于判断恶性肿瘤有无骨转移及转移灶的分布；骨肿瘤的早期诊断及范围的测定；鉴别原因不明的局部骨痛以排除骨肿瘤；良恶性骨肿瘤的鉴别；骨感染性疾病的早期诊断；缺血性骨坏死的早期诊断；骨折的修复及愈合评价；移植骨的血供和成活情况的观察；代谢性骨病及骨关节病的诊断及治疗后的疗效评价等（图 2-7）。

2. 骨密度的测定　能反映人体骨质代谢及骨量的变化，是目前临床上最常用的诊断骨质疏松的方法之一。

（四）神经系统

可选用脑血流灌注显像、脑代谢显像、神经递质和受体显像及血脑屏障功能显像等方法，对神经系统的疾病进行诊断。

1. 脑血管疾病　核医学显现可进行脑血管病的局部脑血流量（regional cerebral blood flow，rCBF）测定，对于缺血性脑病和脑梗死的早期诊断有重要的意义，同时也可用于蛛网膜下腔出血、脑动静脉畸形等脑血流动力学相关疾病的研究（图2-8，见文末彩插）。

2. 癫痫　对于发作期病灶的诊断及定位有较高的灵敏度及精确性。

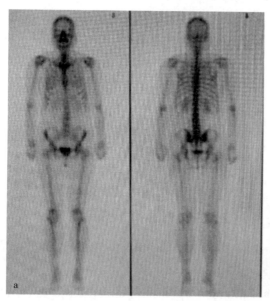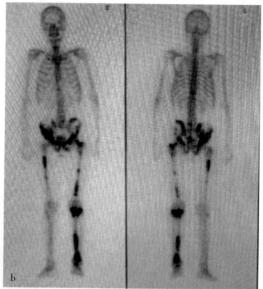

图 2-7　全身骨显像

a. 正常骨显像；b. 脊柱、骨盆及双下肢显示多处核浓聚，诊断前列腺癌骨转移

3. 老年性脑病　可用于阿尔茨海默病（Alzheimer's disease，AD）的早期诊断与鉴别诊断、评价脑功能受损程度、观察疾病进展情况、研究各种治疗的作用机制、预测疗效及评估预后等。也可用于帕金森病（Parkinson's disease，PD）的诊断及鉴别诊断。

4. 脑肿瘤　对肿瘤的分级、治疗后复发与坏死灶的鉴别诊断、疗效及预后的评价等有重要的意义。

5. 脑积水　用于积水的鉴别诊断、分型及脑脊液分流术后评价。

6. 其他　用于精神疾病、药物成瘾、颅内感染及脑外伤等的诊断及评价。

（五）泌尿系统

1. 肾动态显像及肾功能测定　可用于肾实质功能判断、上尿路梗阻的诊断与鉴别诊断、肾血管性高血压的诊断及移植肾功能监测等。

2. 肾静态显像　主要用于先天性肾异常、急性肾盂肾炎及肾占位的诊断。

3. 膀胱显像　主要用于诊断膀胱输尿管反流（vesicoureteral reflux，VUR），同时可以评价反流的程度及治疗的效果。

（六）其他

核医学显像还广泛应用于呼吸系统、造血系统、淋巴系统、消化系统。如肺灌注和通气显像用于急性肺栓塞的诊断及溶栓治疗的疗效监测、慢性阻塞性肺疾病（chronic obstructive pulmonary disease，COPD）的评价；骨髓显像对于诊断血液系统恶性肿瘤、股骨头缺血坏死及骨髓栓塞等疾病有价值；淋巴显像可以探查前哨淋巴结，对辅助诊断淋巴瘤、淋巴结转移及淋巴水肿等有较大的意义；肝胆动态显像用于肝脏肿瘤、先天性胆道闭锁、新生儿肝炎的诊断及胆道支架植入术后的疗效评估等；消化道出血显像对于胃肠道出血的诊断和定位具有较大的应用价值；葡萄糖代谢显像对于部分炎性疾病的鉴别诊断、寻找恶性肿瘤原发灶及分期、放化疗疗效监测等方面都具有重要的意义。

（詹松华　樊树峰　李向民　车艳玲　张玉穗　王芳军）

影像检查
优选顺口溜

笔记栏

扫一扫
测一测

复习思考题

1. 简述 X 线的基本特性及其与影像学的关系。
2. X 线为什么可用于医学成像?
3. CT 图像与 MRI 图像各有什么特点?
4. 什么叫 T1 时间和 T2 时间?
5. 简述磁共振成像的基本原理。
6. 简述磁共振成像的临床应用与选择。
7. 简述超声常规检查方法。
8. 简述核医学的概念及分类。
9. 简述核医学显像的图像特点及限度。

PPT 课件

◇◇◇ 第三章 ◇◇◇

数字化影像及远程放射学

> **学习目标**
>
> 　　通过本章的学习,掌握影像存储与传输系统的定义和基本构成、放射信息系统的概念;熟悉医学影像电子教学资源中心的构建及意义;了解医学影像共享平台的构成及意义,远程放射学的定义、内容、作用和地位。

第一节　数字化影像

　　随着计算机和图像数字化技术的不断创新,DR、CT、MRI、DSA、超声及核医学等数字化设备持续优化,医学影像已普遍实现数字化。

　　数字化影像是采用数字化的电子方式采集、存储、管理、传送、显示医学影像及相关信息,使医学影像脱离胶片显像的传统方式,在电脑显示屏上展示影像,具有高效、低耗、环保等特点。

　　医学数字成像和通信(digital imaging and communications in medicine,DICOM)是医学图像和相关信息的国际标准,是可用于数据交换的特有格式,该格式文件的后缀是 .dcm。全球医学影像都遵循 3.0 版统一标准,使所有医学影像可以互传、互认。

扩充阅读:
DICOM 及
3.0 标准

　　一幅数字化图像就是一个像素矩阵,包含图像中每一个像素点的空间位置信息和像素点本身的亮暗数值。亮暗数值都是 2 的倍数,称为 bit 值,反映在显示屏上就是灰度值,也代表密度分辨率的大小。数字矩阵大小代表某一幅图像的空间分辨率大小,数值越大,图像细节分辨越细致,空间分辨率越高。

第二节　影像存储与传输系统

　　影像存储与传输系统(picture archiving and communication system,PACS)随着影像数字化、计算机和网络通信技术的快速发展应运而生,它以服务器存储影像资料为基础,高速链接所有影像设备和电脑终端,对医学影像(图像和文字)进行采集、处理、集中存储、传输和显示,使全院医务工作者都能快速获取医学影像,实现影像资源集中存储和充分共享,代表着影像学科崭新的管理模式和发展趋势。PACS 的应用,可以降低管理成本、提高工作效率,是实现区域医学影像共享平台和远程放射学的前提和保证。PACS 简要流程包括以下几个部分(图 3-1):

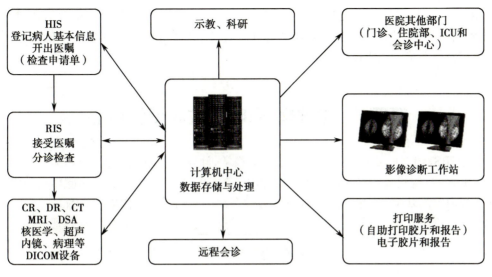

图 3-1 PACS 简要示意图

(一)图像采集

所有影像设备,目前多采用 DICOM 3.0 国际统一标准格式生成图像,通过 PACS 自动传输到服务器进行集中存储。部分陈旧设备,必须通过模/数转换、DICOM 转换接口或数字采集装置转换成符合 DICOM 3.0 标准的图像格式,才能融入 PACS。

(二)图像处理和存储

图像处理主要有影像增强、量化分析、三维切面重组、表面阴影重建、曲面重组、内窥镜重组、三维容积重组、图像融合、影像加注和伪彩色叠加等。

图像存储曾是 PACS 的瓶颈之一,近年来随着存储技术的发展,存储容量越来越大,这一瓶颈已不复存在。云存储将是图像存储的发展方向。

(三)图像传输

图像传输在 PACS 中起着桥梁作用。传输的高效、快速,与 PACS 的架构、服务器性能、网络硬件条件、本地计算机性能有关。

(四)终端影像显示和处理

采用显示屏显示影像供放射科医生阅片、诊断的方式被称为"软读片"。终端影像显示与显示器性能相关,目前都采用专业显示器进行软读片,在空间分辨率、灰阶 bit 显示自动调节、刷新率等方面有了显著进步,专业显示器的性价比已经大幅度提高。终端影像处理指在各终端电脑配置影像处理软件系统,方便阅片医生根据需要对影像进行调整、重组。

第三节　放射信息系统

放射信息系统(radiology information system,RIS)是放射科医疗工作、患者信息管理、医教研文字和文本管理的软件系统。主要针对放射科工作流程中的任务执行情况进行管理。完整的 RIS 包括从患者进入放射科开始的一切文本信息记录、收费管理、放射科的日常工作安排管理、技师工作管理、医师诊断报告、电子化无纸化随访、读片会诊管理、教学片库、胶片排版、质量控制管理及科室运行和统计管理等。

RIS 是医院信息系统(hospital information system,HIS)的一个有机组成部分,与 PACS

扩充阅读：
人工智能

相辅相成。目前,实际工作中 RIS 和 PACS 融合运行,RIS 从 HIS 中获取患者信息、检查信息、收费情况等,传给设备。医师操作时打开患者文字信息同时打开 PACS 中的检查影像,读片后在报告系统中完成报告生成。

第四节 医学影像电子教学资源中心

随着 HIS、RIS、PACS 的广泛使用,多媒体教学、计算机辅助教学及网络化教学等现代教学技术的普及,构建基于 PACS 的医学影像电子教学资源中心已经成为影像学科建设中的一项重要内容。基于 PACS 医学影像电子教学资源中心的系统整体架构见图 3-2。

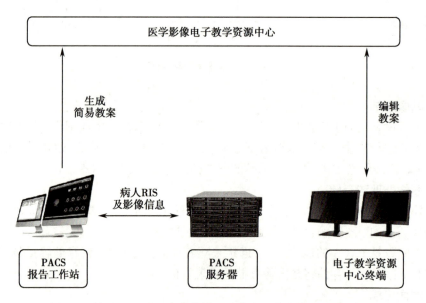

图 3-2 基于 PACS 医学影像电子教学资源中心的系统整体架构

利用 PACS 中丰富的临床影像资料制作教案,构建医学影像电子教学资源中心,不但能给学生提供独立分析影像资料的机会,培养学生结合临床的影像思维能力,为今后更好地胜任临床和影像工作打下扎实的基础,而且为教师备课、制作多媒体课件、从事教学研究提供了丰富的医学影像学资源,因而在现代影像学教学中具有重要作用。

教师和学生直接在医学影像电子教学资源中心终端上进行操作,通过树状目录导航或查询功能直接调阅所需要的教案及病例图像,操作方便快捷,既节省了时间,又降低了教学成本,还有利于互动教学的开展,提高了学生学习的质量和效率,尤其有利于学生课后巩固所学知识。学生可以利用课余时间自主、个性化学习,也可以根据自己对特定章节或疾病的掌握情况进行选择性学习,从而最大限度地利用教学资源,巩固和提高学习效果。

医学影像电子教学资源中心的共享教学资源,不仅可对所有的临床医生开放,也对学校的所有老师与学生开放,可以实现教学资源价值的最大化。

第五节 区域医学影像共享平台

信息技术的快速发展,让医学影像的区域共享得以实现。PACS 从科室、医院逐渐向外延伸,走向区域化、集约化。国内多地都在进行区域 PACS 的实践,逐渐形成了成熟的区域影像协同模式,建立区域医学影像集中处理和共享平台,实现区域内多家医院的影像数据互通互联。

建设区域医学影像共享平台,关键应具有灵活的数据管理方式和符合医疗信息系统集成(integrating the healthcare enterprise,IHE)规范的接口和流程。既要与不同医疗机构不同的 PACS 连接,还要与不同的 HIS/EMR 系统整合。这些异构系统的整合,国际上通常都遵循 IHE 规范。

区域医学影像共享平台连接的医疗机构少则 3~5 家,多则几十家甚至上百家,必然会存在多套数据库、多个数据管理节点,因此需要提供更灵活、更智能的影像及相关医疗数据的管理平台,提供集中、分散、混合的多种数据管理模式。区域医学影像共享平台建设,对于影像学科的发展,有重要的意义:

(一) 优质医疗资源和设备共享

通过区域联网,基层医疗机构可以直接申请上级医疗机构的检查,同时,上级医疗机构可以直接调阅下级医院初次检查的影像资料,减少重复检查和不必要的检查,提高各级医疗机构的运行效率。

(二) 提高基层医院影像诊断水平

通过区域影像平台,上级医疗机构可以直接参与下级基层医疗机构的影像诊断工作,也可以利用专家会诊等方式实现基层医院的影像诊断和审核,这样可以充分发挥上级医疗单位对基层医院的技术帮扶,降低疾病的误诊率、漏诊率,提高基层医院影像诊断水平。

(三) 建设统一、高效的教学科研平台

以区域影像共享平台为载体,联合上级医疗机构的教学资源,建设合作的教学、科研平台。

(四) 实现影像诊断的集约化亚专业精准发展

通过区域影像集中处理的管理模式,拓展为影像资料集中存储、集中书写诊断报告的集约式运作模式,从而实现影像诊断亚专业分工的精准工作模式。

(五) 为建立区域内全民电子健康档案(electronic health record,EHR)做医学影像方面的资料收集和整理准备

ER-3-3

扩充阅读:
影像组学

第六节 远程放射学

远程放射学指通过专属网络和通用互联网,从某地向另一地区传送电子化放射图像资料和临床信息,实现异地影像调阅,达到异地影像诊断或会诊目的的医疗行为。

患者的数字化图像及相关信息可以实现国内外医院间的高速传递、远程诊断或会诊,从而提高基层医院影像诊断水平,降低误诊率、漏诊率,为疑难危重患者赢得宝贵的诊治时间。

区域 PACS 的出现,以及在其基础上的医疗信息共享和医疗行为,极大地促进了远程放射学的发展,对平衡医疗资源、缓解"看病难"问题等均具有积极意义。在此基础上,政府鼓励规模较大、技术水平较高的三甲医院,组建自己的医联体,将数家或数十家不同级别的医院整合成一个医疗集团,实现影像处理的集中管理和互补增效,使集团内部的影像技术和人力资源互相整合、学习和共同提高。

最近几年,我国的社会医疗机构和独立影像中心正在蓬勃发展。通过互联网的链接,实现了跨省域、跨所有制的医疗机构的集团化运行新模式,医学影像可以协同、集中诊断处理和进行必要的疑难病例会诊,为患者带来高水平的医学影像服务。

(于 勇 詹松华 张东友)

复习思考题

1. 简述影像存储与传输系统(PACS)的定义及基本构成。
2. 简述放射信息系统的概念。
3. 简述医学影像电子教学资源中心的概念及意义。
4. 简述区域医学影像共享平台建设的意义。
5. 简述远程放射学的定义。

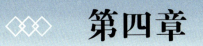

第四章

影像学与中医学

> **学习目标**
>
> 　通过本章的学习,熟悉影像学在中医现代化进程中的作用及影像学与中医学结合的研究思路;了解影像学的发展特征、脑功能成像针灸脑效应研究进展、影像学与中医学结合的发展趋势。

　影像学是科学技术与医学相结合的产物,经过百余年的发展,已由原来的单一成像技术、局限于形态学诊断的学科发展到今天众多成像技术,兼顾形态、功能诊断和介入治疗的综合性学科。尤其是近年来,随着计算机、通信、人工智能、大数据、互联网、物联网、区块链、云计算、组学等技术的不断进步,影像学迎来了数字成像大时代。这种变化对影像学的诊断方式及推动医学进步产生重大影响。同时,影像学所具有的功能可视化特征也为研究中医学理论提供了独特的有力工具。

第一节　影像学在中医现代化进程中的作用

一、影像学为中医临床辨证论治提供直接客观依据

　中医临证采用的四诊多以个人经验为主,客观证据较少。影像学可以透过体表显示体内肉眼无法观察到的很多生理和病理现象,这些信息既可定性,也可定量,可以视为望诊的延伸,为中医辨证论治提供新的客观依据。例如咳嗽,实证患者影像学检查可以显示肺实质内渗出或实变的影像学表现;虚证患者影像学检查可见肺纹理稀疏、肺运动度减低等肺气肿影像征象。中医四诊如果补充这些可视化客观信息,有利于规范及定量辨证标准。除此以外,影像学对中医辨证论治也具有重要的指导意义。例如结石或肿瘤所致的黄疸均属中医实证范畴,但中医四诊难以明确辨别实证病因,影像学可明确显示结石或肿瘤所导致的胆管扩张及其程度,有利于中医在祛邪治则下选择不同的治疗方法,如中药排石和手术切除肿瘤。影像学新技术成果将促进中医学学科的内涵建设、推动中医现代化进程。

二、中医基础理论研究中影像学具有良好的发展空间

　中医基础理论中的许多概念,如穴位、经络、三焦等,仅仅存在文字记载,缺乏真实解剖实体证据,因此,完善中医基础理论是中医发展的当务之急。影像学可清晰显示人体组织结构及分界线,在中医基础理论研究领域可以发挥自身优势,提供技术平台。如有关三焦

理论,古籍文献对上、中、下焦功能有详细描述,但对解剖定位比较含糊,"三焦者,确有一府,盖脏腑之外,躯体之内,包罗诸脏,一腔之大府也";20 世纪 50 年代有学者依古籍文献对三焦功能的描述,借 X 线解剖所见,结合生理学内容,开创性地以综合性的功能单位提出胸腔、腹膜内腔、腹膜外腔与上、中、下焦对应解剖定位,为中医基础理论研究开拓了新的思路。

三、影像技术进步与发展有助于中医理论深化与完善

现代研究表明,针刺效应与大脑功能活动密切相关,中医文献记载有多条经脉"入脑",但刺激经络穴位诱导的信息入脑后详细分布及定位不清。影像学是目前唯一能实现活体功能成像的技术手段。有人利用 fMRI 研究足三阳经(足阳明胃经、足太阳膀胱经和足少阳胆经)和足太阴脾经的原穴、合穴针刺后脑功能成像,寻找经脉刺激后信息入脑的分区定位,发现刺激不同经脉上的穴位确实可引起脑内相对固定的激活区域,可以认为这些相对固定的激活区域是这几条经脉入脑后的脑效应,这对解释经脉临床治疗效果与脑功能区的关系具有重要价值。研究过程中还发现针刺每一条经脉的穴位既可产生相对固定的脑功能激活区域,也可产生相对固定的脑功能负激活区域,这可能与针灸刺激具有双向调节作用有关。影像技术的进步与发展有助于中医理论深化与完善。

第二节　影像学与中医学结合的研究思路

一、影像学在中医证型客观化研究中的应用

影像学参与中医证型客观化研究主要有两种思路:第一种思路适合于某些特定的中医疾病,采用中医辨病与辨证相结合。如中风病,其临床表现类似于西医学的急性脑血管病,因此有人用影像学(CT 或 MRI)研究急性脑血管病的病变性质、部位、范围及伴随改变,并与中风病的证型对照分析,探讨中风病不同证型的影像学特征。第二种思路是西医辨病与中医辨证相结合,西医明确诊断,中医从整体上宏观辨证,随病程不同,临床表现各异,中医辨证随之变化。如大叶性肺炎,根据临床表现中医辨证可分为邪袭肺卫型(卫分证)、热壅肺气型(气分证)、逆入心包型(营分证)、余邪未尽型。有研究发现大叶性肺炎不同时期 X 线表现与中医证型之间有一定的内在联系,即不同证型影像学表现各具特征。

第二种研究思路的特点是西医诊断明确,同时结合中医辨证,符合中医辨证论治原则,可显著提高临床疗效,结论易于推广。如 2020 年新型冠状病毒肺炎(COVID-19)疫情期间,在其传染性干扰实施脉诊的情况下,有学者采用 CT 联合舌诊探讨新型冠状病毒肺炎不同证型的胸部影像表现,研究发现早期病在卫分,湿热侵袭肺卫,CT 显示病变多呈局限性淡薄斑片状磨玻璃密度影(GGO)。继则病盛于气分,湿毒郁肺,CT 表现为多发病灶,GGO 渗出、融合或伴有实变等进展期表现。病情如不能缓解则疫毒闭肺,甚则邪入营分,进一步则邪入血分,瘀热内盛,CT 表现为双肺密度弥漫性、广泛性进一步增高,成为"白肺"的重症期表现。如果经过积极治疗和患者自身抵抗力增加,进入恢复期,CT 表现为病灶缩小或吸收,部分病例可见肺间质纤维化改变。将胸部 CT 作为中医望诊的延伸,与简单方便的舌诊联合应用,可以更及时精准地进行病程判定、疾病进展推断、疗效观察、预后评估,对新型冠状病毒肺炎的诊断和治疗意义重大。

二、影像学在中医药基础理论研究中的应用

药物归经是中药理论的重要组成部分,指药物主要作用于某经或某脏,从而发挥对该经或该脏证候的治疗作用。小柴胡汤在临床上主要针对"胸胁苦满","但见一证便是",其归经机理一直是笼统和抽象的。有学者通过 B 超观测"胸胁苦满"患者的胆道系统声像图,宏观观察方剂与"证"相对应的影像表现,通过分析包含于"证"中的病态和由方剂所改善的过程来推测方剂的药理作用,揭示小柴胡汤能入胆经,佐证中药归经理论的科学性。还有学者研究冰片作为"引经药"的主要机制是改善血脑屏障的通畅性。

三、影像学在针灸临床与理论研究中的应用

中医学认为经络是人体内运行气血的通道,穴位是脏腑、经络之气输注入体表的特定部位。但经络和穴位作用机制的现代诠释仍存在较大困难。有学者研究在针刺委中穴的同时依次压迫殷门与承扶、膈俞与肝俞、大杼与天柱的中点和大肠俞、肾俞、膈俞、肺俞、昆仑等 8 个经线穴点及其对照组非经线穴点,采用经颅多普勒超声(transcranial Doppler,TCD)观察压迫前及解除压迫后的椎动脉血流变化,证实压迫膀胱经不同段的经线穴点均可阻断或改变针刺对椎动脉的效应,且这种阻断效应只有施加在经线上才能表现出来,初步说明膀胱经的循经性和可阻滞性,并具有一定特异性,提示针刺过程中外周确实可能存在某种"循经行进的实质性动态进程"。

基于针灸的神经学说,脑功能成像技术是研究针刺中枢效应的有效手段,与结构成像不同,它可以反映脑部的功能信息。中医对人体生理和病理的认识是从功能状态为切入点的,功能可视化手段对揭示经络学说的奥秘和实质具有重要价值。由于整体观贯穿于整个中医理论体系,因此影像学应用于针灸机制研究,不仅要考虑到针刺穴位激发的脑功能活动,还必须考虑到针刺引起的脑功能改变通过物质、能量、信息渠道输送到外周,控制和调节外周器官的各种活动。

四、影像学在中医药疗效评价方面的应用

以影像学作为评估疗效的依据,比单纯依靠症状改善来判断疗效更为客观和准确。有学者采用 B 超观察中脘穴和足三里穴穴位封闭对早期胆总管蛔虫病患者的治疗效果,发现大部分病例治疗后虫体下降 20mm 以上,部分病例虫体完全退出,胆总管扩张得到不同程度的改善,部分病例还可见到蛔虫蠕动。影像学(超声)真实客观地显示了穴位治疗后患者在症状缓解的同时,虫体在胆总管的移动状态和胆总管扩张的缓解情况。

五、中医药在提高影像技术质量方面的应用

影像技术质量与影像诊断的准确性密切相关,利用中医理论,采用中药或针灸等方式减轻患者的痛苦、缩短检查时间,可提高影像技术质量。如有学者以针灸理论为指导,针刺某些特定穴位,如三阴交,采用补法可获得抑制输尿管收缩的功效,可增加肾盏、肾盂、输尿管的显影浓度,延长显影时间,以实现免除腹部压迫带,改进分泌性肾盂造影方法,提高泌尿系统疾病的显示能力和诊断水平。运用中医理论和方法提高影像技术质量在国内开展较早,有些研究成果至今仍在临床广为应用,如利用番泻叶泻下功效清洁肠道,有利于提高腹部摄影质量;应用大黄缩短消化道钡剂造影的检查时间等。

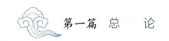

六、中医辨证论治与针灸在介入放射学的应用

介入放射学和中医学的结合丰富了中医的治病途径,同时也促进了中药剂型的改革。如羟喜树碱、白及、去甲斑蝥素、莪术油、华蟾素、鸦胆子油、康莱特、丹参等中药介入治疗恶性肿瘤都取得了可喜的临床疗效。另外,运用中医辨证论治可辅助提高介入治疗疗效。如采用中药益气、活血、散结等治法配合介入化疗,可提高肿瘤近期缓解率及患者的生存质量、生存周期、机体免疫力。

> ♥ **思政元素**
>
> ### 中西医并重纳入我国顶层设计
>
> 1950 年,毛泽东同志为第一届全国卫生工作会议题词:"团结新老中西医各部分医药卫生人员,组成巩固的统一战线,为开展伟大的人民卫生工作而奋斗。"明确把"团结中西医"作为新中国卫生工作的一项重要方针。
>
> 此后邓小平、江泽民、胡锦涛等历届党和国家领导人均就中西医并重协同发展发表过重要讲话。
>
> 习近平同志更在多个场合对中医药给予了高度评价,特别在 2016 年 8 月全国卫生与健康大会时的讲话指出:"要着力推动中医药振兴发展,坚持中西医并重,推动中医药和西医药相互补充、协调发展,努力实现中医药健康养生文化的创造性转化、创新性发展。"

第三节 脑功能成像针灸脑效应研究进展

脑功能成像针灸脑效应研究是影像学与中医结合的成功典范,国内外许多团队都在这一领域进行探索,一些研究结论已经改变以前对针灸的看法,得到中医和西医的广泛认同。

一、经络 fMRI 研究

经络学说是中医学的核心基础理论之一。人体通过经络沟通体表与体内脏腑,经络是人体功能的调控系统。有研究发现分布在相同经络的多个穴位,其诱导的脑激活和负激活模式存在相似性;也有学者研究发现针刺合谷穴能同时激活中央后回手部投射区和面口部投射区,同时还能激活面口部的运动皮层,直接显示了合谷穴和面口部的密切联系,为"面口合谷收"中医针灸理论提供了现代客观影像证据。

二、穴位脑效应的 fMRI 研究

关于真穴和假穴的对照研究,有学者发现刺激真穴可出现比假穴更多的正激活区和更强更广的负激活区,诱发的相关脑功能网络连接变化也更强、更广,存在相对特异性脑效应。还有学者研究证实穴位配伍并非两个穴位刺激后诱发脑效应的叠加,而是其刺激信息在脑中枢相互作用、经过高级加工后的综合影像结果。在针刺镇痛的 fMRI 研究中发现"得气"针感诱发的脑效应,表现为显著的边缘叶 - 旁边缘叶 - 新皮层网络结构的负激活,与尖锐性

针灸脑功能
成像(组图)

疼痛刺激的主要为正激活相反,fMRI 为针刺感觉生理变化,针刺镇痛的脑机制研究提供了客观可视化依据。

三、针刺患者与健康人 fMRI 比较研究

在与健康志愿者的比较研究中,有学者发现手针可诱导腕管综合征患者下丘脑外侧区更多的激活,而杏仁核的负激活则相对减少;也有学者发现针刺可诱导帕金森病患者扣带回和小脑更多的激活;还有学者发现针刺可诱发痉挛性脑瘫患儿楔叶、岛叶的激活及初级运动皮层、海马旁回和高级认知脑区更多的负激活,而健康儿童则更多诱发尾状核、丘脑和小脑的激活,证实了正常人与患者具有不同的针刺脑效应。

四、针灸优势病种疗效脑机理 fMRI 研究

有学者应用 fMRI 研究腕管综合征,提示针刺可诱导脑及外周神经功能的重组恢复。也有学者应用 fMRI 研究抑郁症,发现患者的默认网络功能连接存在异常改变,经过耳表皮电针治疗后,与抑郁症相关的部分脑区功能连接强度的变化与其临床症状改善的程度存在明显的相关性。

近年来的脑功能成像研究还证实了针刺疗法能显著改善功能性消化不良患者的症状和生活质量,其机制可能为针刺更显著地调制了内环境稳态传入网络,包括脑岛、前扣带回和下丘脑等。对失眠症的研究发现针刺疗效与觉醒、睡眠中枢脑功能网络有关。在功能性消化不良、偏头痛患者针刺治疗疗程前后,采用影像组学及机器学习方法分析 fMRI 数据,发现脑功能变化与疗效相关,还探索到多个影像学标记与疗效预测关联。

第四节　影像学与中医学结合的发展趋势

中医是古代自然科学与哲学结合的产物,其体系的完整性和科学性、治疗方法的全面性和有效性经受过历史的考验。然而,在科技高度发展的今天,人们也发现传统中医优势与劣势并存,长处与短处同在。中医要"传承精华、守正创新",首先应着眼于中医药理论的自我完善与科学阐明,必须在把握宏观、整体、动态认知生命的前提下,利用现代科学技术,弥补微观、分析、形态、功能方面存在的缺陷。影像学兼具形态和功能显像特征,在中医药及针灸理论的自我完善与科学阐明方面,尤其在客观化、精确化方面将会有所创新和突破。

一、经络实质研究有可能取得突破性进展

经络学说是中医学理论体系中极其重要的组成部分。它是通过对人体生理、病理现象的观察,来研究人体各脏腑和经络的生理功能、病理变化及其相互关系的学说。中医理论重视人体功能平衡,但对实现功能载体的表述常含糊不清,因此中医的脏腑、经络究竟为何物长期争论不休。影像学是目前唯一能实现活体功能成像的技术手段,对主要从功能角度入手研究人和疾病的中医学具有极其重要的意义。近年来,随着 fMRI、PET 技术引入针灸机制研究,经络实质研究又有新的发现,如在以往研究发现经络穴位结构特异性的基础上,脑功能成像技术又发现经络穴位功能的相对特异性,使经络实质研究向前迈进了一大步。在以功能成像技术为主的现代科技手段的协同攻关下,藏象和经络实质研究可能会取得突破性进展。

二、证本质及病证规范化研究有可能达成共识

证本质及病证规范化研究是中医理论现代化研究的重点和难点。证是机体在疾病发展某一阶段的病理概括，既包括了病变的部位、性质及邪正关系，又反映了病证发展过程中某一阶段的病理变化本质，也反映患者的主要病痛所在。影像学不仅是活体观察病变部位和性质的主要手段，也是目前唯一能实现活体功能成像的技术，对判断病变的部位、性质和邪正关系(功能状态)具有不可替代性。它不仅是临床疾病诊断的重要循证依据，也是治疗效果判断的重要证据，缺少影像学资料，绝大多数疾病的临床循证依据将不完整。因此，在影像学等现代医学检测技术的协同攻关下，证本质及病证规范化研究有可能达成共识。

三、中医脉诊研究有可能获得创新发现

脉诊在中医望、闻、问、切四诊中占有很重要的地位。中医认为通过脉诊可以了解患者脏腑气血盛衰，探测病因、病位，预测疗效等。脉诊作为中医最具特色的一种诊断手段，其主要特点是定性分析，并且与医者经验有关，不足点是难以量化。脉诊的现代化研究主要集中于脉象的客观化。自20世纪70年代以来，不少学者试图用生物力学和频谱分析等现代科学技术记录或分析脉波或脉图，但尚未达成一致认识。

弹性成像

磁共振弹性成像(magnetic resonance elastography，MRE)和超声弹性成像(ultrasonic elastography，USE)是近几年发展起来的两种新的成像技术，它们是传统触诊机械化、定量化的一种手段，且不受诊断部位的限制，因此被称作"影像触诊"。这两种无创触诊技术应用于脉诊研究有可能使脉象量化，实现脉诊客观化。另一方面，在利用弹性成像研究脉象的同时，还可应用MRI和超声实时显示人体内脏器形态和功能改变，这将有助于脉象的全面合理阐释。因此，MRE和USE等影像触诊技术参与中医脉诊研究有可能获得创新发现，并有助于中医诊疗设备的研制。

四、有可能整体提高人类对疾病的调节控制能力

辨证论治在中医基础理论中占据非常重要的地位，它不同于西医的辨病论治，后者着眼于消除致病因子，而中医的辨证论治重在调整人体功能平衡。

辨证论治的客观化研究不仅是中医发展和传承的需要，也是进一步提高疾病诊治能力的需要，如胃溃疡与溃疡癌变、胆囊炎与胆结石等疾病的宏观临床表现相似，中医均可辨为"实证"，虽治疗法则(祛邪)相同，但治疗方法各异，如能充分利用影像学等现代医学检测技术明确疾病分类，将会显著提高疗效，避免延误治疗。因此，辨证论治的客观化研究历来是中医基础理论研究的重点和难点，也是中医现代化进程的关键环节。

分子影像学

分子影像学(molecular imaging)是近年来发展起来的一种新的影像技术，与传统影像学不同的是，分子影像偏重于疾病的基础变化、基因分子水平的异常，而不是基因分子改变的最终效应。分子影像学这一特征有助于实现中医治未病的目的，有可能整体提高人类对疾病的调节控制能力。

影像学与中医顺口溜

中医学是世界传统医学的杰出代表，影像学是现代科技与医学相结合的产物，中西医结合体现了不同文化包容发展的精神，是传统与现代相结合的整合医学的典范。但是，我们必须认识到，面对突飞猛进的影像学，如何发展中医，还有待于更多医学工作者做更深入的研究，只有这样，才能推动中西医结合事业不断向前发展，促进人类文明和进步。

(张东友　方继良)

笔记栏

扫一扫
测一测

复习思考题

1. 影像学在针灸机制研究中应注意什么?
2. 影像学在中医现代化进程中可发挥哪些作用?
3. 脑功能成像针灸脑效应研究进展有哪些?
4. 影像学与中医结合的发展趋势有哪些?

第二篇

X 线、CT、MRI 诊断

第五章

骨骼肌肉系统

学习目标

通过本章的学习,掌握骨关节正常及基本病变的 X 线表现,骨关节创伤的 X 线、CT 表现;熟悉合理选择骨骼肌肉系统常用影像学检查方法、良恶性骨肿瘤的影像学鉴别;了解椎间盘突出症、骨关节感染、成人股骨头坏死、退行性骨关节病的影像表现。

骨骼肌肉系统包括骨、关节及其周围软组织。由于骨骼肌肉系统自然对比较明显,X 线、CT、MRI 等都能较好地显示骨骼系统的结构层次,能较好地显示骨骼系统疾病的病理变化,临床上 X 线、CT、MRI 应用非常广泛。

第一节　检查方法的选择

一、X 线检查

骨组织密度高,与周围软组织可形成良好的自然对比,而且骨骼本身的结构(如骨皮质、骨松质和骨髓腔)之间也有足够的对比度,故 X 线检查对于骨骼肌肉系统病变的诊断有重要价值。

(一)X 线平片

有较高的空间分辨力,能良好地显示骨、关节的骨质结构,确定病变范围及程度,可对大多数骨关节病变做出诊断。由于设备和检查费用都较低,检查过程简便易行,X 线平片至今仍是骨骼肌肉系统首选的检查方法。但 X 线平片也有一定的限度,对关节囊、关节软骨等软组织密度结构无法显示;对结构较为复杂和重叠较多的部位、早期炎症、细小骨折、仅限于骨髓内浸润的肿瘤及软组织病变也难以显示。

X 线摄片时应注意以下几点:①摄片一般包括正、侧两个位置,某些部位还要加用特殊体位投照;②摄片应包括所摄骨及周围的软组织,四肢长骨至少包括邻近的一个关节,脊柱摄影要包括相邻部位;③两侧对称的部位,为了方便对比显示病变,可采用相同摄片条件和体位投照对侧。

(二)透视

一般不用于骨骼肌肉系统疾病的诊断,但可用于:①寻找及定位高密度异物;②明显骨折和关节脱位在透视下复位。

二、CT 检查

CT 具有较高的密度分辨力,通过断层显像及各种后处理技术的应用,避免了各种解剖结构的重叠,能清楚显示X线难以发现的细小病变。常用于X线平片检查之后。对解剖结构复杂的部位,如脊柱和骨盆,也可首选CT。

（一）CT平扫

检查时尽量将病变部位与其对侧相应部位同时扫描,以便对照观察。骨骼肌肉系统包括骨和软组织两种密度差别很大的组织,因此观察骨骼时采用骨窗;观察软组织多采用软组织窗。为了多方位观察病变的范围及与周围组织的关系,可进行多平面重组、三维重建等图像后处理。

（二）CT增强扫描

对于骨关节病变的软组织肿块和软组织病变常需进行增强扫描,以进一步确定病变的范围和性质。

三、MRI检查

MRI具有较高的组织分辨力,可以多参数及多平面成像,能很好地显示脂肪、肌肉、韧带、软骨和骨髓等正常软组织,以及肿块、坏死、出血、水肿等病变。MRI在诊断血管疾病方面也有很高的价值,MRI增强扫描、磁共振血管造影(MRA)和灌注成像等可以提供组织的血管化程度和血管方面的信息。因此,MRI在骨骼肌系统的应用越来越广泛。

但MRI对钙化和细小骨化的显示不如X线和CT,加之MRI设备和检查费用较高,检查时间也较长,因此,MRI和CT、X线检查在骨骼肌肉系统疾病诊断中的作用是一种互补的关系。

（一）MRI平扫

在观察分析骨骼肌肉系统的MRI图像时,要善于利用MRI多参数和多平面成像的特点,层面方向可依部位和病变情况而选用横断、冠状、矢状或各种方位的斜切面,从而获得其他影像学方法难以得到的解剖细节和组织特性的信息。常规一个部位至少应有包括T1WI和T2WI在内的两个不同方位的切面检查,要能够从信号表现上推断病变的性质。

（二）MRI增强扫描

其目的和意义与CT增强扫描相同。

第二节 正常影像表现

一、骨的结构与发育

骨是一种器官,主要由骨组织构成。骨按其形态的不同可以分为四类:①长管状骨:分一体两端,两端较粗,向中央逐渐移行变细;②短管状骨:形态与长管状骨相似,但甚短且直径较细;③扁骨:形态扁平,如颅骨、肩胛骨、胸骨和髂骨等;④异形骨:形状不规则,如脊椎骨、颞骨、腕骨和跗骨等。

（一）骨的结构

1. 密质骨和松质骨 骨皮质和颅骨的内外板为密质骨,质地坚硬、致密,在X线片上显示为均匀高密度。松质骨由相互交织的骨小梁排列而成,自骨皮质向骨髓腔延伸呈网状,骨小梁间充以骨髓,骨纹粗细不一。

2. 骨膜 除软骨被覆骨性关节面外,绝大多数骨皮质都被有骨膜。骨膜由纤维结缔组织构成,分内、外两层,外层致密,内含血管、淋巴管及神经;内层疏松,内有成骨细胞和破骨细胞。

3. 骨髓　充填于骨髓腔和骨小梁间隙,被有骨内膜,分为具有造血组织的红骨髓和由脂肪组织构成的黄骨髓。

（二）骨的发育

骨发生于中胚层的间充质,骨的发育包括骨化与生长,在胚胎期即开始进行。

1. 骨化　骨化（ossification）有膜内成骨和软骨内成骨两种形式。膜内成骨见于颅骨、面骨,是由间充质细胞演变为纤维细胞,形成结缔组织膜,在膜的一定部位开始化骨,成为骨化中心;骨化中心向四周生长扩大并形成骨小梁,纤维膜表面变为骨膜,小梁之间的间叶细胞分化为红骨髓,从而逐渐完成骨的发育。软骨内成骨见于颅底、躯干和四肢骨,是由间充质细胞演变为软骨细胞,并逐渐形成具有成年骨形态的软骨原基,后由其中的成骨细胞活动形成原始骨化中心,以后出现继发骨化中心,最后软骨原基全部骨化,原发、继发骨化中心互相愈合而完成骨的发育。锁骨、下颌骨为混合型化骨,先为膜内成骨,后为软骨内成骨。

2. 骨的生长　骨在生长发育过程中不断增大,根据遗传信息和生理需要,通过破骨细胞的骨质吸收和成骨细胞的成骨活动进行改建和塑形。骨髓腔就是在骨发育过程中骨皮质内面骨质吸收形成的。

二、长骨

（一）小儿骨

长骨一般有 3 个以上的骨化中心,一个在骨干,另外的在两端。前者为原始或一次骨化中心,后者为继发或二次骨化中心。出生时,长骨骨干已大部分骨化,两端仍为软骨,即骺软骨。小儿长骨的主要特点是有骺软骨,且未完全骨化,可分为骨干、干骺端、骺和骺板等部分（图 5-1）。

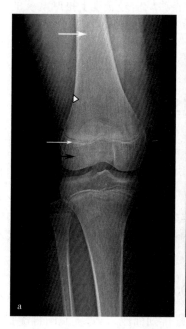
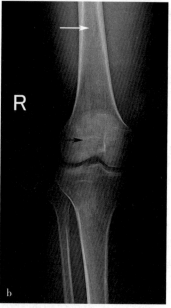

图 5-1　正常长骨（平片）

a.小儿膝关节正位,股骨下段及胫、腓骨上段可见骨干（白箭）、干骺端（箭头）、骨骺（黑箭）和骺板（细白箭）结构;b.成人膝关节正位,相应部位仅见骨干（白箭）及骨端（黑箭）

1. 骨干 管状骨周围为骨皮质,由密质骨构成,较成人薄,随着年龄增长逐渐变厚,X线表现为与成人相似的密度均匀的致密影,外缘清楚,在骨干中部最厚,越近两端越薄。骨干中央为骨髓腔,含造血组织和脂肪组织,X线表现为边界不清、较为透亮的带状区。骨膜与周围软组织密度相同,在X线片上不显影。CT上骨皮质为高密度线状或带状影,骨髓腔视骨髓性质不同而密度不一,可为软组织密度影(红骨髓)或脂肪密度影(黄骨髓)。MRI上骨皮质在T1WI和T2WI上均为低信号影,骨髓腔可为中等信号影(红骨髓)或高信号影(黄骨髓)。正常骨膜在CT和MRI上均不能显示。

2. 干骺端 为骨干两端向骺移行的较粗大部分,与骨干无明确分界线。干骺端是骨骼生长最活跃的部位,周边为薄层骨皮质,内由松质骨构成,骨小梁彼此交叉呈海绵状。骨小梁在X线片上显示为较高密度的网格样纹理,密度低于骨皮质。骨皮质表现为密度均匀的致密影,与骨干皮质延续。干骺端顶端X线片上显示为一横行薄层致密带影,称为临时钙化带。临时钙化带随着软骨内成骨而不断向骺侧移动,骨即不断增长。在CT骨窗上,干骺端骨松质表现为高密度的骨小梁交错构成细密的网状影,密度低于骨皮质,网格间为低密度的骨髓组织。在MRI上由于干骺端骨髓常为红骨髓且含有一定量的骨小梁,信号往往低于骨干髓腔。临时钙化带在CT上呈致密影而在MRI上呈低信号。

3. 骨骺 骨骺(epiphysis)为未完成发育的长骨末端。在胎儿及幼儿时期多为软骨,即骺软骨,X线片上不能显示。骺软骨有化骨功能,随年龄增长不断骨化,即继发骨化中心,在骨化初期于骺软骨中出现一个或几个二次骨化中心,X线片上表现为小点状骨性致密影。骺软骨逐渐增大,其中的二次骨化中心也不断骨化而增大,形成松质骨,边缘由不规则变为光滑整齐,最后与骨干愈合。CT上骺软骨为软组织密度影,其中骨化中心的结构和密度类似干骺端。在MRI自旋回波序列上,骺软骨为中等信号影而骨化中心的信号特点与干骺端类似。

4. 骺板 当骺与干骺端不断骨化。两者间的软骨逐渐变薄而呈板状时,则称为骺板。骺板为骨骺与干骺端间的软骨,X线片上显示为一横行半透明带,随年龄增长,骺板逐渐变窄,以至表现为一透亮线,称之为骺线。骺线最后消失,即骺与骨干融合,完成骨的发育,原骺线所在部位可见不规则线样致密影,为骨骺瘢痕。骺板在CT片上的密度和在MRI上的信号特点与骺软骨相似。

(二) 骨龄

在骨的发育过程中,骨的骨化中心出现的年龄和骺与干骺端完全融合的年龄称为骨龄。根据正常男女各骨骨化中心的出现、骺与干骺端结合时期的差别范围可制定一个正常骨龄标准,用这个标准估计骨的发育情况即骨龄判断,虽不够准确,但简便易行,为较多人采用。估计骨龄是了解被检者实际骨发育的年龄,并与正常儿童骨龄标准相比。如果骨龄与被检者实际年龄不符,且相差超出一定范围,常提示骨发育过早或过迟,对诊断内分泌疾病和一些先天性畸形有一定的价值。在实际工作中,通常选择适宜的部位(如手、腕、肘)作为估计骨龄的代表部位。

(三) 成年骨

成人长骨的外形与小儿长骨相似,但骨发育完全,骨骺与干骺端已融合,骺线消失,只有骨干和骨端两部分(图5-1)。X线片可见骨端表面的骨性关节面,表现为均匀的高密度,表层光滑连续。骨性关节面外方覆盖一层软骨,即关节软骨,X线片上不能显示。成人长骨骨皮质较厚,密度高。由于骨端各部位所承受的重力、肌肉张力及功能活动不同,其骨小梁的分布比例和排列方向也不同。

成人长骨的CT所见与小儿骨类似,由于随年龄的增长红髓中脂肪成分增多,在MRI上成人骨髓信号较婴幼儿高。

三、脊柱

脊柱由椎骨依靠椎间盘（intervertebral disc）、韧带和脊椎小关节连接所构成。除第1、2颈椎和骶尾椎外，其他椎骨均由椎体和椎弓两部分组成（图5-2）。椎弓由椎弓根、椎弓板、棘突、横突和关节突组成。同侧上下两个关节突组成脊椎小关节，有关节软骨和关节囊。

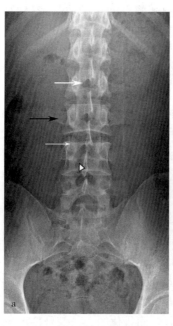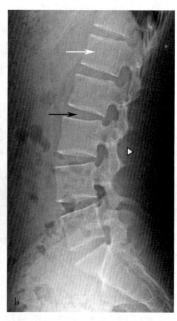

图5-2　正常腰椎（平片）

a. 腰椎正位，椎体（白箭）、横突（黑箭）、棘突（箭头）、关节突关节（细白箭）清晰可见；
b. 腰椎侧位，腰椎生理曲度自然，椎体（白箭）、椎间隙（黑箭）及向后伸展的棘突（箭头）清晰可见

在正位X线片上，椎体呈长方形，从上向下依次增大，主要由松质骨构成，骨小梁大多纵行排列，周围为一层致密的骨皮质，密度均匀，轮廓光滑。椎体两侧有横突影，以第三腰椎横突最长。在横突内侧可见椭圆形环状致密影，为椎弓根的投影，称椎弓环。在椎弓环的上下方为上下关节突。椎弓板由椎弓根向后内延续，在中线融合成棘突，投影于椎体中央的偏下方，呈尖向上类三角形的线状致密影。脊柱两侧还可见一些软组织影，如腰大肌影，起于胸12椎体下缘，斜向外下，外缘光整清晰，两侧对称。

在侧位X线片上，椎体也呈长方形，其上下缘与前后缘成直角，椎弓居其后方。椎管在椎体后方呈纵行半透明区。椎弓板位于椎弓根与棘突之间。棘突在上胸段斜向后下方，不易观察，在腰段则向后突，易于显示。上下关节突分别起于椎弓根与椎弓板连接处之上、下方，下关节突在下个脊椎上关节突的后方，以保持脊椎的稳定，不向前滑。同一脊椎的上下关节突之间为椎弓峡部。脊椎小关节间隙呈匀称的线状半透明影，颈、胸椎小关节侧位显示清楚，腰椎正位清楚。椎间盘中心是一个含有胶样液体而富有弹性的髓核，周围为纤维环所包绕，其纤维软骨板、髓核及纤维环均为软组织密度，故呈宽度匀称的横行半透明影，称之为椎间隙。椎间孔居相邻椎弓根、椎体、关节突及椎间盘之间，呈半透明影，颈椎斜位显示清楚，胸腰椎侧位显示清楚，呈类圆形。

CT横断面像上，椎体在骨窗下显示为由薄层骨皮质包绕的海绵状松质骨结构，多呈后缘向前凹的圆形。在椎体中部层面上有时可见松质骨中的"Y"形低密度线条影，为椎体静脉管。椎管骨环由椎体、椎弓根和椎弓板构成，硬膜囊居椎管中央，呈软组织密度，硬膜囊与

椎管壁间有数量不等的低密度脂肪组织,可延伸进入侧隐窝。侧隐窝呈漏斗状,由前方的椎体后外侧、后方的上关节突和侧方的椎弓根内壁围成,其前后径 ≥ 3mm,内有神经根走行。椎管骨环两侧有横突,后方为棘突。黄韧带附着在椎弓板和关节突的内侧,正常厚 2~4mm,呈软组织密度。椎间盘密度低于椎体、高于硬膜囊,CT 值为 50~110HU,表现为均匀的软组织密度影,但由于层厚和扫描位置的原因,常见椎体终板影混入其中。

　　MRI 矢状面和冠状面可显示脊柱的连续解剖结构(图 5-3)。T1WI 和 T2WI 上,脊椎各骨性结构的骨皮质呈低信号,椎体大部分由松质骨构成,T1WI 上呈高信号,T2WI 上呈等至高信号。在矢状面上,可见椎体后缘中部有短条状凹陷,为正常椎体静脉进入椎体所致。椎间盘在 T1WI 上信号较低且不能区分髓核和纤维环,在 T2WI 上髓核为高信号而纤维环为低信号。脊髓位于椎管的中央,其周围被蛛网膜下腔脑脊液环绕,在 T1WI 上脊髓呈中等信号,较脑脊液信号高,在 T2WI 上脊髓与脑脊液相比为较低信号。圆锥的末端可在矢状面图像上清楚地显示。位于椎体前、后缘的前纵韧带和后纵韧带在 T1WI 和 T2WI 上均为低信号,一般不能与骨皮质区别。

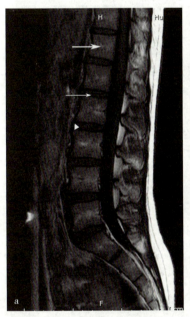
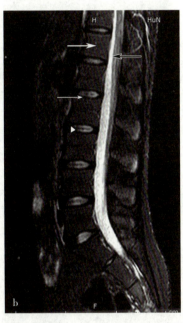

图 5-3　正常腰椎(MRI)

a. 矢状位 T1WI,椎体呈高信号(白箭),周围骨皮质呈低信号(细白箭),髓核与纤维环均为低信号(箭头);b. 矢状位 T2WI,椎体呈等信号(白箭),周围骨皮质呈低信号(细白箭),髓核为高信号而纤维环为低信号(箭头),脊髓(黑箭)位于椎管的中央,周围被高信号脑脊液环绕

四、关节

　　滑膜关节的基本构造包括关节面、关节囊和关节腔。关节面被覆关节软骨,关节囊内层衬以滑膜,关节腔内有少量滑液。一些关节还有韧带、关节盘、滑膜囊等辅助结构。

(一)骨性关节面

　　骨性关节面是参与组成关节的各相关骨的接触面,由骨皮质构成,每一关节至少包括 2 个关节面,一般一凹一凸。在 X 线片上表现为线样致密影,边缘光滑整齐(图 5-4)。CT 表现为线样高密度,边缘清晰。横断面图像有时不能完整显示关节面,常需要进行多平面重组显示。骨性关节面在 MRI 上呈一薄层清晰锐利的低信号影。

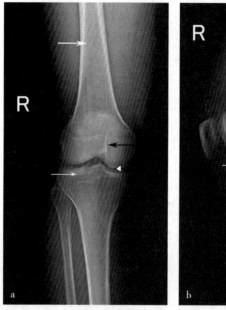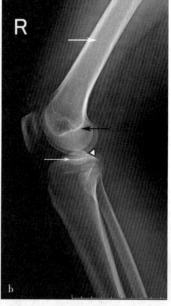

图 5-4 正常成人膝关节（平片）

a. 成人膝关节正位；b. 成人膝关节侧位

两者均清晰显示骨干（白箭）、骨端（黑箭）、骨性关节面（细白箭）、关节

间隙（箭头），但关节囊、关节软骨等软组织结构不显示

（二）关节软骨与关节间隙

关节间隙在 X 线片上表现为两个骨性关节面之间的透亮间隙，为关节软骨、潜在的关节腔及少量滑液的投影，其宽度并不代表真正的关节腔。关节软骨和滑液在 X 线片上均不显影。不同的关节，间隙宽度也不一致。儿童因骺软骨尚未完全骨化，关节间隙较成人宽。

CT 横断面像不利于显示关节间隙，在冠状面及矢状面重建图像上可直观显示为关节骨端间的低密度间隙（图 5-5）。关节软骨及滑液在 CT 上亦不能分辨。

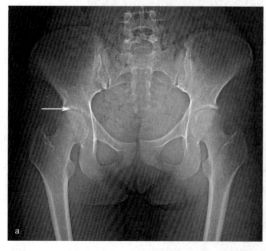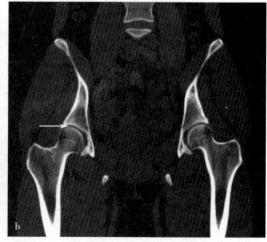

图 5-5 正常髋关节

a. 髋关节平片；b. 髋关节 CT 冠状位重建图像

两者均清晰显示双侧髋关节间隙（白箭），关节面光整

关节软骨在 SE T1WI 和 T2WI 上呈一层弧形中等偏低信号影,信号均匀,表面光滑(图 5-6),在脂肪抑制 T1WI 上可呈高信号影。滑液在 T1WI 上呈薄层条状低信号,在 T2WI上呈高信号。

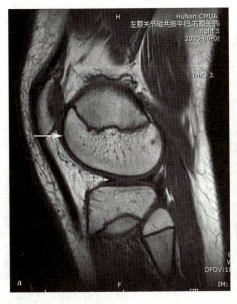
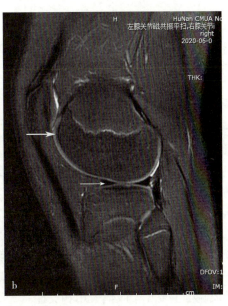

图 5-6 正常膝关节(MRI)
a. 矢状位 T1WI,关节软骨呈弧形中等偏低信号影(白箭),半月板呈低信号(细白箭);
b. 矢状位 T2WI,关节软骨呈弧形中等偏高信号影(白箭),半月板呈低信号(细白箭)

(三)关节囊

关节囊附着于关节的周围,包围关节,封闭关节腔。其外层为纤维膜,内层为滑膜。滑膜富含血管网,能产生滑液。关节囊及韧带、关节盘等关节辅助结构均为软组织密度,在 X线片上不能分辨。在适当窗位和窗宽的 CT 图像上,关节囊呈窄条状软组织密度影,厚约3mm。MRI 可较好地显示关节囊的各种结构,其纤维层表现为光滑连续的低信号影,关节囊内外的韧带和关节盘在各序列图像上均为低信号。

五、软组织

骨骼肌肉系统的软组织,包括肌肉、血管、神经、关节囊和关节软骨等,由于组织密度差别不大,缺乏自然对比,观察受到较大的限制。在对比度良好的 X 线平片上,仅可通过较低密度的脂肪组织形成的对比观察某些肌肉、肌腱和韧带的轮廓,如跟腱、髌韧带、腰大肌外缘等,其余则均表现为一片中等密度影像。

CT 软组织窗可分辨密度差别较小的脂肪、肌肉和血管等组织结构。皮肤呈均匀线样中等密度影;皮下脂肪层和肌间隙脂肪呈较低密度影;各组肌肉及肌腱、韧带呈中等密度影;血管呈小类圆形中等密度影,走行于肌间隙脂肪层间,同时通过增强扫描及 CTA 还能进一步了解血管的结构。

在 MRI 图像上,骨关节周围的肌肉、脂肪和纤维组织间隔均能清晰显示。骨骼肌 T1WI呈中等偏低信号,在 T2WI 呈低信号;皮下脂肪层和肌间隙脂肪在 T1WI 和 T2WI 均呈高信号;纤维组织间隔和肌腱、韧带等在各种序列上均为低信号。血管因流空现象呈低或无信号影,常位于肌间隙内,通过 MRA 还能进一步了解血管的解剖结构。粗大的神经呈中等信号。

第三节 基本病变的影像表现

骨骼肌肉系统病变的影像表现是各种病理改变的反映。虽然病变是多种多样的,但其病理改变大多可概括为下列基本病变。认识和掌握这些基本病变的影像表现并进一步推断其病理基础,对疾病的诊断有重要意义。

一、骨与软组织基本病变

(一)骨质疏松

骨质疏松(osteoporosis)指单位体积内骨组织的含量减少,即骨组织的有机成分和无机成分钙盐均减少,但两者的比例仍正常。组织学改变是骨皮质变薄,哈弗斯管和福尔克曼管扩大,骨小梁减少、变细、间隙增大甚至消失。由于骨量减少,骨的脆性增高,容易发生骨折。骨质疏松分为全身性及局限性。全身性骨质疏松主要见于老年、先天性疾病(如成骨不全)、内分泌紊乱(如甲状旁腺功能亢进症)、长期激素治疗、营养性或代谢障碍性疾病等;局限性骨质疏松主要见于肢体失用和炎症。

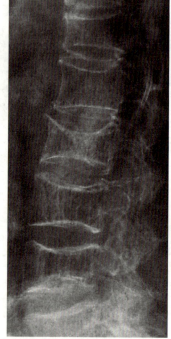

图5-7 脊椎骨质疏松(平片)
腰椎侧位片显示椎体呈双凹状,密度减低,骨小梁呈栅栏状排列

1. X线表现 主要是骨密度减低(图5-7)。在长骨可见骨小梁变细、数量减少、间隙增宽,骨皮质出现变薄、分层现象。在脊椎,椎体骨皮质变薄,横行骨小梁减少或消失,纵行骨小梁相对明显,呈栅栏状排列;严重时,椎体内结构消失,椎体变扁,其上下缘内凹,椎间隙增宽,椎体呈双凹状,易发生骨折,压缩呈楔状。但骨质疏松需在骨量丢失到一定程度(30%~50%)时才有阳性征象,故目前早期骨质疏松的检查常用对骨矿盐含量进行定量分析的骨密度测定方法。

2. CT表现 与X线表现基本相同。

3. MRI表现 除可见骨外形的改变,还可观察到由于红骨髓减少、黄骨髓增多而致骨髓在T1WI和T2WI上信号增高。

(二)骨质软化

骨质软化(osteomalacia)指单位体积内骨组织有机成分正常而钙盐含量不足,骨质变软。组织学显示骨样组织钙化不足或未钙化,常见骨小梁中央部分钙化,周围包绕未钙化的骨样组织。

骨质软化是全身性骨病,与钙、磷等矿物质代谢有关,常见于营养不良性佝偻病、脂肪性腹泻、肾性骨病等。发生于生长期者为佝偻病,发生于成年者为骨软化症。

1. X线表现 与骨质疏松有类似之处,如骨密度减低、骨皮质变薄和骨小梁减少变细等,不同的是,骨小梁和骨皮质因含大量未钙化的骨样组织而边缘模糊。由于骨质软化,承重骨骼常发生各种变形(图5-8);髋臼内翻致骨盆呈三叶状变形,脊椎多发程度相似的双凹"鱼椎"状变形。在耻骨、坐骨、股骨上段和胫骨等处常可见特征性的"假骨折线",又称Looser带,表现为宽1~2mm的光滑透亮线,与骨皮质垂直,边缘稍致密。

2. CT、MRI表现 CT表现与X线表现基本相同,MRI检查应用较少。

（三）骨质破坏

骨质破坏（destruction of bone）是局部骨质为病理组织所取代而造成的骨组织缺失，或因神经营养障碍导致骨的溶解吸收。骨质破坏可以由病理组织直接溶解骨组织或由疾病引起破骨细胞生成和活动亢进所致。组织学上，早期哈弗斯管扩大，骨小梁斑片状缺失；进展到一定程度，骨皮质和骨松质出现大片缺失。常见于炎症、结核、肿瘤、邻近软组织病变累及骨或神经营养障碍（如糖尿病、甲状旁腺功能亢进症）等。

1. X 线表现　形态不一的局限性骨质密度减低，骨小梁和 / 或骨皮质消失，边缘清楚或模糊。骨松质的早期破坏可形成斑片状的骨小梁缺损，骨皮质早期的破坏呈筛孔状或虫蚀状。当骨质破坏进展到一定程度时，往往有骨皮质和骨松质的大片缺失（图 5-9）。

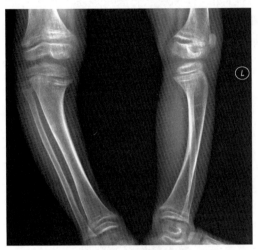

图 5-8　骨质软化（平片）

双下肢骨弯曲变形，呈 "O" 形腿，骨质密度减低，干骺端宽大呈杯口状，为儿童佝偻病所致

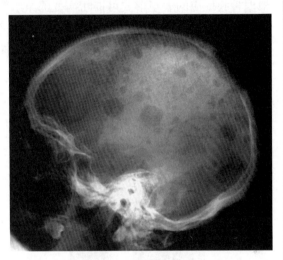

图 5-9　骨质破坏（平片）

颅骨多发穿凿样破坏，呈类圆形低密度区，边界清晰，顶骨局部骨质缺损

2. CT 表现　CT 易于区分松质骨和皮质骨的破坏。骨松质的破坏早期表现为局部骨小梁稀疏，以后发展为斑片状甚至大片松质骨缺损。骨皮质的破坏表现为骨皮质内出现小透亮区，骨皮质内外表面的不规则虫蚀样改变、骨皮质变薄，或者出现范围不等的骨皮质缺损。

3. MRI 表现　表现为低信号的骨质为不同信号的病理组织所取代。破坏区内组织含水分较多时，T1WI 呈低信号、T2WI 呈高信号；含钙化、骨化或纤维性成分，T1WI 及 T2WI 均呈低信号；含出血、脂肪或高蛋白液体，T1WI 呈低信号、T2WI 呈等信号或高信号。

（四）骨质增生硬化

骨质增生硬化（hyperostosis osteosclerosis）指单位体积内骨量的增多。组织学上可见成骨活动增加或 / 和破骨活动减弱所致的骨皮质增厚，骨小梁增粗增多，骨髓腔变窄、闭塞。

骨质增生硬化分为局限性和全身性，局限性多见。局限性骨质增生硬化见于慢性炎症、外伤后修复和成骨性骨肿瘤等；全身性骨质增生硬化主要见于氟骨症、石骨症和致密性成骨不全等。肌腱、韧带、骨间膜附着部的骨桥、骨刺等也属骨质增生。

1. X 线表现　骨质密度增高，骨小梁增粗、增多、密集，骨皮质增厚，骨髓腔变窄或消失，伴或不伴骨骼的增大变形（图 5-10）。

2. CT 表现　与 X 线平片的表现相似。

3. MRI 表现　T1WI 及 T2WI 均呈低信号,增生的骨小梁间骨髓组织相对较少,与正常骨松质相比呈现较低信号。

（五）骨膜反应

骨膜反应(periosteal reaction)又称骨膜增生,是因骨膜受到刺激,骨膜内层的成骨细胞活动增加所产生的骨膜新生骨。当骨膜增生时,组织学上表现为骨膜内层成骨细胞增多,逐渐形成新生的骨小梁。骨膜增生多见于炎症、肿瘤和外伤等,也可继发于皮肤骨膜增厚症、肥大性骨关节病等。

1. X线表现　早期表现为与骨皮质平行的细线状致密影,以后随骨膜新生骨逐渐增厚,形成不同形式的骨膜增生(图 5-11)。主要包括线样、层状、葱皮样、日光状和骨膜三角。根据骨膜反应的表现形式可推断病变的组织学特征,如线样和层状骨膜反应主要见于骨髓炎等良性病变,葱皮样骨膜反应主要见于尤文肉瘤和骨髓炎等进展时快时慢的病变,日光状骨膜反应主要见于骨肉瘤等生长迅速的恶性骨肿瘤,骨膜三角又称为 Codman 三角,是快速生长的病变突破骨膜,致破坏区两端的残留骨膜呈三角形或袖口状,提示病变进展快速,常见于骨肉瘤。

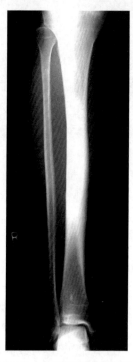

图 5-10　骨质增生硬化(平片)
胫骨骨干骨质密度增高,局部轮廓增粗,骨髓腔消失

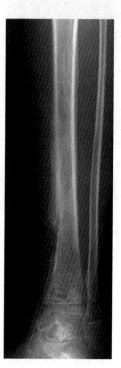

图 5-11　骨膜增生(平片)
胫骨中下段骨皮质旁见层状骨膜增生影,为化脓性骨髓炎所致

2. CT表现　与X线平片表现相同,但有其特殊性。CT能显示平片不易显示的扁平骨(如肩胛骨和髂骨)的骨膜增生。因为CT的空间分辨力不足,常不能显示多层状骨膜增生;有时也不能显示增生的骨膜与骨皮质之间的透亮间隙,此时增生的骨膜和原来的皮质可混在一起而类似于骨皮质增厚。

3. MRI 表现　MRI 对骨膜增生的显示要早于 CT 和 X 线平片。骨膜反应早期仅见骨膜水肿,在 T2WI 上呈高信号,X 线、CT 尚不能发现;明显矿物沉积后,在各序列上均呈低信号。与 CT 一样，由于空间分辨力不足，MRI 显示骨膜增生形态的精细程度不如 X 线平片。

（六）异常钙化

异常钙化（abnormal calcification）包括骨内钙化和软骨内钙化。骨内钙化指发生在骨内出血、坏死和肿瘤等病变基础上的钙盐沉积；软骨内钙化指发生在软骨类肿瘤基质的钙化。组织学上，骨内钙化呈斑点状或斑片状；软骨内钙化发生于软骨小叶边缘部，呈环形。骨内钙化常见于骨梗死和骨脂肪瘤等，软骨内钙化常见于软骨瘤、骨软骨瘤、软骨黏液样纤维瘤和软骨肉瘤等软骨类肿瘤。

1. X 线表现　骨内钙化表现为点状、斑片状或不定形无结构致密影，分布局限或散在（图 5-12）。软骨内钙化表现为大小不等的环形或半环形高密度影，部分可融合成团块状。良性肿瘤的软骨钙化环影多完整、清楚；恶性肿瘤的软骨钙化则环影不清，亦多不完整。

2. CT 表现　由于避免了组织结构的重叠，CT 能显示平片不能见到的钙化影，能更好地显示瘤软骨钙化的特征。

3. MRI 表现　MRI 对发现和确定细小的钙化不敏感。一般而言，钙化在 T1WI 和 T2WI 上均呈低信号。

（七）骨坏死

骨坏死（osteonecrosis）指各种原因造成的局部骨组织新陈代谢停止，坏死的骨称为死骨。主要原因为血供中断。组织学可见骨细胞死亡消失，骨髓液化萎缩。常见于化脓性骨髓炎、骨结核、骨缺血坏死及部分恶性骨肿瘤等。

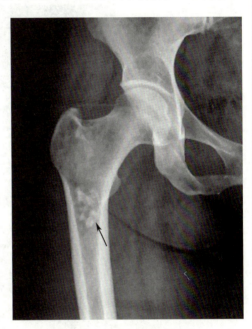

图 5-12　骨内钙化（平片）
右侧股骨上段骨髓腔内见颗粒样高密度影，
境界清楚（黑箭）

1. X 线表现　骨坏死早期骨钙质含量无变化，X 线检查可无异常表现；死骨形成时表现为局限性密度增高。死骨密度增高的主要原因是：①绝对密度增高：死骨骨小梁表面有新骨形成、骨小梁增粗、骨髓腔内也有新骨形成，或者坏死的骨质被压缩；②相对密度增高：死骨周围骨质被吸收或骨质疏松造成密度降低，而死骨本身由于血运中断钙盐丢失较少、密度不变，或在周围肉芽组织、脓液的包绕衬托下，造成死骨密度相对较高。

2. CT 表现　与 X 线平片表现相同。

3. MRI 表现　MRI 显示骨坏死较 X 线平片和 CT 早，可在骨形态和密度尚无变化之前显示骨髓信号的改变。死骨在 T1WI 上呈低信号，T2WI 上呈中高信号，周围见 T1WI 低信号、T2WI 高信号的水肿带与 T2WI 低信号的硬化带。

（八）骨骼变形

骨骼变形指骨骼形态和大小的异常。骨的病变、发育和塑形异常均可造成骨骼变形。组织学上可见骨骼膨大、变形、轮廓不规整、弯曲畸形等。全身性病变如骨发育障碍、内分泌与代谢异常、造血系统病变和染色体异常等，局限性病变如正常变异、发育畸形、创伤、炎症、肿瘤或肿瘤样病变等，均可引起骨骼形态的异常。

影像学表现主要为骨骼的大小、形态发生改变，伴或不伴骨质异常。

（九）骨内矿物质沉积

骨内矿物质沉积指铅、磷、铋、氟等矿物质进入体内后，在骨内沉积过多产生的骨质改变。组织学上，骨内矿物质异常沉积后，可引起成骨活跃，骨量增多，产生骨质增生、硬化；亦可引起破骨活动增加，骨样组织增多，发生骨质疏松或软化。主要见于氟骨症、慢性铅中毒、慢性磷中毒、慢性铋中毒等。

矿物质在生长期主要沉积于生长较快干骺端，X线表现为干骺端多条横行的相互平行且厚薄不一的致密带；成人一般不易显示。氟与骨基质中的钙质结合称为氟骨症，骨质结构变化以躯干骨明显，X线表现为骨小梁粗糙、紊乱而骨密度增高（图5-13）。

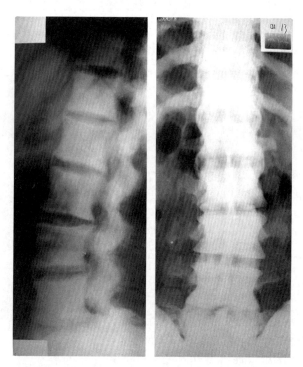

图5-13　骨内矿物质沉积（腰椎正侧位平片）
氟骨症患者，可见腰椎及相邻各骨骨质密度普遍性异常增高

（十）周围软组织病变

骨关节疾病常引起周围软组织病变，软组织病变也可导致骨关节改变。外伤和感染引起软组织肿胀时，X线表现为局部软组织密度增高，肌间隙模糊、软组织内的层次模糊不清。软组织肿瘤或恶性骨肿瘤侵犯软组织，可见软组织肿块影。开放性损伤、产气细菌感染时，软组织间隙内可见气体。软组织内出血、退行性变、坏死、外伤后骨化性肌炎，可见软组织内钙化和骨化。

对软组织病变的观察，CT和MRI明显优于X线，又以MRI为佳。软组织水肿CT表现为局部肌肉肿胀、肌间隙模糊，密度正常或略低；血肿表现为边界清楚或不清楚的高密度区。在MRI上，软组织水肿T1WI呈低信号，T2WI呈高信号，而血肿T1WI和T2WI多为高信号。软组织肿块密度或信号可均匀或不均匀，多为T1WI低信号、T2WI高信号。软组织或软组织肿块的坏死表现为类圆形或不规则形低密度，并可因出血或坏死组织碎屑的沉积而出现液-液平面，其上层为液体呈水样密度，下层为沉积的坏死组织或血液而呈较高密度。MRI显示液-液平面比CT更清楚，T1WI上层呈低信号、下层常呈较高信号，而在

T2WI上层信号则明显增高。脂肪瘤因其密度或信号与脂肪组织相似而易于诊断,肿瘤或病变内含的脂肪成分也可通过测量其 CT 值(−90~−70HU)或用 MRI 脂肪抑制序列而易于确认。

二、关节基本病变

(一) 关节肿胀

关节肿胀(swelling of joint)常由于关节积液或关节囊及其周围软组织充血、水肿、出血和炎症所致。常见于关节炎早期、关节外伤与关节周围软组织感染。

1. X 线表现　关节周围软组织影肿胀、密度增高,软组织结构层次欠清晰,大量关节积液可见关节间隙增宽(图 5-14)。

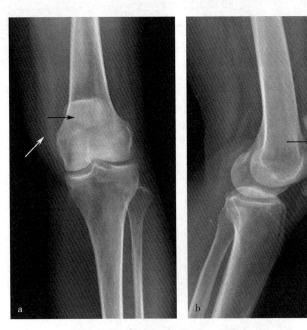

图 5-14　关节肿胀(平片)
a. 膝关节正位;b. 膝关节侧位
两者均显示髌骨骨折(黑箭),膝关节周围软组织肿胀、密度增高(白箭)

2. CT 表现　CT 比 X 线平片更易显示关节肿胀,可直接显示关节囊增厚和关节腔内的积液。肿胀、增厚的关节囊呈软组织密度影,关节腔内的积液一般呈均匀的水样密度,如合并出血或积脓时其密度可增高。

3. MRI 表现　MRI 在显示关节周围软组织肿胀、关节积液方面优于 CT。关节积液一般 T1WI 呈低信号,T2WI 呈高信号,合并出血时 T1WI 及 T2WI 均为高信号(图 5-15)。关节周围软组织肿胀 T1WI 呈低信号、T2WI 呈高信号,增强可轻度强化。

(二) 关节破坏

关节破坏(destruction of joint)指关节软骨及其下方的骨质被病理组织侵犯、代替。常见于各种急慢性关节感染、肿瘤、痛风及代谢性骨病等。

1. X 线表现　关节破坏早期一般仅累及关节软骨,X 线无法直接显示,仅表现为关节间隙变窄。病变继续发展如侵及软骨下骨质,表现为骨性关节面不光整,形成缺损(图 5-16),严重者可产生关节半脱位和畸形、强直。

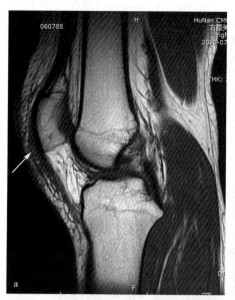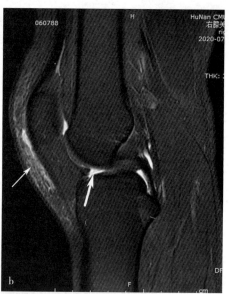

图 5-15　关节肿胀（MRI）

a.膝关节矢状位 T1WI,肿胀软组织呈低信号（白箭）;b.膝关节矢状位 T2WI,
肿胀软组织（白箭）与关节积液（粗白箭）呈明显高信号

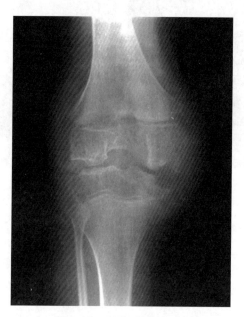

图 5-16　关节破坏（平片）

膝关节周围软组织肿胀,关节间隙变窄,关
节边缘对称性骨质破坏,为膝关节结核所致

2. CT 表现　显示关节软骨亦有一定的限制,但可清晰地显示关节软骨下骨质的细微破坏,能较早发现细小的骨质破坏。

3. MRI 表现　可直接显示关节软骨的破坏情况,早期可见关节软骨表面毛糙、局部变薄,严重时可见关节软骨不连续甚至大部分破坏消失。

（三）关节强直

关节强直（ankylosis）指相对应的关节面之间因骨或纤维组织增生连接而使关节丧失运

动功能,是关节破坏的后果,可分为骨性强直和纤维性强直两种。骨性强直是关节明显破坏后,两侧关节面由骨组织连接,多见于化脓性关节炎愈合后及强直性脊柱炎。纤维性强直指关节内有纤维组织粘连并失去关节活动功能,多见于关节结核和类风湿关节炎。

1. X线表现 骨性强直表现为关节间隙部分或全部消失,并见骨小梁连接两侧关节面(图 5-17)。纤维性强直表现为关节间隙变窄,其间并无骨小梁跨越或贯穿(图 5-18),诊断需结合临床。

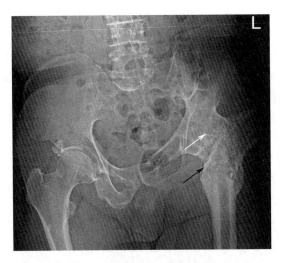

图 5-17 关节骨性强直(髋关节平片)
左髋关节间隙消失,有骨小梁连接两侧关节面(白箭),
左股骨上段见骨质破坏及硬化影(黑箭)

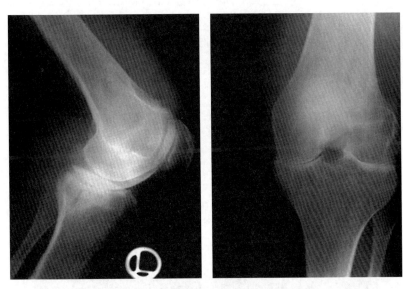

图 5-18 关节纤维性强直(膝关节正侧位平片)
显示膝关节间隙变窄,尚存在,未见骨小梁连接两侧关节面

2. CT表现 横断面图像显示关节强直的整体性不如X线平片,多平面重组图像可清晰显示关节间隙的变窄或消失,有无骨小梁连接两侧关节面。

3. MRI表现 关节骨性强直时,MRI可见关节软骨完全破坏,可见骨髓信号贯穿于关节骨端之间;纤维性强直时,关节骨端边缘不规整,骨端之间可见有高、低混杂的异常信号。

（四）关节脱位

关节脱位（dislocation of joint）指构成关节的两个骨端的正常对位关系部分或完全脱离，依程度可分为半脱位（关节面尚有部分接触）或全脱位（关节面完全不接触）（图5-19）。关节脱位临床上大多见于外伤，也可见于先天性或病理性改变。任何疾病造成严重的关节破坏都可能引起不同程度的关节脱位。

1. X线表现　一般部位的关节脱位X线平片即可做出诊断。表现为对应关节面位置改变或关节间隙增宽。

2. CT表现　CT易于显示一些平片难以发现的脱位，如胸锁关节脱位、骶髂关节脱位。通过多平面重组及三维重建等图像后处理可直观显示关节结构，并可进行有关测量。

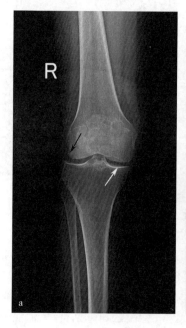

正常关节　　　关节半脱位　　　关节全脱位

图 5-19　关节脱位示意图

3. MRI表现　MRI不但可以显示关节脱位，还可以直观显示关节脱位的合并损伤，如关节内积血，关节囊、韧带和肌腱断裂，以及关节周围软组织损伤。

（五）关节退行性变

关节退行性变（degeneration of joint）指关节软骨变性、溶解和坏死，逐渐被纤维组织替代，继而引起骨性关节面骨质增生硬化，关节边缘唇样、刺状及骨桥样骨赘形成，关节囊肥厚、韧带骨化。多见于老年人，以承受体重较大的脊柱和髋、膝关节最为明显，也常见于运动员和体力劳动者，不少职业病和地方病也可引起继发性关节退行性变。

1. X线表现　早期主要表现为关节面模糊、中断、消失，中晚期由于关节软骨破坏，而使关节间隙变窄、软骨下骨质致密、关节面下方骨内出现圆形或不规整形透光区、骨性关节面增厚、密度增高及边缘骨赘形成（图5-20a、b）。关节囊与软组织无肿胀，邻近软组织无萎缩，而骨骼一般也无骨质疏松现象，无明显骨质破坏。

2. CT表现　轴位图像结合多平面重组图像可清楚地显示关节间隙变窄、软骨下骨囊变、关节边缘骨赘形成（图5-20c、d）。

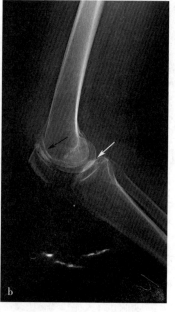

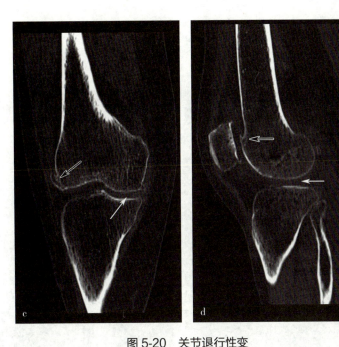

图 5-20 关节退行性变

a.膝关节正位平片;b.膝关节侧位平片;c.膝关节 CT 冠状位;d.膝关节 CT 矢状位均显示
膝关节间隙明显变窄(白箭),相对关节面硬化,骨赘形成(黑箭)

3. MRI 表现　MRI 可早期发现关节软骨的改变,表现为关节软骨变薄、不规则缺损。关节面下的骨质增生在 T1WI 和 T2WI 均为低信号,关节边缘的骨赘表面的骨皮质表现为低信号,其内的骨髓表现为高信号。关节面下的囊变区在 T1WI 为低信号,T2WI 为高信号,边缘清晰。

第四节　常见疾病的影像诊断

一、骨关节创伤

(一)骨折

【临床与病理】

骨折(fracture)指骨和/或软骨结构发生断裂,骨的连续性中断。骨骺分离是骺软骨断裂所致,故也属骨折。骨折一般有外伤史,并有局部疼痛、肿胀、功能障碍,有些还可出现肢体局部畸形、异常活动、骨擦音(感)。

【影像学表现】

1. X 线表现

(1)骨折线:是骨折处所显示的不规则透亮线(图 5-21)。当中心 X 线通过骨折断端时,则骨折线显示清楚,否则可显示不清;嵌入性或压缩性骨折表现为骨小梁紊乱,甚至局部骨密度增高,亦可能看不到骨折线。

(2)骨折的类型:根据程度分为完全性和不完全性,前者骨折线贯穿骨全径,后者则不贯穿全径。儿童青枝骨折(greenstick fracture)常见于四肢长骨骨干,由于儿童骨骼柔韧性大,骨折时表现为骨皮质皱褶、凹陷或隆起而未见骨折线,属于不完全骨折。骨骺分离

（epiphyseal separation）发生在儿童长骨，由于骨骺尚未与干骺端结合，外力可经过骺板达干骺端而引起骨骺分离（图 5-22）。

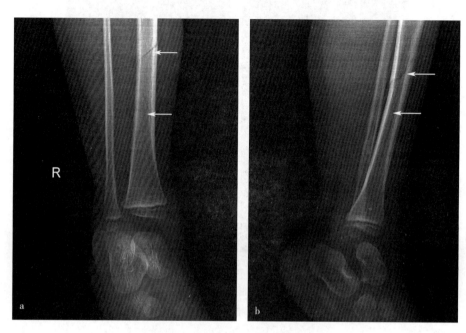

图 5-21　右胫骨中下段骨折（平片）

a. 正位；b. 侧位

右侧胫骨中下段可见斜行透亮线（白箭）

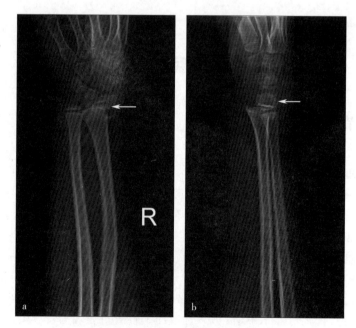

图 5-22　右桡骨远端骨骺分离（平片）

a. 正位，右桡骨远端骨骺明显向桡侧移位（白箭）；

b. 侧位，右桡骨远端骨骺明显向背侧移位（白箭）

（3）骨折的对位和对线关系：骨折断端的内外、前后和上下移位称为对位不良，确定移位时，应以骨折近端为基准，借以判断骨折远端的对位情况。骨折端还可有成角，即两断端纵轴形成大小不等的交角，而成角移位则称为对线不良。

（4）脊柱骨折：突然受到纵轴性暴力冲击使脊柱骤然过度前屈，导致受应力的脊椎发生骨折，由于外伤机制和脊柱支重的关系，X线表现为骨折断端重叠或嵌入，椎体压缩变扁或呈楔形改变，有些还可见脊柱局部轻度后突成角畸形。

2. CT表现　CT检查对脊柱及骨盆、髋、肩、膝等关节和不规则骨外伤的检查非常重要，可以了解这些解剖结构比较复杂的部位有无骨折和骨折碎片的数目及位置，三维重建还可以立体显示骨折的详情。

3. MRI表现　MRI可清晰显示骨折断端及周围出血、水肿和软组织损伤情况，以及邻近组织和脏器的损伤情况。骨折后骨髓内的水肿或渗出表现为骨折线周围边界模糊的T1WI低信号和T2WI高信号影。MRI能显示骨挫伤、隐性骨折及软骨骨折，可判断是否为病理性骨折及陈旧性骨折。骨挫伤（bone bruise）是外力作用引起的骨小梁断裂和骨髓水肿、出血，在平片和CT上常无异常发现。骨挫伤区在T1WI上表现为模糊不清的低信号区，在T2WI及STIR-T2WI上表现为高信号。椎体骨折显示椎体压缩，椎体内水肿、出血等信号异常，椎体后上缘向后突入椎管，脊膜囊和脊髓受压（图5-23）。对于怀疑椎体骨折的患者，由于X线及CT检查容易漏诊及难以判断骨折的新旧，应该常规行MRI检查。脊柱骨折可引起脊髓损伤，因此对脊髓损伤评估应该进行MRI检查。

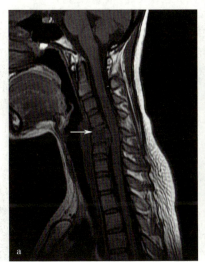
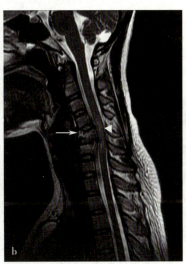

图5-23　颈5椎体压缩性骨折并脊髓损伤（MRI矢状位）
a. T1WI显示颈5椎体变扁，信号减低，椎体后部向后突入椎管（白箭）；
b. T2WI显示颈5后方脊髓受压变细，内见斑片状高信号灶（箭头）

（二）关节脱位

【临床与病理】

关节脱位分为完全脱位和半脱位。患者一般均有明确的外伤史，常见于肩和肘关节，髋和膝关节相对少见。常见的症状为关节局部疼痛、肿胀，关节畸形和功能障碍，严重者多合并骨折。

【影像学表现】

1. X线表现　关节脱位的重要征象是关节正常解剖关系丧失。半脱位有时需要做特殊位置的 X 线摄片,甚至需要做关节测量或与健侧关节片对比才能做出诊断(图 5-24)。

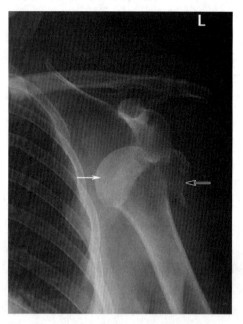

图 5-24　左侧肩关节脱位(平片)

左侧肱骨头向前下脱位(白箭),并肱骨大结节骨折(黑箭)

2. CT、MRI 表现　　CT 尤其是 MRI 由于能直接显示肌腱和韧带,有助于发现关节韧带、肌腱的损伤(图 5-25),以及关节积血、关节软骨骨折和关节附近的骨折。

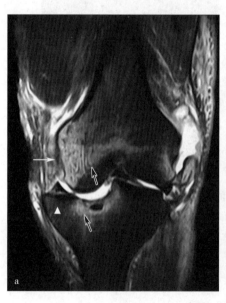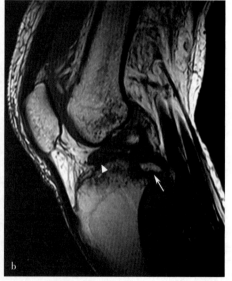

图 5-25　左膝关节韧带损伤并半脱位(MRI)

a. 冠状位脂肪抑制 T2WI 显示左胫骨向内侧移位(白箭头),内侧副韧带断裂(白箭),股骨及胫骨骨髓水肿(黑箭);b. 矢状位 T1WI 显示后交叉韧带胫骨附着处撕脱性骨折(白箭),前交叉韧带撕裂(白箭头)

二、椎间盘突出

【临床与病理】

椎间盘由纤维环、髓核与软骨板三部分构成,前方与侧方的纤维环厚而坚韧,且和坚强的前纵韧带紧密附着。后方的纤维环最薄,与后纵韧带疏松相连。椎间盘突出(prolapse of lumbar intervertebral disc)指髓核经纤维环向外突出,纤维环局部可发生部分性或完全性破裂。随着年龄增长,髓核出现脱水、变性、弹性减低,纤维环出现裂隙,周围韧带松弛,这些是椎间盘突出的内因,急性或慢性损伤为纤维环破裂及髓核突出的外因。由于上述解剖结构特点,椎间盘大多数病变为纤维环后部破裂,髓核向后突出压迫周围组织和神经根,引发临床症状。

本病多发生于青壮年,男性多见,大多数为慢性损伤所致。本病可发生在颈椎、胸椎与腰椎,以腰 4/5 和腰 5/骶 1 椎间盘最常见,其次为下颈椎诸椎间盘。临床症状和体征依据突出部位不同而有所不同。反复腰痛和一侧坐骨神经痛是腰椎间盘突出的最常见症状,反复颈肩部疼痛和臂丛神经痛是颈椎间盘突出的最常见症状。

【影像学表现】

1. X 线表现 椎间盘属软组织密度,X 线不能直接观察到椎间盘突出情况,只能显示一些间接征象,如椎间隙变窄,脊柱生理曲度变直或侧弯,椎体边缘尤其是后缘出现骨赘(图5-26)。临床拟诊断椎间盘突出的患者,一般应行 CT 或 MRI 检查。

2. CT 表现 CT 上椎间盘的密度低于椎体,据椎间盘变形的程度由轻到重可分为椎间盘变性、椎间盘膨出、椎间盘突出。严重的椎间盘变性表现为椎间盘内出现低密度气体影。椎间盘膨出 CT 表现为椎间盘的边缘均匀地超出相邻椎体终板的边缘,椎间盘后缘向前微凹,也可呈平直或对称性均匀一致的轻度弧形。椎间盘突出 CT 表现的直接征象是突出于椎体后缘的局限性弧形软组织密度影,其内可出现钙化;间接征象是硬膜外脂肪层受压、变形甚至消失,硬膜囊受压和一侧神经根鞘受压。CT 显示颈椎间盘突出要比腰椎困难,主要由于颈椎间盘较薄,硬脊膜外脂肪少。

3. MRI 表现 各部位的椎间盘均可在 MRI 上良好显示。椎间盘变性时其水分丢失,T2WI 上其高信号减低甚至消失,矢状面上还可见椎间盘变扁。椎间盘膨出时除有椎间盘变性的改变外,矢状面上可见椎间盘向前、后隆起(图 5-27a)。在横断面上,膨出的椎间盘均匀超出椎体边缘,脊膜囊和神经根鞘受压不明显(图 5-27b)。

椎间盘突出:突出的椎间盘矢状面上呈半球状、舌状向后方或侧后方伸出,其信号与其主体部分一致(图 5-27a)。横断面图像上,突出的椎间盘呈三角形或半圆形局限突出于椎体后缘,边缘规则或略不规则;硬膜外脂肪层可见受压、变形、消失,以及硬膜囊受压和神经根鞘受压(图 5-27c)。

椎间盘脱出:在椎间盘突出的基础上,髓核可与椎间盘本体分离,在椎管内上下游离,表现为椎管内软组织样信号。此外,MRI 还能直接显示脊髓受压,上述改变在 T2WI 上表现更明显。

椎间盘突出
示意图

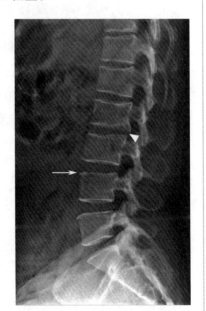

图 5-26 腰椎边缘骨质增生(平片)
腰椎边缘见唇样骨质增生(白箭),腰2/3 椎间隙后部狭窄(箭头)

椎间盘突出
病例识图

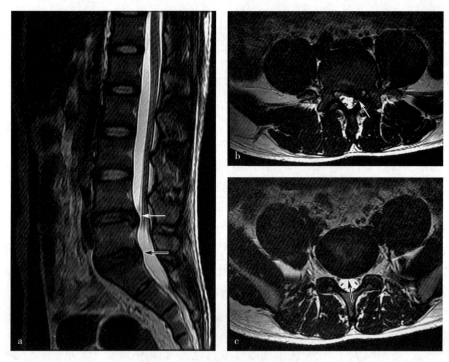

图 5-27　椎间盘变性并突出（MRI）

a. 矢状位 T2WI，腰 4/5 及腰 5/ 骶 1 椎间盘信号减低，腰 4/5 椎间盘向后突出（白
箭），腰 5/ 骶 1 椎间盘膨出（黑箭）；b. 轴位 T2WI，腰 4/5 椎间盘向左后方突出，左侧
神经根受压（白箭）；c. 轴位 T2WI，腰 5/ 骶 1 椎间盘均匀周围膨出（黑箭）

【鉴别诊断】

椎间盘突出需与以下病变鉴别：

1. 硬膜外瘢痕　有手术史，位于硬膜囊和手术部位之间，MRI 上信号低于椎间盘，增强
较椎间盘明显。

2. 肿瘤　椎管内硬膜外肿瘤（如神经纤维瘤、淋巴瘤、转移瘤等）可形成类似椎间盘突出
样肿块，在 MRI 呈软组织样信号表现，常有较明显的强化并往往合并椎体、附件的骨质破坏。

三、骨肿瘤

骨肿瘤（bone tumor）是发生于骨骼或其附属组织的肿瘤，可有多种起源，其临床、病理、
影像学表现均复杂多变。根据世界卫生组织（WHO）2020 年骨肿瘤分类，各种组织来源的
骨肿瘤分为良性、中间型（局部侵袭、偶见转移）、恶性。

影像学检查在骨肿瘤诊断中占重要地位，不仅能清楚显示肿瘤的部位、大小、形态、边
界、邻近骨骼和软组织的改变及肿瘤的侵犯范围，还能帮助判断肿瘤的良性或恶性、原发性
或继发性，对指导临床确定诊疗方案和估计预后非常重要。

（一）良性骨肿瘤

良性骨肿瘤有数十种，其中发病率最高的是骨软骨瘤。

骨 软 骨 瘤

【临床与病理】

骨软骨瘤（osteochondroma）又称骨软骨性外生骨疣，是在骨的表面覆以软骨帽的骨性突出
物。肿瘤由基底、软骨帽和纤维组织三部分构成。基底由正常松质骨和皮质骨构成，且与母体
骨相连。本病多发生于 10~30 岁，单发或多发，多见于四肢长骨干骺端，最常见的部位为股骨下

端和胫骨上端,一般无临床症状。肿瘤多发性者为常染色体显性遗传病,瘤体常较大,肿瘤增大后引起周围组织压迫症状,局部可触及肿块。多发性骨软骨瘤较易恶变为软骨肉瘤。

【影像学表现】

1. X线表现 瘤体为骨性基底,表现为母体骨皮质向外伸延突出的骨性赘生物(图5-28),基底部可呈蒂状或宽基底,其中可见骨小梁与母体骨的小梁相延续。顶端软骨帽通常不显影,当软骨钙化时显示为线状、点状或环形钙化影。发生于长管状骨者肿瘤背离关节面生长为其特征性改变。

2. CT表现 能清晰地显示出肿瘤与受累骨皮质和松质骨相连,软骨帽部分呈软组织密度,有时可见不规则的钙化。

3. MRI表现 骨性部分的信号与相邻干骺端松质骨的信号相同,非钙化软骨帽T1WI呈低信号,T2WI呈等信号,脂肪抑制T2WI呈明显高信号。骨软骨瘤恶变与软骨帽的厚度直接相关,尤其是MRI显示软骨帽厚度超过2cm时提示恶变可能性大。

【鉴别诊断】

1. 周围型软骨肉瘤 大部分系骨软骨瘤恶变所致,表现为软骨帽明显增厚,形成软组织肿块,肿块内不规则絮状钙化影。

2. 成熟型骨化性肌炎 骨化影与邻近骨质无延续性。

骨 囊 肿

【临床与病理】

骨囊肿(bone cyst)是在骨内形成一个充满液体的囊腔,是原因不明的骨内良性、膨胀性病变。多发生于长骨干骺端,尤以股骨、肱骨上端更为常见,多发生在10~15岁青少年,男性多于女性。一般无临床症状,多数因发生病理性骨折才被发现。骨囊肿多为单房性,也可为多房性,囊内为淡黄色清亮液体,常继发出血。囊内衬以由纤维组织和多核巨细胞组成的纤维薄膜。

【影像学表现】

1. X线表现 呈椭圆形、膨胀性生长的低密度骨质破坏区,长轴与骨干平行,可有细薄的硬化边,骨皮质膨胀变薄(图5-29),其外无骨膜新生骨,病理性骨折多见,发生骨折后可见少量骨膜新生骨。

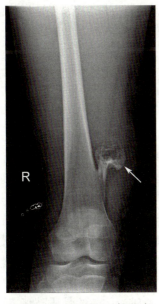

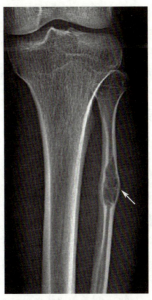

图5-28 骨软骨瘤(平片)
右股骨下段见骨性赘生物突出(白箭)

图5-29 腓骨上段骨囊肿(平片)
左腓骨上段见囊状骨质破坏,边界清楚(白箭)

笔记栏

2. **CT 表现**　呈圆形或卵圆形骨质缺损区,边界清楚,内为较均匀的液性密度囊性肿块,骨壁受压变薄但轮廓完整。若囊内有出血则 CT 值可较高。增强扫描囊肿内无强化。

3. **MRI 表现**　囊肿边界光滑,囊内信号通常与水一致,即 T1WI 呈低信号,T2WI 呈明显高信号;增强扫描囊壁明显强化,囊壁较薄且厚薄均匀(图 5-30)。若有病理性骨折合并囊内出血则可见液 - 液平面。

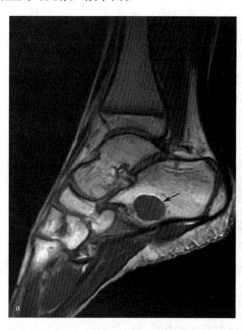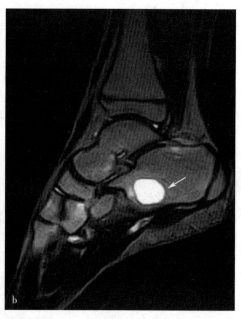

图 5-30　跟骨囊肿(MRI 矢状位)
a. T1WI 显示跟骨类圆形低信号灶(黑箭);b. T2WI 显示病灶呈明显均匀高信号(白箭)

【鉴别诊断】

1. **骨纤维异常增殖症**　儿童多见,好发于股骨粗隆间和胫骨,病灶呈磨玻璃样。

2. **骨巨细胞瘤**　多见于骨骺闭合后的骨端,膨胀性、偏心性生长,多呈囊状或皂泡状改变,增强扫描有较多实质性组织强化。

(二) 中间型骨肿瘤

骨巨细胞瘤(giant cell tumor of bone)是一种具有局部侵袭性、偶见转移的偏良性肿瘤。2020 年 WHO 第 5 版骨肿瘤分类将其归类为中间型肿瘤。

【临床与病理】

骨巨细胞瘤以 20~40 岁为常见。好发于骺板已闭合的四肢长骨骨端,常见于股骨下端,其次为胫骨上端和桡骨下端。起病隐匿,主要临床表现为局部疼痛、肿胀和压痛。较大肿瘤可有局部皮肤发热和静脉曲张。部分患者因出现病理性骨折才发现肿瘤。瘤组织血供丰富,质软而脆,似肉芽组织,有纤维机化区及出血区。

【影像学表现】

1. **X 线表现**　长骨巨细胞瘤的 X 线表现多较典型,常侵犯骨端,病变直达骨性关节面下。多数为偏侧性、膨胀性骨质破坏,边界清楚。瘤区 X 线表现可有两种类型,较多的病例呈包壳完整的囊性分房状骨破坏区,可见比较纤细的骨嵴,X 线上可见似有分隔,呈"皂泡样",称为分房型(图 5-31);少数病例破坏区内无骨嵴,表现为单一的骨质破坏,称为溶骨型。邻近无反应性骨膜新生骨形成。

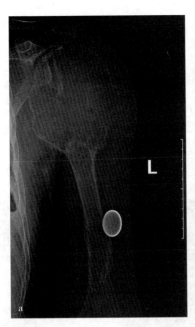
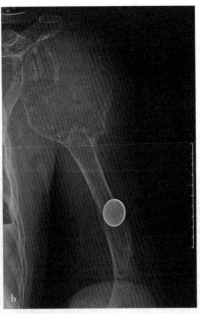

图 5-31 骨巨细胞瘤（平片）
左肱骨上端见膨胀性骨质破坏，呈"皂泡样"

骨巨细胞瘤
影像表现顺
口溜

2. **CT 表现** CT 可较好地显示骨壳内部骨质和骨壳形态改变。平扫表现为位于骨端的囊性膨胀性骨破坏区，骨壳基本完整，但多数可有小范围的间断。骨破坏与正常骨小梁的交界部多无骨增生硬化带，骨壳外缘基本光滑，内缘多呈波浪状，为骨壳内面的骨嵴所致，一般无真性骨性间隔，平片上所见的分房征象实为骨壳内骨嵴的投影。增强扫描肿瘤实性部分呈不同程度强化，囊变坏死区无强化。

3. **MRI 表现** MRI 可了解肿瘤侵犯范围、肿瘤与周围组织关系及判断是否有软组织肿块。肿瘤在 T1WI 上多呈低或中等信号，在 T2WI 上多为高信号。坏死病变区在 T1WI 上信号较低，而在 T2WI 呈高信号。肿瘤内出血在 T1WI 和 T2WI 上均为高信号；部分肿瘤继发动脉瘤样骨囊肿，可见液 - 液平面。增强扫描肿瘤实性部分呈较明显的不均匀强化。

【鉴别诊断】

1. **骨囊肿** 好发于 10~15 岁青少年，多位于干骺端，沿骨干长轴生长，膨胀不如骨巨细胞瘤明显。

2. **动脉瘤样骨囊肿** 多发生于 20 岁以下，多有外伤史，发病部位多位于近骨端的骨干部，一般不累及骨骺，常呈多房状，MRI 可见较明显的液 - 液平面。增强扫描病灶边缘强化，但无明显强化的肿瘤实性部分，此为鉴别诊断要点。

3. **骨肉瘤** 骨质呈筛孔状或虫蚀状破坏，而非骨巨细胞瘤的膨胀性改变，多伴有骨膜反应及周围软组织肿块影。

（三）原发恶性骨肿瘤

原发恶性骨肿瘤约占全身恶性肿瘤的 1%，以骨肉瘤（osteosarcoma）为例讲述。

【临床与病理】

骨肉瘤多见于青少年，11~20 岁约占 47.5%，男性较多。好发于股骨下端、胫骨上端和肱骨上端，干骺端为好发部位。临床表现主要是局部进行性疼痛、肿胀和功能障碍，局部皮温常较高并有浅静脉怒张。病变进展迅速，可发生早期远处转移，预后较差。实验室检查血碱性磷酸酶常增高。生长在长骨干骺端的骨肉瘤开始在骨髓腔内产生不同程度、不规则的骨破坏和增生。病变向骨干一侧发展而侵蚀骨皮质,侵入骨膜下则出现平行、层状骨膜增生,肿瘤可侵及和破坏骨膜新生骨,形成 Codman 三角(图 5-32a);当侵入周围软组织时,则形成肿块,其中可见多少不等的肿瘤新生骨。

【影像学表现】

1. X 线表现　不规则骨质破坏、骨皮质缺损、骨膜新生骨的形成及再破坏、软组织肿块和其中的肿瘤骨形成等,以肿瘤骨形成为最重要的诊断依据。根据其 X 线表现大致可分为成骨型、溶骨型和混合型。

(1)成骨型:大量瘤骨,软组织肿块内瘤骨较多,骨膜新生骨明显,骨质破坏少(图 5-32b)。

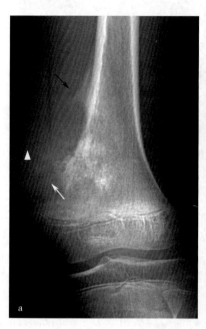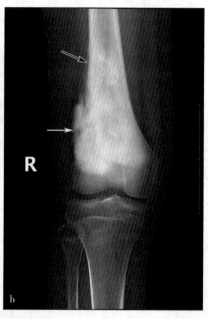

图 5-32　骨肉瘤(平片)

a. 左膝关节正位片,左股骨干骺端内侧不规则骨质破坏(白箭),肿瘤骨(箭头)及骨膜新生骨的再破坏(黑箭);b. 右膝关节正位片,成骨型骨肉瘤,股骨下段大量高密度瘤骨,可见絮状瘤骨(白箭),邻近可见骨膜反应(黑箭)

(2)溶骨型:瘤骨少,骨膜新生骨少,骨质破坏严重。

(3)混合型:成骨型与溶骨型并存,临床多见。

2. CT 表现　CT 发现肿瘤骨较平片敏感,瘤骨分布在骨破坏区和软组织肿块内,形态与平片所见相似。CT 能较好地显示肿瘤与邻近组织的关系。增强扫描肿瘤的实质部分(非骨化的部分)可有较明显的强化,使肿瘤与周围组织的区分变得较为清楚。

3. MRI 表现　肿瘤 T1WI 呈稍低信号,T2WI 呈稍高信号,增强扫描肿瘤实性部分明显强化,信号不均匀。MRI 能清楚显示肿瘤在髓腔内及向骨髓和关节腔的蔓延,检出骨髓内的跳跃性子灶,准确判定软组织受侵犯的范围,还可以清楚地显示肿瘤与周围正常组织的关系。

【鉴别诊断】

1. 化脓性骨髓炎　临床症状常有红、肿、热、痛,骨髓炎常有弥漫性软组织肿胀,病史较短,骨质增生硬化和骨质破坏相联系,骨膜新生骨趋向成熟。骨肉瘤一般无急性发病,病变相对比较局限,病变区不但可有骨膜反应,且常见数量不等的瘤骨,可穿破骨皮质侵犯软组织,形成软组织肿块。

2. 骨巨细胞瘤　多见于骨骺闭合后的骨端,发病年龄多在 20~40 岁,呈膨胀性、偏心性生长,一般无骨膜反应,骨破坏区内无新生骨。

3. 转移瘤　一般发病年龄较大,有明确的原发病史,骨质破坏,但较少出现骨膜反应。

(四) 转移性骨肿瘤

转移性骨肿瘤(metastatic tumor of bone)指骨外其他组织、器官的恶性肿瘤转移至骨而发病,是最常见的恶性骨肿瘤,主要经血流从远处转移而来。

【临床与病理】

转移性骨肿瘤常发生在中年以后。原发肿瘤多为肺癌、乳腺癌、甲状腺癌、前列腺癌、肾癌、鼻咽癌等。临床表现视转移瘤的部位、原发肿瘤的类型和生长速度的不同而异,主要表现为进行性骨痛、病理性骨折和截瘫。转移性骨肿瘤亦分溶骨型、成骨型和混合型三类,以溶骨型最见。转移性骨肿瘤常多发,也可单发,此时与原发性骨肿瘤鉴别困难。

【影像学表现】

1. X 线表现　发生在长骨的溶骨型转移瘤多在骨干或邻近的干骺端,表现为骨松质中多发或单发小的虫蚀状骨质破坏,骨皮质也被破坏,常并发病理性骨折,但一般无骨膜新生骨。发生在脊椎者,则见椎体广泛性破坏,椎体因承重而被压扁,但椎间隙保持完整,椎弓根多受侵蚀、破坏。成骨型转移瘤少见,多源于前列腺癌、乳腺癌、肺癌或膀胱癌的转移,多发生在腰椎与骨盆,表现为骨松质内的高密度影,呈斑片状或结节状,骨皮质多完整;病变常多发,境界不清,椎体不压缩变扁。混合型转移瘤则兼有溶骨型和成骨型的征象。

2. CT 表现　CT 显示转移性骨肿瘤远较 X 线平片敏感,还能清楚显示骨外局部软组织肿块的范围、大小及与邻近脏器的关系。溶骨型表现为松质骨或 / 和皮质骨的低密度缺损区,边缘较清楚,无硬化,常伴有不同程度的软组织肿块。成骨型为松质骨内斑点状、片状、棉团状或结节状边缘模糊的高密度灶,一般无软组织肿块,少有骨膜新生骨。混合型则兼有上述两型表现。

3. MRI 表现　MRI 对含脂肪的骨髓组织中的肿瘤组织及其周围水肿非常敏感,因此能检出 X 线平片、CT 甚至核素骨显像不易发现的转移灶,能明确转移瘤的数目、大小、分布和邻近组织是否受累,为临床及时诊断和评估预后提供可靠信息。大多数转移性骨肿瘤在 T1WI 上呈低信号,在高信号的骨髓组织衬托下显示非常清楚;在 T2WI 上呈程度不同的高信号,脂肪抑制 T2WI 可以清楚显示。MRI 类 PET 可应用于查找转移性骨肿瘤,其价值媲美 PET/CT。

【鉴别诊断】

1. 多发性骨髓瘤　病灶大小多一致,呈穿凿样骨质破坏,常伴有骨质疏松。

2. 骨嗜酸性肉芽肿　多见于儿童或青少年,患者一般情况好,溶骨性骨质破坏边界整齐清晰,周围可见骨质硬化。

影像学检查对骨肿瘤的诊断与鉴别诊断至关重要,可为临床治疗提供非常有价值的参考依据。良、恶性骨肿瘤的影像检查与鉴别诊断见表 5-1。

四、骨关节感染性疾病

(一) 化脓性骨髓炎

化脓性骨髓炎(pyogenic osteomyelitis)可由血源性感染或外源性感染引起。常见的致病菌为金黄色葡萄球菌。骨髓炎可分为急性和慢性。

【临床与病理】

1. 急性化脓性骨髓炎　临床表现为发病急、高热和明显中毒症状,患肢活动障碍和深部疼痛,局部红肿和压痛。实验室检查可见白细胞计数明显增高。早期病理改变为炎症细胞渗出、浸润,起病1周后骨内形成脓肿引起骨质破坏,并出现骨膜反应。

表5-1　良、恶性骨肿瘤的影像检查与鉴别诊断

	良性肿瘤	恶性肿瘤
检查方法	X线平片为首选,重叠部位需做CT,MRI可了解肿瘤内部成分	X线平片为常规检查,CT有重要作用,MRI常为必需
生长方式	膨胀性生长	浸润性生长
肿瘤边界	边界清	大多边界不清
骨皮质	变薄,连续性存在	易破坏,形成缺损
骨膜反应	一般无骨膜反应	骨膜反应明显,并可再被破坏
周围软组织	无周围软组织侵犯	受侵犯,形成肿块,可有瘤骨
病理性骨折	较少病理性骨折	病理性骨折多见
生长速度	生长速度慢	生长迅速
转移情况	无转移	常见转移

2. 慢性化脓性骨髓炎　多由于急性化脓性骨髓炎治疗不彻底转化而来,亦可由低毒性慢性感染引起。多无全身症状,患骨局部可出现肿痛、窦道形成、流脓、久治不愈。病理改变主要是脓腔或死骨的存在和骨质修复所致的骨质增生硬化。

【影像学表现】

1. 急性化脓性骨髓炎

(1)X线表现:发病2周内主要表现为软组织肿胀及骨质疏松。2周后开始在干骺端松质骨中出现分散不规则的骨质破坏区,骨小梁模糊,可出现骨膜新生骨。进一步发展,干骺端骨质破坏范围扩大、融合,累及骨皮质;可有小片状死骨出现,骨骺多不受侵犯;骨膜新生骨明显,呈葱皮状或花边状,一般与骨的病变范围一致(图5-33)。

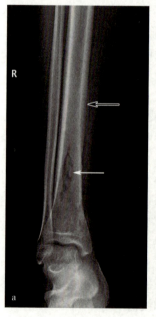
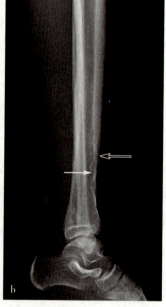

图5-33　急性化脓性骨髓炎(平片)

a. 正位;b. 侧位

右胫骨下段骨质破坏(白箭),少许骨膜新生骨形成(黑箭)

（2）CT表现：CT能发现X线片不能显示的小破坏区、小的死骨和早期骨膜新生骨。CT增强扫描能很好地显示急性化脓性骨髓炎的软组织感染、骨膜下脓肿、骨髓内的炎症。

（3）MRI表现：在确定急性化脓性骨髓炎的髓腔侵犯和软组织感染的范围方面，MRI优于常规X线和CT。骨髓的充血、水肿、渗出和坏死在T1WI表现为低信号，T2WI表现为高信号。在病变早期，T2WI病变区与正常骨髓分界模糊，出现骨质破坏后分界趋向清楚。受累骨周围软组织肿胀，肌间隙和皮下脂肪模糊不清。在T2WI上充血水肿的肌肉和脓肿呈高信号，增强扫描脓肿壁明显强化，其范围显示更为清楚。

2. 慢性化脓性骨髓炎

（1）X线表现：骨质破坏区周围大量骨质增生，骨小梁增粗、紊乱，密度明显增高。髓腔骨质破坏趋于局限，内可有死骨（图5-34），死骨呈长条状，密度较高，死骨内部骨小梁结构模糊；周围为低密度环，称"死腔"，系隔离死骨与正常骨质的脓液或肉芽组织。骨膜的新生骨增厚，并同骨皮质融合，呈分层状，外缘花边状。

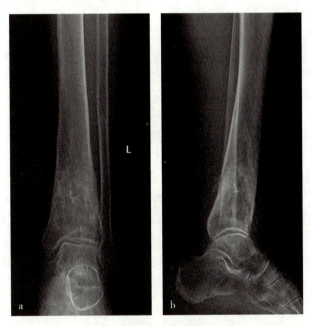

图5-34　慢性化脓性骨髓炎（平片）
a. 正位；b. 侧位
左胫骨下段骨干不均匀增粗，骨皮质明显增厚，骨髓腔变窄

（2）CT表现：与X线表现相似，骨皮质明显增厚，髓腔变窄甚至闭塞，骨质密度增高，并易于发现X线片不能显示的死骨。

（3）MRI表现：骨质增生硬化、死骨和骨膜反应在T1WI和T2WI上均呈低信号，肉芽组织和脓液在T1WI上为低或稍高信号，而在T2WI呈高信号。瘘管内因含脓液常在T1WI上呈稍高信号，而在T2WI上呈高信号，依层面方向不同可表现为点状或不规则粗细不均的索条影从骨内脓腔向皮肤表面伸延。

化脓性骨髓炎的慢性期，有时可具一些特殊的影像学表现：①慢性骨脓肿X线表现为长骨干骺端中心部位的圆形、椭圆形或不规则形骨质破坏区，边缘较整齐，周围绕以骨硬化带，破坏区中很少有死骨，多无骨膜增生，也无软组织肿胀或瘘管；②硬化型骨髓炎又称Garre骨髓炎，特点为骨质增生硬化，局部密度很高，致使不规则的小破坏区不能被发现，骨皮质增厚，骨髓腔变窄，骨干增粗，边缘不整。

【鉴别诊断】

1. 骨结核　好发于长骨干骺端,发展速度慢,骨破坏明显,增生硬化少或无,骨膜反应少,常跨越骺板累及骨骺,病变邻近关节骨质疏松。而骨髓炎好发于长骨骨干,发展速度快,骨破坏与增生并重,骨膜反应较广泛。

2. 骨肉瘤　骨质破坏和骨膜增生均具特征性,有瘤骨形成和软组织肿块,可以区别。

（二）化脓性关节炎

【临床与病理】

化脓性关节炎(pyogenic arthritis)是化脓性细菌侵犯关节而引起的急性关节病,常由金黄色葡萄球菌经血行进入关节所致,也可由软组织感染或骨髓炎侵犯关节而致。多见于承重的大关节,常为单发。

常急性发病,关节红、肿、热、痛及功能障碍,并可有全身症状,如寒战、发热及血白细胞计数增加等。病理见关节滑膜明显充血及水肿,关节腔内有大量渗出液,内含较多的纤维素及中性粒细胞。

【影像学表现】

1. X线表现　急性期表现为关节囊肿胀和关节间隙增宽,多于起病1周内出现。构成关节的骨骼可有一时性失用性骨质疏松,肌肉痉挛可造成关节半脱位或脱位,关节软骨被破坏即引起关节间隙狭窄,常在发病后1个月左右出现关节面骨质破坏。慢性期关节面骨质破坏,关节间隙变窄,周围骨质反应性增生,最后出现关节骨性强直。

2. CT表现　可以显示化脓性关节炎的关节肿胀、积液及关节骨端的破坏,可以判断病变的范围。

3. MRI表现　显示滑膜充血水肿,不均质增厚,内壁毛糙不整,T1WI呈低信号,T2WI呈高信号,边界不清。关节面软骨破坏,关节面下骨质破坏,邻近骨髓局灶性水肿(T1WI呈低信号,T2WI呈高信号)。慢性期显示软骨消失,为纤维组织和肉芽组织取代,关节间隙变窄或消失。

【鉴别诊断】

化脓性关节炎的特征是急性起病,症状明显,早期即可出现关节间隙变窄,骨质破坏先见于关节持重面,破坏区比较广泛,晚期可表现为关节骨性强直,可与其他关节炎鉴别。

（三）骨结核

【临床与病理】

骨结核(bone tuberculosis)是以骨质破坏和骨质疏松为主的慢性病,系继发性结核病,原发病灶主要在肺部。结核杆菌经血行播散到骨,停留在血管丰富的骨松质内,如椎体、骨骺和干骺端或关节滑膜而发病。

本病好发于儿童及青少年,临床表现较轻微,进展缓慢。早期局部可有肿、痛和功能障碍,无明显发红、发热。晚期寒性脓肿形成,溃破后形成窦道。全身症状有不规则低热、乏力,还可有红细胞沉降率增快等表现。按病理成分可分为:①渗出性病变为主型,以大量巨噬细胞或中性粒细胞为主要表现;②增殖性病变为主型,以形成多个结核结节为特征;③干酪样坏死为主型,呈大片组织坏死,常伴有不同程度的钙化。

【影像学表现】

1. X线表现

(1)长骨结核:好发于骨骺和干骺端,常跨骺板,病变发展易破坏骺而侵入关节,形成关节结核。X线片可见骨松质中出现一局限性类圆形、边缘较清楚的骨质破坏区,有时可见"沙粒样"细小死骨,周围无明显骨质增生硬化现象,骨膜新生骨少见,即使有也较轻微。病变早期患骨即可见骨质疏松现象(图5-35)。

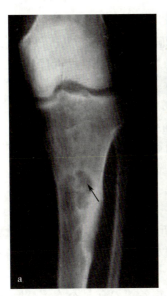
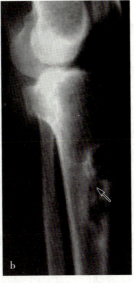

图 5-35 胫骨上段骨结核(平片)

a.正位,左胫骨上段不规则骨质破坏(黑箭),无明显硬化边及
骨膜新生骨;b.侧位,骨质破坏区主要位于左胫骨前部(黑箭)

(2)短骨结核:较少见,多发于 5 岁以下儿童的掌骨、跖骨、指(趾)骨,常为多发。初期改变为骨质疏松,继而在骨内形成囊性破坏,骨皮质变薄,骨干膨胀,故又有骨囊样结核和骨"气鼓"之称。

(3)脊椎结核:在骨关节结核中最常见。以腰椎多见,多侵犯椎体和椎间盘,可累及附件。累及椎体中心表现为低密度破坏灶,向上下扩展,椎体塌陷变扁,有时可见"沙粒样"死骨,椎旁脓肿形成;破坏椎间盘使椎间隙变窄,并可侵犯邻近椎体,使椎体互相嵌入融合(图 5-36)。受累脊柱节段常出现后突变形。

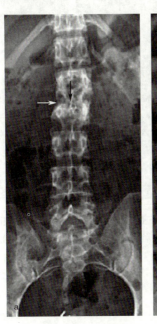
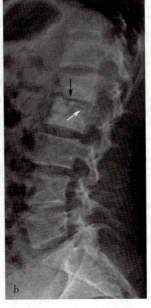

图 5-36 腰 1、2 椎体结核(平片)

a.正位,腰 1、2 椎体不规则骨质破坏(白箭),腰 1/2 椎间隙显示不清(黑箭);
b.侧位,腰 2 椎体后上部骨质破坏(白箭),腰 1/2 椎间隙明显变窄(黑箭)

2. CT 表现

（1）长骨结核：CT 可显示低密度的骨质破坏区，其内常见多数小斑片状高密度死骨影。周围软组织肿胀，结核性脓肿密度低于肌肉，增强扫描其边缘可有强化。

（2）脊椎结核：CT 显示椎体的骨质破坏、死骨和椎旁脓肿优于 X 线平片，死骨常呈"沙粒样"表现。椎体骨质破坏可引起椎体塌陷后突以致椎管狭窄。结核性脓肿 CT 可见软组织肿胀和不同形态的液性密度，增强扫描周缘有环形强化。脓肿的位置因发病部位而异，腰椎结核干酪样物质沿一侧或两侧腰大肌流注，称为腰大肌脓肿；胸椎结核的脓肿在胸椎两旁，形成椎旁脓肿；颈椎结核形成咽后壁脓肿，可压迫气管和食管，引起呼吸不畅和吞咽困难。

3. MRI 表现

（1）长骨结核：表现为长骨干髓腔内圆形或卵圆形异常信号灶，T1WI 呈低信号，T2WI 呈高信号，周围常呈低信号环。MRI 可早期发现骨膜下冷脓肿和软组织肿胀，T1WI 呈低信号，T2WI 呈高信号。

（2）脊椎结核：骨质破坏区在 T1WI 呈低信号，T2WI 呈不均匀高信号。周围骨髓因反应性水肿在 T1WI 上也呈低信号，而 T2WI 上呈高信号。矢状面和冠状面图像有利于椎间盘的观察。如椎间盘受累可见椎体终板破坏，椎间盘变扁且信号异常，T2WI 上髓核信号减低而纤维环信号增高（图 5-37）。结核寒性脓肿在 T1WI 上呈低信号，在 T2WI 上呈高信号，其内可见斑点状或索条状低信号灶，代表脓肿内的纤维化或钙化，增强后脓肿壁可强化。MRI 增强扫描对脓肿的部位、大小、形态和椎管内侵犯的显示优于 X 线平片和 CT。

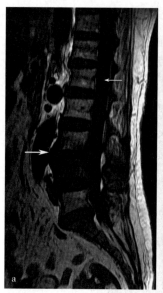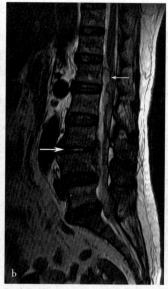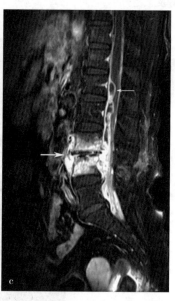

图 5-37 腰 3、4 椎体结核合并椎管内脓肿形成（MRI 矢状位）

a. T1WI，腰 3、4 椎体见低信号灶（白箭），椎管内脓肿呈低信号（细白箭）；b. T2WI，腰 3、4 椎体呈等信号（白箭），椎管内脓肿呈高信号（细白箭）；c. T1WI 脂肪抑制增强扫描，腰 3、4 椎体明显不均匀强化（白箭），椎管内脓肿边缘环状强化（细白箭）

【鉴别诊断】

1. **化脓性骨髓炎** 长骨干骺端结核与化脓性骨髓炎的鉴别见表 5-2。

2. **椎体压缩性骨折** 脊椎结核有时需与椎体压缩性骨折鉴别，后者有明确的外伤史，椎体仅表现压缩楔状变形，无骨质破坏，早期椎间隙不变窄，无椎旁脓肿。

表 5-2　骨结核与化脓性骨髓炎的鉴别诊断

鉴别点	骨结核	化脓性骨髓炎
好发部位	长骨的骨骺和干骺端	骨干
发展速度	破坏较慢	破坏较快
病变性质	破坏为主,增生硬化少或无	破坏与增生硬化均明显
骨膜反应	较少或无	广泛且显著
死骨	块小,呈沙粒样	块大,呈长条状
附近关节	常被侵犯	很少侵犯

(四) 关节结核

【临床与病理】

关节结核(tuberculosis of joint)可继发于骨骺、干骺端结核,为骨型关节结核;也可是结核杆菌经血行先累及滑膜,为滑膜型结核。在后期关节组织和骨质均有明显改变时,则无法分型。

本病多见于儿童和青少年,常侵犯髋关节及膝关节。起病较慢,局部可有疼痛和肿胀,关节活动受限。时间长者可伴有相邻肌肉萎缩。结核侵及滑膜时,病理上滑膜充血明显,表面粗糙,常有纤维素性炎症渗出物或干酪样坏死物被覆。镜下可分为两大类,即渗出型和增殖型。前者见滑膜为大量巨噬细胞所浸润,后者见滑膜内有较多典型的结核结节形成,滑膜肉芽组织侵及关节软骨及软骨下骨质,骨质破坏区内含干酪物质和肉芽组织。

【影像学表现】

1. X 线表现

(1)骨型关节结核:X 线表现较为明显,即在长骨骺及骨骺端结核征象的基础上,又有关节周围软组织肿胀、关节间隙不对称性狭窄及关节面骨质破坏。

(2)滑膜型关节结核:早期 X 线表现为关节囊和关节周围软组织肿胀,密度增高,关节间隙正常或增宽,骨质疏松。可持续数月到 1 年以上,X 线表现无特征。病变发展,可见关节面破坏,首先累及非承重关节面区。由于病变首先侵犯滑膜,关节软骨破坏出现较晚,待后期关节软骨破坏较多时,则关节间隙变窄。此时还可发生关节半脱位。邻近骨骼骨质疏松明显,肌肉也有萎缩(图 5-38)。晚期严重病例愈合后产生关节强直,多为纤维性强直。

2. CT 表现　滑膜型关节结核可见肿胀增厚的关节囊、关节周围软组织及关节腔内积液,骨性关节面毛糙并有虫蚀样骨质缺损。关节周围寒性脓肿表现为略低密度影,增强扫描其边缘可出现强化。骨型关节结核可见关节周围骨质局限性破坏区。

3. MRI 表现　滑膜型关节结核早期可见关节周围软组织肿胀,肌间隙模糊。关节囊内大量积液,关节滑膜增厚呈 T1WI 低信号、T2WI 略高信号。病变进一步发展,可见关节腔内及关节面下骨破坏区肉芽组织在 T1WI 为均匀低信号,T2WI 呈等、高混合信号。若为干酪样坏死则 T2WI 呈高信号。关节软骨破坏表现为软骨不连续、碎裂或大部分消失。关节周围的结核性脓肿在 T1WI 呈低信号、T2WI 呈高信号。在儿童,受累的骨髓和骺板表现为 T1WI 低信号和 T2WI 高信号影。增强扫描,充血肥厚的滑膜、关节腔内和骨破坏区内的肉芽组织、结核性脓肿周边均明显强化。

【鉴别诊断】

关节结核与化脓性关节炎的鉴别诊断见表 5-3。

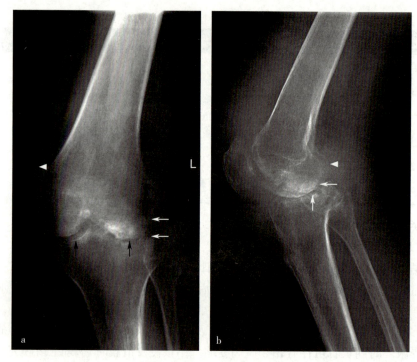

图 5-38　左膝关节结核（平片）

a. 正位,左股骨外髁及胫骨平台关节面骨质破坏（白箭）,关节间隙不对称性狭窄（黑箭）,
关节周围软组织肿胀（箭头）；b. 侧位,关节面骨质破坏（白箭）,关节周围软组织肿胀（箭头）

表 5-3　关节结核与化脓性关节炎的鉴别诊断

鉴别点	化脓性关节炎	关节结核
病程	短,发病急	长,发病缓慢
症状体征	关节红、肿、热、痛	关节肿胀、疼痛
骨质破坏	关节承重部位	非承重面受侵
骨质疏松	一般无	有
关节间隙狭窄	早期出现	晚期出现
愈合期	骨性强直	纤维性强直

五、慢性骨关节病

慢性骨关节病指发病慢、病程长、逐渐发展可涉及全身关节的疾病。

（一）退行性骨关节病

【临床与病理】

退行性骨关节病（degenerative osteoarthropathy）又称骨性关节炎、增生性或肥大性关节炎,是一种由于关节软骨退行性改变所引起的慢性骨关节病。分原发与继发两种,前者多见于 40 岁以上的患者,因新陈代谢减退导致关节软骨退化变性,好发于承重关节,如髋、脊柱和膝等关节；后者则继发于炎症、外伤、缺血或先天畸形等,可发生于任何年龄、任何关节。常见症状是局部疼痛,运动受限,关节变形,多无关节肿胀和周身症状。症状轻重与关节变化程度并不平行。病理改变主要是关节软骨退行性变,表现为软骨表面不光滑、变薄,可碎裂,游离于关节腔内,承重部分可完全消失,使关节面骨皮质暴露。关节边缘韧带附着处骨质增生或钙化形成骨赘。软骨下骨可发生坏死,加上关节囊内压力增高致关节面下出现小囊变,囊内可为黏液或肉芽组织,周围可见骨质硬化,纤维包绕。关节变形可致关节结构关系紊乱。

【影像学表现】

1. X线表现

(1)四肢关节:表现为关节边缘骨质增生,关节间隙变窄,关节面变平,可有骨赘突出和游离钙化灶,软骨下骨质硬化,关节面下方骨内出现类圆形囊变影,晚期可见关节半脱位,关节囊与软组织无肿胀,邻近软组织无萎缩,而骨骼一般也无骨质疏松现象。

(2)脊椎:包括脊椎小关节、脊椎和椎间盘的退行性变,可统称为脊椎关节病。脊椎小关节改变包括关节突骨质增生变尖、关节面骨质硬化和关节间隙变窄,在颈椎还可累及钩椎关节。脊椎退行性变表现为椎体边缘出现骨赘,韧带骨化,相对之骨赘可连成骨桥。椎间盘退变可表现为椎间隙变窄,椎体上下骨缘硬化,严重可致骨性椎管狭窄。

2. CT表现　CT对关节软骨的改变显示较差,对关节面硬化、骨赘形成、关节内游离体和滑膜韧带骨化显示较好,对软骨下骨内囊变的显示更为清楚。关节面硬化表现为骨性关节面密度增高,骨赘在骨端边缘,关节内游离体多位于关节松弛部。软骨下骨囊变表现为低密度骨质缺损区,边缘有高密度硬化包绕。关节囊和韧带钙化呈条状或不规则高密度影。

3. MRI表现　MRI能清晰显示关节软骨、软骨下骨和韧带等改变,且与病理、关节镜分级基本一致。关节软骨退行性变早期仅表现为信号异常,T1WI呈低信号,T2WI及PDWI呈高信号,尤以PDWI显示清楚;中晚期表现为软骨变薄或缺损,邻近软骨下骨可出现水肿、充血或肉芽组织增生,T1WI呈低信号,T2WI呈高信号。关节面下骨质硬化及增生骨质在T1WI和T2WI均表现为低信号。关节面下囊变呈T1WI低信号、T2WI高信号,边缘清楚锐利,当纤维组织混合存在时T2WI信号可不均匀。

ER-5-8

颈椎退行性
变病例识图

(二) 类风湿关节炎

【临床与病理】

类风湿关节炎(rheumatoid arthritis,RA)是一种慢性全身性自身免疫性疾病,主要侵犯各处关节,手足小关节好发,以对称性、进行性、侵蚀性关节炎为主要特征,可累及全身各器官。多见于中年妇女,临床表现为对称性手足腕关节肿痛,可伴有低热、疲劳、消瘦、肌肉酸痛和血沉增快等。部分患者出现较硬的皮下结节、肝脾肿大、肺纤维化等。实验室检查血清类风湿因子常呈阳性。病理表现为关节滑膜炎,炎性肉芽组织形成血管翳侵蚀关节软骨及其下骨质,关节相邻骨质破坏及疏松,最后导致关节破坏及关节纤维性或骨性强直。

【影像学表现】

1. X线表现　骨关节的X线改变大多出现在发病3个月以后。主要改变有:①关节软组织梭形肿胀;②骨性关节面模糊、骨性关节面小囊变灶;③骨质疏松,病变进展可延及全身骨骼;④晚期可见四肢肌肉萎缩,关节半脱位或脱位,骨端破坏后形成纤维性或骨性强直。

2. CT表现　早期CT易显示骨质疏松,关节积液、关节囊腔内低于肌肉密度的异常软组织影,以及周围滑膜囊扩张;中晚期CT易显示边缘骨侵蚀,骨性关节面下局限性小囊状骨质破坏,以及关节强直改变。CT还可用于检查颈椎异常,特别是寰枢关节受累情况。

3. MRI表现　MRI显示关节囊肿胀,血管翳增生,滑膜增厚,关节面软骨破坏,关节间隙变窄。增强扫描血管翳可明显强化。MRI 还可很好地显示类风湿关节炎的并发改变，如骨缺血坏死、滑囊炎、肌腱损伤等。

（三）强直性脊柱炎

【临床与病理】

强直性脊柱炎（ankylosing spondylitis，AS）是慢性非特异性炎性疾病，主要侵犯中轴关节，以进行性关节强直为特征，亦可侵犯全身各器官。多见于青年男性，临床表现为慢性腰背痛、晨僵、下肢大关节不对称性肿痛。强直性脊柱炎起始于骶髂关节，呈上行发展，椎间小关节受累明显。病理表现为关节软骨及软骨下骨质破坏，继发关节骨质增生、韧带骨化。实验室检查人类组织相容性抗原 HLA-B27 绝大部分呈阳性。

【影像学表现】

1. X 线表现　典型改变为双侧骶髂关节软骨下骨质硬化，早期关节面模糊或欠光整（图 5-39a），骨质破坏以髂骨侧为主，关节间隙常增宽，晚期表现为骶髂关节间隙变窄、消失并骨性强直。X 线易显示肌腱、韧带及关节囊与骨附着处骨化，脊柱相关韧带骨化致脊柱呈"竹节状"强直。周围关节改变形似类风湿损害。

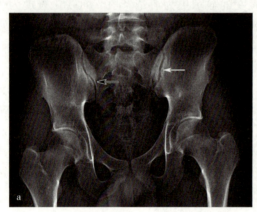
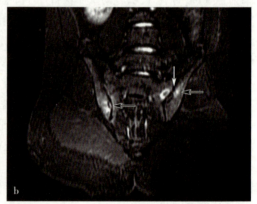

图 5-39　强直性脊柱炎

a. 骨盆正位片，左侧骶髂关节面欠光整（白箭），右侧骶髂关节面光整（黑箭）；b. MRI（冠状位 T2WI 脂肪抑制），左右骶髂关节面下骨髓水肿（黑箭），左侧骶髂关节面骨质破坏（白箭）

2. CT 表现　CT 扫描易于早期发现双侧骶髂关节面小的侵蚀灶，以关节下 1/3 最明显。边缘常有较宽的硬化带，可达 1cm 以上。因血管翳增生侵蚀关节面可表现为关节间隙增宽，之后关节间隙变窄、骨小梁通过关节面形成骨性强直。半数以上患者脊柱小关节受累，显示椎间关节囊、黄韧带、棘间和棘上韧带骨化。

3. MRI 表现　MRI 可早期显示骨质水肿、滑膜增厚和关节积液，T2WI 显示较清晰，关节积液在 T1WI 呈低信号、T2WI 呈高信号，增强扫描增厚的滑膜可强化。MRI 可直接显示软骨异常，软骨表面变得不规则。骶髂骨的炎性水肿表现为关节腔周围骨髓腔内 T1WI 低信号和 T2WI 高信号区（图 5-39b）。病变继续发展 MRI 可显示关节周围骨髓内脂肪蓄积，骶髂关节周围韧带肥厚骨化。

【鉴别诊断】

类风湿关节炎为全身多发性、对称性慢性周围关节炎，但类风湿关节炎常为单侧骶髂关节受累，侵及双侧也多不对称。强直性脊柱炎主要为双侧骶髂关节对称性发病，进一步累及脊柱小关节及相关韧带附着区，影像学表现尽管有一些特点，但定性诊断必须结合临床和实验室检查。

六、成人股骨头缺血性坏死

【临床与病理】

成人股骨头缺血性坏死(avascular necrosis of femoral head in adult)近年来日趋增多,其发病率远远超过儿童股骨头骨骺缺血坏死。至少与40余种因素或疾病相关,常见的有慢性酒精中毒、糖皮质激素治疗和外伤。

本病好发于30~60岁男性,约60%患者最终累及双侧股骨头。主要症状和体征为髋部疼痛、压痛、活动受限、跛行及4字试验阳性。晚期关节活动严重受限,同时伴有肢体短缩。股骨头主要病理表现为骨质变性、坏死,关节周围软组织充血、肿胀。骨质修复过程可持续1~3年,治疗及时可恢复正常,多数遗留永久畸形,包括股骨头变扁、囊变、碎裂,髋关节半脱位。

【影像学表现】

1. X线表现 早期X线表现常无异常发现,部分患者可见坏死骨质相对密度增高。中期股骨头轻度变形,股骨头内出现高密度的硬化区和低密度的囊变区及骨质吸收带。晚期股骨头变形、塌陷、碎裂,但关节间隙可保持正常。末期髋关节呈骨性关节炎改变,关节间隙狭窄,关节骨质增生,股骨颈粗短,髋臼底增厚并常见关节半脱位(图5-40)。

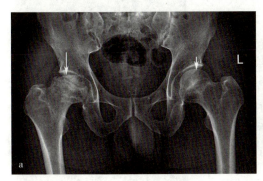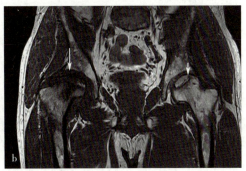

图5-40 两侧股骨头缺血性坏死

a. 骨盆正位片,右侧股骨头变形、塌陷(长箭),关节间隙狭窄,左侧股骨头未见异常(短箭);
b. MRI(冠状位T1WI),两侧股骨头缺血性坏死,右侧为末期(长箭),左侧为中期(短箭)

2. CT表现 早期从股骨头中央到骨性关节面有点状或小条状骨质增生或骨小梁融合,称"星芒征"变形,可见轻度囊性改变。中期松质骨内出现各种囊性破坏区、死骨、骨质吸收带及其周围硬化带,可有髋臼和股骨头轻度骨质增生。晚期股骨头碎裂、变形,碎骨片周围有骨质吸收区,骨小梁融合明显、范围广。

3. MRI表现 早期坏死区在T1WI上为中低信号,在T2WI上呈较高信号,周围环绕线样低信号灶,邻近的头颈部可见骨髓水肿,关节囊有积液。中期常见不规则走行的低信号带环绕信号不均一的坏死区。晚期除形态改变外,在股骨头脂肪的高信号中出现不同形态的低信号区,如环形、带状和灶状。

【鉴别诊断】

1. 髋关节结核与早期股骨头缺血性坏死 前者儿童和少年多见,常见股骨颈骨质破坏和髋臼边缘侵蚀,关节间隙变窄出现较晚,局部骨质疏松明显,MRI增强扫描显示滑膜不均匀增厚,内壁毛糙;后者无股骨颈和髋臼破坏,关节间隙多保持正常,MRI增强扫描显示滑膜轻度增厚。

2. 退行性关节病与晚期股骨头缺血性坏死　前者发病较晚,多见于老年患者,关节间隙狭窄,骨质增生和关节软骨下囊变较后者显著;后者发病早,股骨颈变短、增粗及股骨头、髋臼畸形较前者重。

七、痛风

【临床与病理】

痛风(gout)是嘌呤代谢紊乱所致,特点是血清和体液内尿酸浓度持续性增高。近年来,由于人们生活水平不断提高,饮食结构改变,本病在我国有逐年增多的趋势。

痛风多见于男性,男女之比约为 20∶1。临床特点为高尿酸血症及由此而引起的关节旁或关节内痛风石沉积、痛风性关节炎反复发作和关节畸形,甚至出现肾脏慢性损害和肾结石形成。痛风病程颇长,发病初期可为无症状的高尿酸血症,急性痛风性关节炎往往为其首发症状,常为夜间突然发作,多发生于手足小关节,特别是第一跖趾关节,表现为局部红、肿、热、痛和关节活动障碍,常伴有体温升高。随着病变进展,可逐渐累及多关节。痛风石出现是本病的重要特征,由尿酸盐结晶沉积在关节附近肌腱和皮肤结缔组织中形成,表现为大小不等的硬性结节,常发生于第一跖趾关节、手指、耳廓、肘部等处。在病变晚期,可出现肾脏损害,导致痛风性肾病并出现尿路结石。痛风的实验室检查特点是血尿酸水平增高,部分患者可有血沉增快。

【影像学表现】

1. X线表现　早期痛风常累及手足小关节,好发于第一跖趾关节,而后逐渐累及踝、腕、肘等大关节,表现为发病关节软组织肿胀,关节腔积液。关节旁痛风结节常偏于一侧,密度略高于周围软组织,其中偶见钙化,相应关节面出现偏心性穿凿样和囊状骨质破坏(图 5-41)。随着病变的进展,关节间隙变窄,关节面广泛侵蚀破坏,关节可出现半脱位或全脱位。

2. CT表现　CT多用于结构复杂的部位,可更好地显示平片显示不清的细微痛风石、关节面破坏等,能谱 CT 能显示 X 线及常规 CT 无法显示的早期尿酸盐结晶。

3. MRI 表现　MRI 可以更好地显示关节旁软组织、滑膜、关节软骨受浸润的变化,痛风石在 T1WI 和 T2WI 多为低信号,其信号变化与尿酸盐沉积的多少有关。

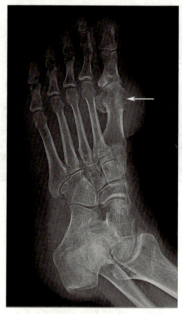

图 5-41　痛风(平片)
第一跖趾关节内侧软组织肿胀,关节面出现囊状骨质破坏(白箭)

【鉴别诊断】

早期痛风性关节炎的影像学改变要迟于临床症状的出现,但本病表现较有特征,结合临床不难诊断。本病应与以下几种常见关节病变相鉴别:①类风湿关节炎:中年女性多见,手部小关节病变较足部更常见,多累及近指间关节和掌指关节,对称性发病,关节周围软组织梭形肿胀,局限性骨质疏松较为明显,常伴有关节边缘侵蚀性破坏,类风湿因子阳性,血尿酸正常,无痛风结节。②退行性骨关节病:老年人多见,多骨多关节发病,以承重关节为主,关节边缘增生硬化,关节间隙变窄,关节面下小囊状骨密度减低区,但无关节边缘的侵蚀破坏。

(杨　宇　陆玉敏　刘　斌)

笔记栏

扫一扫
测一测

复习思考题

1. 骨骼肌肉系统常用影像检查方法如何选择？
2. 骨质疏松和骨质软化的病理学基础和 X 线表现如何？
3. 简述椎间盘突出的 CT 及 MRI 表现。
4. 简述骨巨细胞瘤的 X 线特征。
5. 简述良恶性骨肿瘤的影像学鉴别诊断要点。
6. 简述早期股骨头缺血性坏死与髋关节结核的影像学鉴别诊断要点。

第六章

呼 吸 系 统

学习目标

通过本章的学习,掌握呼吸系统正常和基本病变的 X 线表现;熟悉呼吸系统常用影像学检查方法,并具备结合临床资料识别呼吸系统常见疾病影像特征的能力;了解正常和基本病变的 CT 和 MRI 表现。

第一节 检查方法的选择

一、X 线检查

含气的肺组织与胸壁、纵隔等软组织及骨性胸廓相互间具有良好的自然对比,非常适合 X 线检查。

(一)胸部摄片

胸部摄片(chest radiography)是最基本和最常用的影像检查方法,常规体位为正位(后前位)和侧位,卧床患者可采用仰卧前后位投照。

(二)胸部透视

胸部透视(chest fluoroscopy)简便易行,且可随意变换体位观察胸部器官运动。但分辨力低,一般仅作为胸部摄片的补充。

(三)造影检查

包括支气管造影和血管造影。支气管造影目前很少应用;血管造影主要有肺动脉及支气管动脉造影,用于肺内血管性疾病的诊断和咯血患者确定出血部位及进一步栓塞治疗等。

二、CT 检查

CT 检查是呼吸系统疾病诊断最有价值的影像检查方法。

(一)CT 平扫

扫描范围通常从肺尖至肺底,用肺窗观察肺组织,纵隔窗观察纵隔结构及软组织,骨窗观察骨性胸廓。平扫对大部分炎性病变、弥漫性病变可做出诊断。

(二)CT 增强扫描

可分为肺动脉期、主动脉期、静脉期等,适用于观察肺门、纵隔及心脏大血管结构,了解病变与上述结构的解剖关系,帮助鉴别良、恶性病变,确定肿瘤分期等。也常用于诊断血管性病变。

（三）高分辨率扫描

主要用于观察肺部病灶的微细结构,对诊断弥漫性病变(间质病变、结节病变、肺泡病变)及支气管扩张等十分有效。

（四）螺旋 CT 后处理技术

利用三维重组及多平面重组能够多平面、多角度、立体显示肺内病灶的形态及与周围组织结构的关系,能够计算病灶倍增时间。主要用于观察肺内结节和肿块。

（五）CTA

可以采用多方位、多种成像方法(如多平面重组、最大密度投影、容积再现等)观察病变,对血管性病变的诊断敏感性、特异性较高,并可观察血管外病变。其缺点是辐射剂量较大。

三、MRI 检查

MRI 多用于纵隔病变及心脏、大血管病变的检查,而对于肺部疾病的观察则不如 CT。

（一）MRI 平扫

能够发现纵隔及胸壁病变,其中囊肿性病变可以明确诊断。对于纵隔及肺内较大结节病变,MRI 检查是 CT 检查的重要补充。例如应用脂肪抑制序列有助于含脂肪病变(如畸胎瘤)的诊断,弥散加权成像可为鉴别肿块病变的良恶性提供有价值的信息。

（二）MRI 增强扫描

是对平扫发现病变后的必要补充检查,以进一步评价病变的血供情况,确定是否存在囊变或坏死,明确病变与大血管的关系等,为鉴别诊断提供有价值的信息。

第二节　正常影像表现

一、X 线表现

胸部 X 线影像是胸腔内、外各种组织、器官(包括软组织、骨骼、心脏、大血管、肺、胸膜和膈肌等)相互重叠的综合投影。

（一）胸廓

包括骨骼和软组织,正常胸廓外形两侧对称。

1. 骨骼　包括肋骨、胸骨、锁骨、肩胛骨和胸椎,均显示为高密度影。

（1）肋骨:肋骨后段水平走行,前段呈外上向内下斜行。第 1~10 肋骨前端是肋软骨,未钙化时不显影,约于 25 周岁以后第一对肋软骨开始钙化,以后其余肋软骨自下而上逐渐钙化。肋骨之间称肋间隙,为软组织密度。

（2）胸骨:包括胸骨柄、胸骨体和剑突。正位胸片胸骨与纵隔重叠,仅胸骨柄外上角突出于纵隔两侧,侧位及斜位可显示胸骨全貌。

（3）锁骨:锁骨内侧端与胸骨柄构成胸锁关节,标准正位胸片两侧胸锁关节间隙对称。

（4）肩胛骨:正位胸片肩胛骨应投影在肺野之外,上肢旋转不足时可重叠在肺野的上外侧。

（5）胸椎:正位胸片胸椎重叠在纵隔内,第 1~4 胸椎清楚可见。

2. 软组织　胸廓软组织仅有部分可以显示(图 6-1)。

（1）胸锁乳突肌:表现为颈部向下延伸至两肺尖内侧,呈均匀致密影,易误作肺尖部病变。

（2）锁骨上皮肤皱褶：表现为锁骨上缘3~5mm宽的窄条状软组织影。

（3）胸大肌：位于两肺中部，外侧形成扇形均匀致密影，下缘清楚，呈斜线伸向腋部。当两侧不对称时，勿将密度较高的一侧认为肺内病变。

（4）女性乳房：在两下肺野形成对称的下缘呈半圆形的较高密度影，两侧可不对称。乳头可呈小圆形致密影，位于两肺下野相当于第5前肋间处，一般左右对称，切勿认为肺内结节病灶。

（二）气管与支气管

气管起于环状软骨下缘，后前位胸片上位于纵隔中部，自颈6~7椎体水平，向下至胸5~6椎体水平分为左、右主支气管，气管分叉下壁形成气管隆突，分叉角度为60°~85°。气管和较大的支气管因含气可显示为连续的管状低密度影。

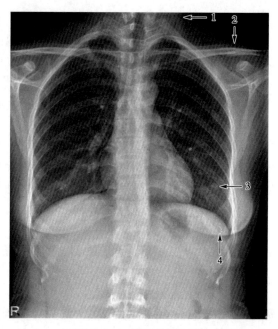

图 6-1 正常后前位胸片
1. 胸锁乳突肌；2. 锁骨上皮肤皱褶；3. 乳头；
4. 乳房下缘

（三）肺

1. 肺野 胸片上两侧肺组织所占据的透光区域称为肺野（lung field），其透亮度与肺内含气量成正比。肺野可被分为几个部分：①分别在第二、四肋骨前端下缘画一水平线，将每侧肺野分为上、中、下三野；②两侧肺野纵行平均分为内、中、外三带；③第一肋骨外缘以内的部分称为肺尖区，锁骨以下至第二肋骨外缘以内的部分称为锁骨下区。

2. 肺叶 由叶间胸膜分隔，右肺分为上、中、下三个肺叶，左肺分为上、下两个肺叶。肺叶是解剖单位，与X线影像上的肺野概念不同。

3. 肺段 肺叶向下可分2~5个肺段，肺段通常呈圆锥形，尖端指向肺门，底部朝向肺的外围。肺段的名称与相应的支气管一致。

4. 肺门 是肺动脉、肺静脉、支气管及淋巴组织的总和投影。正位片上，肺门位于两肺中野内带，通常左侧比右侧高1~2cm。右肺门的上部由右肺上动脉及肺静脉分支构成，下部由右下肺动脉干构成，上下两部相交形成的钝角称右肺门角。左肺门由左肺动脉及上肺静脉的分支构成。正常成人的右下肺动脉干宽度不超过15mm。

5. 肺纹理 自肺门向外呈放射分布的树枝状影称为肺纹理（lung marking），由肺动脉、静脉、支气管、淋巴管及少量间质组织组成，其中主要是肺动脉分支。在正位片上，肺纹理自肺门向肺野中、外带延伸，且逐渐变细，至肺野外围几乎不能辨认（图 6-2）。

（四）纵隔

纵隔（mediastinum）位于两肺之间，上部为胸廓入口，下部为膈，前部为胸骨，后部为胸椎，两侧为纵隔胸膜和肺门。纵隔内主要有心脏、大血管、气管、支气管、食管、胸腺等。气管及主支气管由于含气呈低密度，其余则为软组织密度。纵隔分区在判断纵隔病变的起源和性质上有重要意义，常用九分法。在侧位片上，将纵隔纵向分为前、中、后三部分：①前纵隔位于胸骨之后，是心脏、升主动脉和气管之间的狭长三角区域；②中纵隔相当于心脏、主动脉弓、气管和肺门所占据的区域；③后纵隔位于食管前缘之后及胸椎前方与两侧椎旁沟之间。横向划分纵隔为上、中、下三部分：自胸骨柄、体之交点至第4胸椎体下缘连一横线为中上纵隔分界,肺门下缘水平线以下至横膈为下纵隔。

（五）胸膜

胸膜（pleura）分为两层,即脏层胸膜和壁层胸膜,其间为胸膜腔。正常胸膜一般不显影,只有胸膜返折处或叶间胸膜走行与 X 线平行时方可显影。胸部正位片上,右侧水平裂叶间胸膜表现为横行细线状阴影,约在第 4 前肋水平;侧位投照时可显示斜裂胸膜,表现为自后上（约胸 4~5 椎体水平）斜向前下方的细线状阴影,常在前肋膈角后 2~3cm 处与膈肌相连。

（六）横膈

横膈（diaphragm）介于胸、腹腔之间,呈圆顶状内高外低、前高后低走行,通常右膈比左膈高 1~2cm。正位胸片上,膈内侧与心脏形成心膈角,膈外侧与胸壁间形

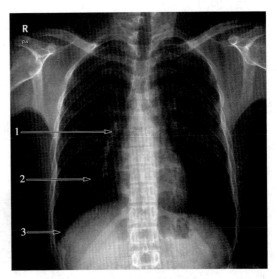

图 6-2　正常后前位胸片
1. 肺门;2. 肺纹理;3. 肋膈角
双肺野呈透亮的低密度,树枝状纹理清晰,肋膈角锐利。

成尖锐的肋膈角（图 6-2）。侧位片上,膈前端与前胸壁形成前肋膈角,膈的后部与后胸壁形成低而深的后肋膈角。正常变异时,膈的形态、位置、运动可以有所改变。部分膈在膈穹窿上缘局部呈一半圆形凸起,称为局限性膈膨出。有时在深吸气状态下横膈可呈波浪状,称为"波浪膈"。

二、CT 表现

（一）胸廓

胸壁的软组织需用纵隔窗显示,骨窗可进一步显示骨骼病变。

1. 软组织　乳房位于胸肌前方。胸壁肌肉显示为中等密度,肌间隙可见脂肪层。皮下、腋窝内充满脂肪,脂肪组织为低密度。

2. 骨骼　肋骨由后上向前下斜行,通常一个 CT 横断面同时可见多根肋骨的部分断面。螺旋 CT 三维重建可立体显示骨性胸廓,便于对骨骼整体及毗邻关系的理解。

（二）气管与支气管

胸段气管在 CT 上基本位于中线位置,多呈圆形或椭圆形,也有的呈马蹄形或倒置梨形。支气管可显示为环形、长管状或卵圆形影。

（三）肺动脉及肺静脉

肺动脉与支气管伴行,肺静脉走行于肺段与肺段之间或者亚段与亚段之间,在 CT 连续层面上,较大的肺静脉与肺动脉交替出现,相邻层面连续追踪可将两者区别。结缔组织包绕的支气管和其伴行的肺动脉称为支气管血管束,边缘光滑清楚,自肺门至小叶肺动脉逐渐变细,可达胸膜下 5mm 处。

（四）肺叶、肺段和肺小叶

肺叶和肺段的部位根据支气管及伴随血管的分布及一般解剖位置来判断。支气管及伴随的动脉位于肺叶及肺段的中心,正常时肺动脉直径稍大于伴行的同级支气管直径,而叶间裂和肺段静脉构成肺叶、肺段的边缘。肺小叶呈不规则的多边形或锥形,底朝向胸膜、尖指向肺门,由小叶核心、小叶实质和小叶间隔组成。

（五）肺门

显示为高密度的肺动脉、肺静脉和低密度支气管分支影。

（六）纵隔

胸部CT的纵隔窗能够显示纵隔内胸腺、心脏、食管、大血管、淋巴结等结构。胸腺位于上纵隔血管前间隙，呈软组织密度影，外缘平直或略凹陷，随年龄变化其体积萎缩、密度减低，至老年呈脂肪密度。心腔内血液与心肌密度相等，心包呈线状致密影。食管壁的厚度一般不超过3mm。淋巴结表现为圆形或卵圆形软组织密度影，短径一般小于10mm，超过15mm视为病理性淋巴结肿大。

（七）胸膜

CT可以根据叶间裂识别肺叶。在常规扫描时，斜裂表现为带状无肺纹理区，水平裂表现为类圆形无肺纹理或少肺纹理区域；薄层或HRCT扫描时斜裂和水平裂可表现为高密度的线状影（图6-3）。奇副裂在CT上为肺尖部的线状影像，连向纵隔。

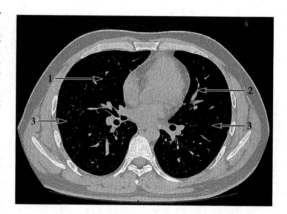

图6-3　正常胸部（HRCT轴位，肺窗）
1.肺野；2.肺纹理；3.斜裂

（八）横膈

横膈在CT上呈软组织密度影，大部分膈面与相邻的脏器重叠。膈肌前方附着于剑突与两侧肋软骨上，多呈光滑的或轻微波浪状线形影。横膈后下部形成两侧膈肌脚，膈肌脚后部为胸腔，前部为腹腔。

三、MRI表现

胸部结构的正常MRI表现取决于不同组织的信号强度特征。

（一）胸壁

肌肉、肌腱、韧带、筋膜的氢质子含量很低，在T1WI和T2WI上均呈较低信号；肌肉间可见线状的脂肪影和流空的血管影，脂肪组织在T1WI上呈高信号，T2WI上呈较高信号。骨骼的骨皮质在T1WI和T2WI上均显示为低信号，松质骨内因含有脂肪而显示为较高信号；肋软骨信号高于骨皮质信号，低于骨松质信号。

（二）胸膜

MRI难以显示胸膜，由于无法显示叶间胸膜，故不能区分肺叶。

（三）气管与支气管

矢状位或倾斜的冠状位可显示气管与主支气管的完整走行，管壁在T1WI呈中等信号，腔内表现为极低信号。MRI难以显示肺段以下的支气管。

（四）肺动脉和肺静脉

肺动脉和肺静脉管壁在T1WI呈中等信号，管腔内呈流空信号。

（五）肺

肺泡内质子密度很低，两侧肺叶表现为极低信号。肺纹理及小叶间隔显示较差。肺门表现为边缘光滑的类圆形中等信号。

（六）纵隔

青少年胸腺呈均匀的中等信号，中年后胸腺以脂肪信号为主。心脏肌层及血管壁在自旋回波序列呈中等信号，腔内血流在自旋回波序列无信号呈黑色，在梯度回波序列则呈高信号。食管黏膜在 T2WI 呈高信号。淋巴结表现为边缘光滑的类圆形中等信号。

(七) 横膈

横膈一般呈 2~3mm 宽低信号的细线状或条片状影。

第三节　基本病变的影像表现

一、气管、支气管病变

(一) 管腔、管壁改变

1. 管腔狭窄　局限性狭窄多由肿瘤引起,广泛狭窄多见于支气管结核。

2. 管腔扩张　多见于支气管扩张症。

3. 腔内占位　CT 表现为息肉状或结节状、扁丘状高密度影,良性肿瘤边缘光滑,恶性肿瘤边缘不光滑,且常伴有宽基底及管壁增厚等。

4. 管壁增厚　恶性肿瘤 CT 表现为局限或环形增厚。

(二) 阻塞性肺气肿

支气管部分阻塞时产生活瓣作用,导致气体吸入量多于排出量,肺内含气量增多,从而形成肺气肿(emphysema),也可使肺泡壁破裂融合形成肺大疱。

1. X 线表现　分为弥漫性肺气肿和局限性肺气肿。

(1) 弥漫性肺气肿:主要见于慢性支气管炎及支气管哮喘(图 6-4)。①两侧肺野的透亮度增加,有时可见单发或多发低密度的肺大疱;②胸廓呈桶状,前后径增宽,肋骨走行变平,肋间隙增宽,横膈低平;③肺纹理分布稀疏、变细,肺野中外带肺纹理可消失,而近肺门处肺纹理增粗;④心影狭长呈垂位型心;⑤侧位胸片胸骨后间隙增宽。

(2) 局限性肺气肿:主要见于支气管异物、支气管内肿瘤。①根据支气管梗阻的部位不同,多为一叶或一侧肺透亮度增加,肺纹理稀疏;②纵隔向健侧移位(或正常),横膈位置正常或降低(两者改变取决于肺气肿范围);③支气管内异物透视下可见纵隔摆动。

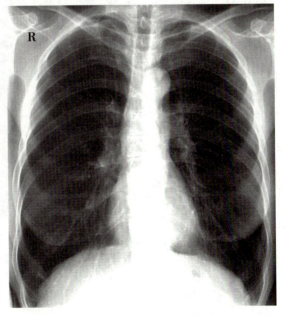

图 6-4　弥漫性肺气肿(胸部后前位片)
胸廓膨大,肋间隙增宽,肺野透亮度增高,肺纹理稀疏纤细,心影狭长

2. CT 表现　分为小叶中心型、全小叶型及间隔旁型。

(1) 小叶中心型肺气肿:病变累及肺小叶的中央部分。①常分布在上叶;②肺内小圆形低密度区,无壁;③周围为相对正常的肺实质,两者之间无明显分界。

(2) 全小叶型肺气肿:病变累及全部肺小叶。①主要分布在下叶;②广泛分布的低密度区;③肺纹理稀少。

(3) 间隔旁型肺气肿:病变累及肺小叶边缘。①多位于胸膜下或小叶间隔周围;②胸膜下单发或多发小气囊腔或肺大疱；③肺大疱为局限薄壁气囊，其内无肺实质结构，多位于奇静脉食管隐窝、左心室及前联合附近。

（三）阻塞性肺不张

肺不张（atelectasis）由于支气管完全阻塞导致部分肺组织完全无气不能膨胀，进而肺体积缩小。主要见于支气管异物和支气管肺癌，也可见于良性肿瘤、炎性肉芽肿、支气管内膜结核、先天性支气管狭窄及支气管内血块、痰栓等。具体影像表现与阻塞部位及时间有关，可为一侧肺不张、肺叶不张、肺段不张及小叶肺不张。

1. 一侧肺不张 为一侧主支气管完全阻塞所致。①患侧肺野呈均匀性密度增高影；②胸廓塌陷，肋间隙变窄；③纵隔向患侧移位；④横膈升高；⑤心缘影不清晰；⑥健侧肺出现代偿性肺气肿。CT增强扫描不张肺组织明显强化，常可发现主支气管阻塞部位及原因。

2. 肺叶肺不张 为肺叶支气管完全阻塞所致（图6-5）。①肺叶呈密度增高的阴影；②无气的肺叶体积缩小；③肺门及纵隔不同程度向患侧移位；④相邻叶间裂出现向心性移位；⑤邻近肺叶出现代偿性肺气肿。

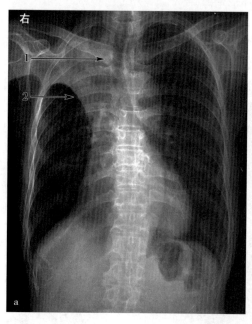
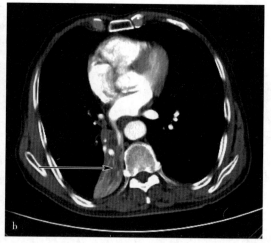

图6-5 肺叶肺不张

a.右肺上叶肺不张（胸部后前位片），右肺上叶密度增高、体积缩小（1.气管向右侧移位；2.水平裂上移，呈反"S"形）；b.右肺下叶肺不张（CT增强轴位，纵隔窗），右肺下叶密度增高，体积缩小，肺血管强化（黑箭），整齐的外缘为叶间裂

3. 肺段肺不张 表现为尖端指向肺门的三角形密度增高影。

4. 小叶肺不张 多发斑片状密度增高影，不易与肺炎鉴别。

二、肺组织病变

（一）肺实变

肺实变（lung consolidation）是终末细支气管以远的含气腔隙内的气体被病理组织所取代，常见的为炎性渗出、水肿液等。实变多见于急性炎症、浸润性肺结核、肺出血、肺水肿及细支气管肺泡癌。

1. X线表现 有以下特点：①形态、大小不等的密度增高影，中心区密度较高，边缘区密度较低；②病灶边缘不清晰，但当病变范围占据整个肺叶或其渗出边缘扩展至叶间胸膜时，边缘清晰锐利；③实变扩展到肺门附近，较大的含气支气管与实变的肺组织形成对比，称为"空气支气管征"或"支气管气像"（图6-6）；④急性炎症、肺出血、肺水肿病变吸收较快，但结核性病变吸收时间较长。

2. CT表现 早期CT表现为淡薄的磨玻璃样阴影，内见血管纹理。当累及一个肺段或肺叶时，显示为均匀性高密度影，靠近肺门处可见空气支气管征；其边缘模糊，但靠近叶间胸膜时边缘可清楚。

（二）增殖

主要见于慢性炎症，病理上以纤维母细胞、血管内皮细胞和组织细胞增生为主，并有淋巴细胞、浆细胞形成的浸润。

X线及CT表现：①密度高，边界清楚；②呈结节状或梅花瓣状影，称为腺泡结节样病变；③可单发或多发，病灶之间没有融合趋势；④动态变化缓慢，数月、数年无明显改变。

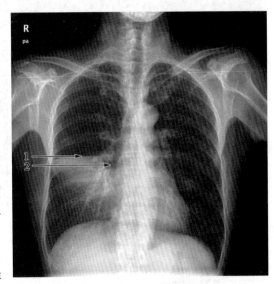

图6-6 肺实变（胸部后前位片）
1. 水平裂位置无变化；2. 支气管气像
右肺中下野大片状实变影

（三）纤维化

分为局限性和弥漫性纤维化（fibrosis）两类。局限性纤维化主要见于慢性肺炎和肺结核愈合后；弥漫性纤维化主要见于胶原病、硬皮病、类风湿、肺尘埃沉着病、石棉沉着病、过敏性肺炎、慢性支气管炎等。病理为增殖性病变因纤维成分代替细胞成分发展而来。

1. 局限性纤维化 ①范围较小的索条状僵直的高密度影；②与正常的肺纹理走行不同；③可表现为结节状，范围大时可引起气管及纵隔向患侧移位。

2. 弥漫性纤维化 ①弥漫分布的网状、线状及蜂窝状影；②密度高而不均；③周围可见索条状阴影或局限性气肿；④自肺门区向外伸展至肺野外带，但与正常肺纹理走行不同；⑤广泛的纤维化引起胸廓塌陷，纵隔向患侧移位，肺门被牵拉移位。

（四）钙化

钙化（calcification）主要见于肺或淋巴结结核愈合后，也可见于硅沉着病、骨肉瘤肺内转移等。病理上属于变质性病变，X线表现为密度很高、边缘清楚锐利、大小形状不同的病灶（图6-7），可为斑点状、块状及球形。钙化的CT值一般在100HU以上，边缘清楚。在纵隔窗上，钙化的密度类似骨骼密度（图6-8）。

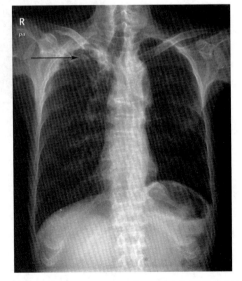

图6-7 右肺尖纤维化、钙化灶（胸部后前位片）
右肺尖可见纤维条索影及结节状钙化灶（黑箭），右顶胸膜增厚粘连

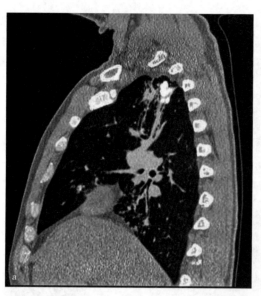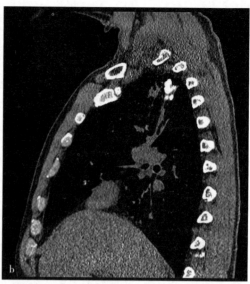

图6-8 右上肺纤维化、钙化灶(CT矢状位重建)
a.肺窗;b.纵隔窗

(五) 结节与肿块

肺部团块状的高密度影,直径≤3cm者称为结节(nodule),直径>3cm者称为肿块(lump)。分为良性和恶性两类,良性者主要见于腺瘤、错构瘤、结核瘤及炎性假瘤等,恶性者主要见于肺癌、肺转移瘤等。

1. X线表现 良性者形态规则,边缘光滑清晰;恶性者多形态不规则,边缘可有毛刺、分叶等(图6-9)。

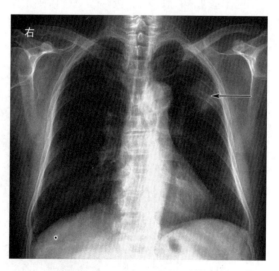

图6-9 肺部肿块(胸部后前位片)
左上肺肿块影,边缘不光整(黑箭),可见长短不等
的毛刺,病灶与胸膜分界不清

2. CT表现 相对于X线检查,CT能更好地显示肺部结节与肿块,并在鉴别诊断方面更具优势。

(1)密度:有实性结节(密度高于血管)、磨玻璃样结节(密度低于血管)和混合密度结节。

肿块的密度一般较高。瘤体内有时可见直径 1~3mm 的气体样低密度影,称为空泡征,多见于肺癌。肿块内若发现脂肪,常提示为错构瘤。含液囊肿的 CT 值近于水。

> **知识拓展**
>
> 磨玻璃密度结节(ground glass nodule,GGN)
>
> 　　磨玻璃密度结节指肺内稍高密度且不掩盖其中肺血管影的结节灶,主要见于肺不典型腺瘤样增生、急性局灶性肺炎、肺出血、局灶性肺纤维化和周围型肺癌等。依密度是否均匀分为单纯性和混合性,后者病灶中可见不同比例的实变影。单纯性 GGN 多为良性,CT 表现为圆形或类圆形,密度均匀,边缘清楚,直径 ≤3cm;混合型 GGN 多为恶性,形态类圆形或不规则,边缘可见分叶及毛刺征,周围可出现血管集束征或胸膜凹陷征,其内密度不均,可见不同比例的实性成分。

　　(2)边缘:良性肿瘤边缘光滑,恶性肿瘤边缘可有毛刺、分叶征。毛刺征表现为肿瘤边缘短细的放射状致密影;分叶征表现为肿瘤边缘浅弧状凹凸不平及切迹(图 6-10)。

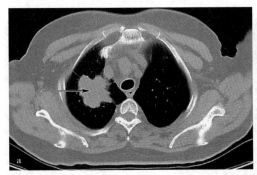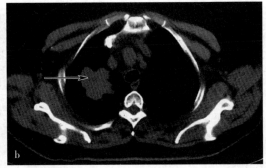

图 6-10　肺部肿块(CT 轴位)
a. 肺窗;b. 纵隔窗
右肺上叶肿块影,呈分叶状(黑箭),其边缘见长短不等毛刺

　　(3)邻近结构的改变:结核性肿块周围常有纤维化病灶及厚壁的引流支气管。肺炎性肿块邻近可有片状阴影。邻近的胸膜因其内的瘢痕收缩牵拉胸膜,可形成胸膜凹陷征,多见于周围型肺癌。

　　(4)增强扫描:结核球的干酪样组织常无强化或仅见周边环形强化。良性肿瘤可不强化或轻度均匀性强化。恶性肿瘤常为不均匀强化。肺内血管性肿块其强化的程度和强化的时间多与供血动脉一致。

　　(六) 空洞

　　空洞(cavity)为肺内病变组织发生坏死后经引流支气管排出并吸入气体后形成,可分为无壁、薄壁和厚壁空洞三种。

　　1. 无壁空洞　又称虫蚀样空洞,显示为大片阴影区内多发的边缘不规则虫蚀状透明区,多见于肺结核干酪性肺炎。

　　2. 薄壁空洞　洞壁厚度 <3mm,呈圆形、椭圆形或不规则的环形(图 6-11),多见于肺结核、肺脓肿。

ER-6-1

肺结节诊治中国专家共识

3. 厚壁空洞　洞壁厚度≥3mm,可见于肺脓肿、肺结核及周围型肺癌。

　　观察空洞病变应当注意空洞壁的厚度、内外缘形态、空洞的内部及周围情况。结核空洞内壁光滑,外缘清晰且壁薄厚一致,周围常见纤维条索影(图6-12);肺癌空洞壁薄厚不均,内缘凹凸不平或可见壁结节,外缘不规则或呈分叶状;急性肺脓肿空洞内多见气液面,壁外为边缘较模糊的片状阴影。

（七）空腔

　　空腔是肺内生理腔隙的病理性扩大,如肺大疱、含气肺囊肿等。

　　X线及CT表现:①壁厚≤1mm,厚度均匀;②空腔周围无实变;③腔内多无液平面(图6-13)。

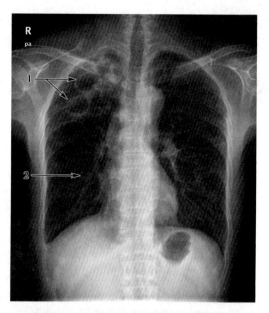

图6-11　薄壁空洞(胸部后前位片)

1. 空洞壁薄、均匀,内可见小液平面;2. 两肺弥漫分布的播散结节灶

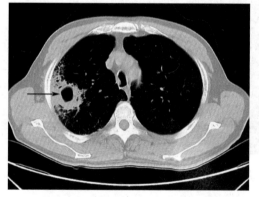

图6-12　厚壁空洞(CT轴位,肺窗)

右肺上叶厚壁空洞,内侧壁规则,周围见斑片状渗出(黑箭)

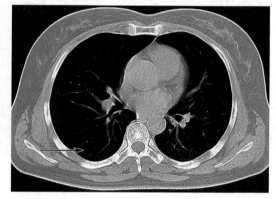

图6-13　肺部空腔(CT轴位,肺窗)

右肺类圆形透光区,壁薄均匀,为空腔病变(黑箭)

三、胸膜病变

（一）胸腔积液

　　胸腔积液(pleural effusion)主要见于结核、炎症、转移及外伤等,系渗出液、漏出液、血液或乳糜液积存于胸膜腔内所致。分为游离性胸腔积液和局限性胸腔积液两类。

1. X线表现

（1）游离性胸腔积液

1）少量:站立后前位检查仅见肋膈角变钝,透视下液体可随呼吸及体位的变化而移动,以此可与轻微的胸膜粘连鉴别。

2）中等量:液体上缘呈外高内低的弧线状,其下肺野均匀致密,患侧肋膈角消失,膈肌显示不清(图6-14)。

3）大量:患侧肺野呈均匀致密阴影,有时仅见肺尖部透明,可见肋间隙增宽,横膈下降,纵隔向健侧移位。

(2)局限性胸腔积液

1)包裹性积液:脏、壁层胸膜发生粘连使积液局限于胸膜腔的某一部位,常见于下胸部侧后胸壁。切线位表现为自胸壁向肺野突出的半圆形或扁丘状高密度阴影,密度均匀,边缘清楚。

2)叶间积液:积液局限于水平裂或斜裂内,典型表现是梭形致密阴影,密度均匀,边缘清楚。

3)肺底积液:肺底与横膈之间的胸膜腔积液,右侧较多见,影像表现与"膈升高"相似,但最高点位于横膈外 1/3 处,肋膈角深而锐利。

2. CT 表现

(1)游离性胸腔积液:①后胸壁内侧与胸壁平行一致的弧形窄带状液体样密度影;②边缘光滑整齐;③随体位变化而变化;④积液较多时可使肺组织受压,纵隔向对侧移位(图 6-15)。

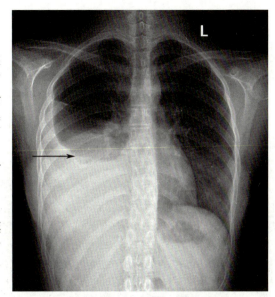

图 6-14 胸腔积液(胸部后前位片)
右侧游离性胸腔积液上缘(黑箭),膈肌、肋膈角、心膈角显示不清

(2)局限性胸腔积液

1)包裹性积液:自胸壁向肺野突出的凸镜样液体密度影,基底宽而紧贴胸壁,与胸壁的夹角呈钝角,边缘光整,邻近胸膜多有增厚,形成胸膜尾征。

2)叶间积液:叶间裂区梭形、条带状的液体密度影,位置、走行与叶间裂一致。

3)肺底积液:局限于肺底的水样密度影。

(二) 气胸与液气胸

空气进入胸膜腔内称为气胸(pneumothorax),胸膜腔内液体与气体同时存在为液气胸(hydropneumothorax),主要见于胸壁穿透伤、胸部手术、胸腔穿刺后及支气管胸膜瘘等。

1. 气胸

(1)X 线表现:肺外侧带状无肺纹理的透亮区域,肺向肺门方向压缩致透亮度减低,线状脏层胸膜线清晰可见;大量气胸时无肺纹理透光区占据肺野中外带,被压缩的肺呈均匀致密软组织影,同侧肋间隙增宽,横膈下降,纵隔向健侧移位,对侧可见代偿性肺气肿。

(2)CT 表现:肺外侧带状无肺纹理的异常透亮区,其内侧可见弧形的脏层胸膜及受压萎陷的肺组织(图 6-16)。

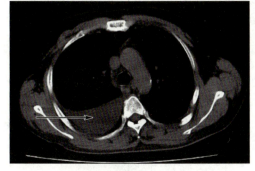

图 6-15 右侧胸腔积液(CT 轴位,纵隔窗)
显示右侧胸膜腔弧形水样密度影(黑箭)

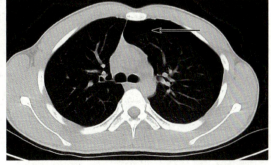

图 6-16 左侧气胸(CT 轴位,肺窗)
显示左侧胸膜腔气体影(黑箭),左肺受压、部分萎缩

2. 液气胸

(1)X线表现:立位X线检查可见横贯胸腔的气液平面,上方为透亮的含气区域,下方为致密的液体区域(图6-17)。

(2)CT表现:由于重力关系,仰卧位CT检查可见液体分布于背侧,气体分布于腹侧。

(三)胸膜增厚、粘连、钙化

胸膜因炎性纤维素渗出、肉芽组织增生、外伤出血后机化而引起增厚、粘连、钙化,主要见于结核性胸膜炎。

1. X线表现 轻度局限性胸膜增厚粘连表现为肋膈角变浅、变平,膈运动轻度受限。广泛胸膜增厚粘连时,可见患侧胸廓塌陷,肋间隙变窄,肺野密度增高,沿肺野边缘可见带状密度增高阴影,肋膈角消失,膈升高且顶变平,运动明显受限,纵隔可向患侧移位。胸膜钙化表现为肺野边缘片状、不规则点状或条状高密度阴影(图6-18)。

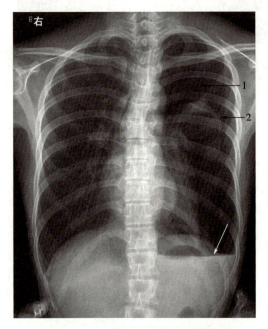

图6-17 左侧液气胸(胸部后前位片)

1箭示肺野透亮,无肺纹理,为胸膜腔积聚的气体影像;2箭示左肺压缩的肺边界;白箭示气液面

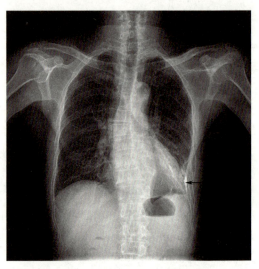

图6-18 胸膜增厚(胸部后前位片)

左侧胸膜增厚、粘连,高密度为胸膜钙化(黑箭),同侧可见肋间隙变窄,胸廓凹陷

2. CT表现 胸膜肥厚为沿胸壁的带状软组织密度影,厚薄不均匀,与肺的交界面多可见小的粘连影。胸膜钙化多呈肺表面点状、带状或块状高密度影,CT值接近骨骼。

(四)胸膜肿瘤

主要见于间皮瘤、肉瘤及转移癌。

1. X线表现 半球形、扁丘状结节或不规则形肿块凸向肺野,边界清楚、密度均匀;转移癌常伴有肋骨破坏;弥漫性间皮瘤可伴有胸腔积液。

2. CT表现 单发或多发肿块,与胸膜相连,与胸壁夹角呈钝角,有时可见肿块周边与胸膜相延续而形成胸膜尾征(图6-19);增强扫描多有较明显强化。弥漫性胸膜肿瘤多呈胸膜普遍性增厚,内缘高低不平呈波浪状,范围较广者可累及整个一侧胸膜。

四、纵隔病变

(一) 形态改变

常表现为纵隔增宽(图 6-20),见于脓肿、肿瘤、出血、脂肪组织增加,也可见于主动脉瘤及肺动脉瘤,以纵隔肿瘤最常见。

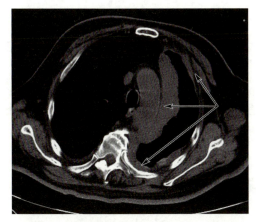

图 6-19　左侧胸膜肿瘤(CT 轴位,纵隔窗)
左侧纵隔胸膜及胸壁胸膜弥漫性肿块(黑箭),
形态不规则,右侧少量胸腔积液

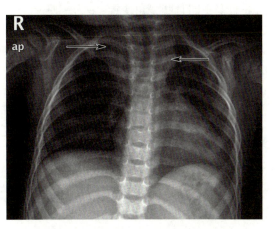

图 6-20　上纵隔增宽(胸部前后位片)
双侧上纵隔影增宽(黑箭),为胸腺影

(二) 密度改变

1. X 线表现　密度降低多见于气管、支气管损伤导致的纵隔气肿;高密度影多见于畸胎瘤的牙齿、动脉壁钙化、淋巴结钙化等。

2. CT 表现

(1)平扫:根据 CT 值的不同,将纵隔病变分为四类,即脂肪性、实性、囊性及血管性病变。

1)脂肪性:以脂肪瘤多见,多位于右心膈角处。

2)实性:多见于良恶性肿瘤及淋巴结肿大等。

3)囊性:表现为圆形或类圆形的囊性低密度,以心包囊肿和支气管囊肿多见。

4)血管性:多见于主动脉瘤,瘤壁可见弧形钙化。

(2)增强扫描:对鉴别血管与非血管、良性与恶性肿块很有价值。①脂肪性病变仅见其内血管强化;②实性病变中,良性病变多呈均匀轻度强化,恶性病变多为不均匀较明显强化;③囊性病变可见囊壁轻度强化;④血管性病变发生明显强化,可识别主动脉瘤、主动脉夹层及附壁血栓。

(三) 位置改变

1. 向患侧移位　见于肺不张及广泛胸膜增厚。

2. 向健侧移位　见于胸腔积液、肺内巨大肿瘤、纵隔及胸膜肿瘤。

3. 纵隔疝　一侧肺气肿时,过度膨胀的肺组织连同纵隔移向健侧。

4. 纵隔摆动　支气管异物使一侧支气管不完全阻塞时,两侧胸腔压力失去平衡,呼气时患侧胸腔内压增高使纵隔偏向健侧,吸气时纵隔恢复原位。

五、横膈病变

(一) 形态改变

1. 幕状粘连　见于结核或炎症,表现为膈平面上幕状阴影。

2. 局限性膈膨出　见于膈肌较薄弱情况下,表现为横膈局限性向肺下野呈半圆形膨出,右侧多见。

3. 肿块　见于囊肿、平滑肌瘤、转移瘤及棘球蚴病,表现为半球形、扁丘状边界清楚的肿块,且随膈位置而动。

4. 膈平直　见于明显肺气肿时,表现为两侧膈穹窿变平;也可见于胸膜增厚粘连,表现为膈肌变平同时肋膈角变钝,多为一侧。

(二) 位置改变

一侧膈升高见于患侧肺不张、膈神经麻痹或腹部肿瘤等;两侧膈升高见于腹水或腹腔巨大肿瘤;膈下降主要见于肺气肿。

(三) 运动改变

膈运动减弱甚或消失见于膈肌麻痹,呼吸时患侧膈运动与健侧相反,即患侧膈吸气时升高,呼气时下降,称之为矛盾运动。

第四节　常见疾病的影像诊断

一、肺炎

肺炎(pneumonia)为肺部常见病、多发病,按病因可分为感染性、理化性、免疫和变态反应性,其中感染性最常见。通过影像表现正确判断肺炎病因常有困难,故按解剖分布分为大叶性肺炎、小叶性肺炎及间质性肺炎。

(一) 大叶性(肺泡性)肺炎

【临床与病理】

大叶性肺炎(lobar pneumonia)常为肺炎链球菌感染。炎症累及一个或多个完整的肺叶,也可仅累及肺段。多见于青壮年,起病急,以突然高热、恶寒、胸痛、咳嗽、咳铁锈色痰为临床特征。炎性渗出主要在肺泡,病理变化分为4期:充血期、红色肝变期、灰色肝变期、消散期。

【影像学表现】

1. X线表现　其基本表现为渗出与实变,与病理分期密切相关。充血期X线征象无明显异常;大叶性肺炎的典型影像出现在实变期(红色肝变期和灰色肝变期),表现为大片均匀的致密阴影,形态与肺叶或肺段的轮廓相符合(图6-6,图6-21),有时可见“空气支气管征”;消散期实变影密度逐渐降低,表现为大小不等、形态不规则的斑片状影;炎症最终可完全吸收,或仅残留少量索条状影。少数病例可因长期不吸收而演变为机化性肺炎。

2. CT表现　充血期,病变呈磨玻璃样密度影,边缘模糊,病变区血管隐约可见;实变期,可见呈肺叶或肺段分布的致密影,其中可见“空气支气管征”,病变边缘被胸膜所局限且平直,实变的肺叶体积通常保持正常;消散期,随着病变的吸收,实变影密度减低呈散在、大小不一的斑片状影,病变进一步吸收仅见条索状阴影或完全消失(图6-22)。

【鉴别诊断】

X线胸片上,上叶大叶性肺炎应与干酪性肺炎等鉴别,中叶大叶性肺炎应与中叶肺不张鉴别,下叶大叶性肺炎应与胸膜炎等鉴别。消散期应注意与肺结核、支气管肺炎或节段性支原体肺炎鉴别。

ER-6-2

大叶性肺炎
病例识图

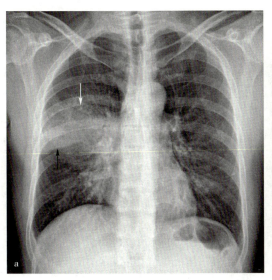
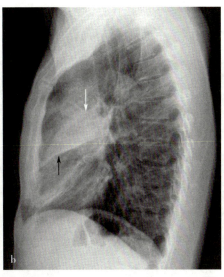

图 6-21 右肺大叶性肺炎(胸部平片)

a. 正位;b. 侧位

右肺上叶前段节段性实变(白箭),下缘清晰与水平叶间裂一致(黑箭)

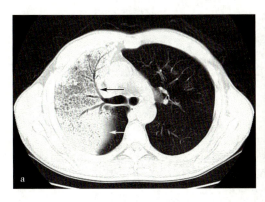
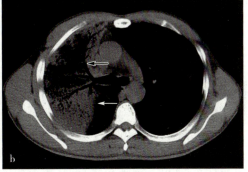

图 6-22 右肺大叶性肺炎(CT 轴位)

a. 肺窗;b. 纵隔窗

右肺中叶大片实变(白箭),其内可见含气支气管,即空气支气管征(黑箭)

(二) 小叶性(支气管性)肺炎

【临床与病理】

小叶性肺炎(lobular pneumonia)又称支气管肺炎(bronchopneumonia),病原体可为细菌,亦可为病毒,常见的致病菌为葡萄球菌、肺炎双球菌及链球菌等,多由支气管炎和细支气管炎发展而来,肺泡病变以小叶支气管为中心。多见于婴幼儿、老年人及极度衰弱的患者,或为手术后及长期卧床患者,两肺下部或后部血液淤滞诱发感染。临床表现较重,多有高热、咳嗽、咳泡沫样黏痰或脓痰,并伴有呼吸困难、发绀及胸痛等。如发生于极度衰竭的老年人时,表现可不明显。

【影像学表现】

1. X 线表现 病变多见于两肺中下野的内、中带,病灶沿支气管分布,呈斑点状或斑片状密度增高影,边缘较淡且模糊不清,可融合成片状或大片状(图 6-23)。支气管肺炎经治疗后可完全吸收消散。

2. CT 表现　病灶呈密度不均的小斑片影,典型者呈腺泡样形态,边缘较模糊,或呈分散的小片状实变影,或融合成大片状(图6-24)。病灶周围常伴阻塞性肺气肿或肺不张。

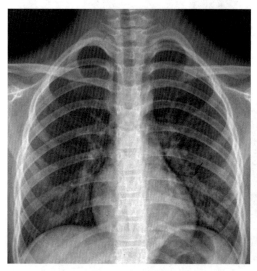

图 6-23　支气管肺炎(胸部后前位片)
沿肺纹理分布的斑片状渗出实变灶(黑箭),
边缘模糊不清

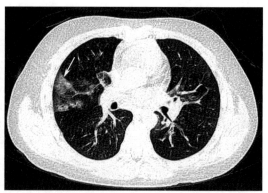

图 6-24　支气管肺炎(CT 轴位肺窗)
沿肺纹理分布的斑片状渗出实变影(白箭),
边缘模糊不清

【鉴别诊断】

小叶性肺炎好发于两肺中下野中、内带,沿支气管走行分布呈散在斑片状渗出影,是其典型影像学表现,多见于婴幼儿及年老体弱者,诊断不难。需注意与间质性肺炎鉴别。

(三) 间质性肺炎

【临床与病理】

间质性肺炎(interstitial pneumonia)系以肺间质炎症为主的肺炎,由病毒或细菌感染所致,炎性细胞主要浸润小支气管壁及肺间质,可沿淋巴管扩展引起淋巴管炎及淋巴结炎。多见于婴幼儿,常继发于麻疹、百日咳或流行性感冒等急性传染病,临床表现有发热、咳嗽、气急、发绀等。

【影像学表现】

1. X线表现　两下肺野为好发部位,常表现为肺纹理增粗、模糊,交织成网状或小斑片状渗出影;可伴有弥漫性肺气肿;肺门密度增高、结构不清常为肺门周围间质内炎性浸润所致。

2. CT 表现　一侧或双侧肺下部胸膜下不规则阴影,可呈磨玻璃状、网格状或蜂窝状,其间可见小斑片状实变或不张影(图 6-25)。

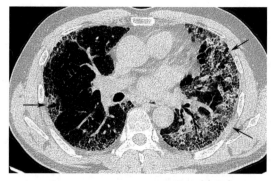

图 6-25　间质性肺炎(CT 轴位肺窗)
两肺均可见较多网状或小斑片状磨玻璃样渗出影(黑箭)

【鉴别诊断】

间质性肺炎需与支气管肺炎相鉴别。后者是以两肺中下野散在小片状渗出影为主要表现,少有网状及磨玻璃样影。

（四）病毒性肺炎（新型冠状病毒肺炎）

【临床与病理】

新型冠状病毒肺炎是由 2019-nCoV 引起的以肺部炎性病变为主的疾病，还可引起肠道、肝脏和神经系统的损害和相应症状。其临床表现以发热、乏力、干咳为主，鼻塞、流涕等上呼吸道症状少见。病理学上肺脏呈不同程度的实变，肺组织灶性出血、坏死，部分肺泡腔渗出物机化和肺间质纤维化。肺内支气管黏膜部分上皮脱落，腔内可见黏液及黏液栓形成。

【影像学表现】

1. X 线表现　漏诊率高，病变早期多无异常改变或表现为支气管炎，肺野局限性斑片状影，病变严重时表现为双肺弥漫性多发实变。

2. CT 表现　HRCT 为当前首选筛查和诊断的主要手段。根据病变范围与类型，将HRCT 表现分为早期、进展期、重症期及吸收期。早期病变分布于胸膜下，表现为单发或多发不规则形或扇形以小叶或亚段分布的磨玻璃样密度影和小结节影；进展期病灶增多（图 6-26），病变范围增大并融合，实变与磨玻璃影并存；重症期两肺弥漫病变以实变为主并磨玻璃影，称为"白肺"；消散期实变范围缩小，密度减低，病灶可完全吸收，仅残留少许索条影。病程中一般无纵隔淋巴结肿大及胸腔积液出现。

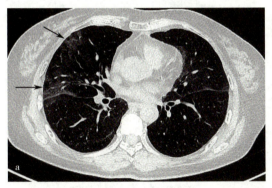
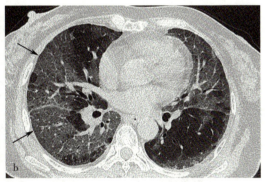

图 6-26　新型冠状病毒肺炎（CT 轴位肺窗）
a. 早期，胸膜下磨玻璃影（黑箭）；b. 进展期，2 天后明显进展，成"白肺"改变（黑箭）

ER-6-3
病案分析：
新型冠状病
毒肺炎

【鉴别诊断】

新型冠状病毒肺炎需与间质性肺炎及支气管肺炎相鉴别。前者以两肺外带多发小片状影及间质改变为主，快速发展为两肺多发磨玻璃影、浸润影，胸腔积液少见，临床症状典型，影像表现不典型时需要借助实验室检查诊断。

二、支气管扩张症

【临床与病理】

支气管扩张症（bronchiectasis）指支气管内径呈不可逆的异常扩大，可为先天性，但多为后天性，好发于儿童及青年，男女发病率无明显差异。咳嗽、咳痰、咯血为支气管扩张的三个主要症状，合并感染时可有发热、胸痛。如病变广泛，可有呼吸困难、发绀及杵状指等。

先天性支气管扩张是由于支气管壁弹力纤维不足或软骨发育不全所致。后天性支气管扩张的主要病因为支气管壁组织破坏、支气管内压增高、肺不张及肺纤维化对支气管产生外在性牵引，导致支气管扩张。根据扩张的形态分为：①柱状支气管扩张；②囊状支气管扩张；③曲张型支气管扩张。

【影像学表现】

1. X线表现　早期轻度支气管扩张在平片上可无异常发现,较严重的支气管扩张可见局部肺纹理增多、增粗、排列紊乱。柱状扩张的支气管表现为粗细不规则的管状透亮影,如含有分泌物则表现为不规则杵状致密影;囊状支气管扩张表现为多个圆形或卵圆形透亮区,有时可见小液平(图 6-27a)。继发感染时,表现为小斑片状或较大片状模糊渗出影。

2. CT 表现

(1)柱状支气管扩张:表现为"轨道征"和"印戒征",扩张的支气管管径大于伴行的肺动脉直径,此时如支气管的走行方向与CT扫描平面垂直,即构成特征性的"印戒征";如支气管走行与CT扫描平行,则表现为"轨道征"(图 6-27b)。扩张的支气管内为黏液所充盈时,表现与血管伴行而粗于血管的柱状或结节状高密度影。

(2)囊状支气管扩张:表现为一组或多发性含气的囊肿,若囊内充满液体则呈葡萄串状,囊内出现气液平面是囊状支气管扩张最具特异性的征象(图 6-27c)。

(3)曲张型支气管扩张:表现为管腔不规则扩张,可呈串珠状。

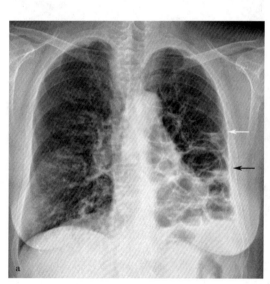
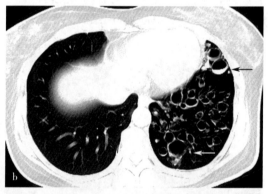
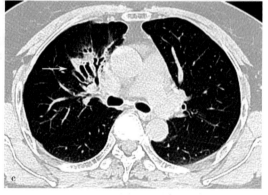

图 6-27　支气管扩张

a.胸部后前位片,双下肺纹理增粗、扭曲呈卷发状,见多个囊状透亮区(白箭),部分囊内见小液平(黑箭);b.CT 轴位肺窗,左肺下叶囊状扩张的支气管(白箭),部分囊内见小液平(黑箭);c.CT 轴位肺窗,右肺中叶多发柱状支气管扩张(白箭)

支气管扩张
病例识图

【鉴别诊断】

囊状支气管扩张需与多发性肺囊肿及肺气囊等病变鉴别。多发性肺囊肿相对较大,囊壁相对较薄,较少有液平面,可资鉴别。肺气囊多见于金黄色葡萄球菌肺炎,呈多个类圆形的薄壁空腔,其变化快,常伴有肺内浸润病灶或脓肿,且常随炎症吸收而消退。

三、肺结核

【临床与病理】

结核病（tuberculosis）的病原菌为结核分枝杆菌，主要通过飞沫传播。基本病理变化为渗出、增殖和变质。由于结核病常为破坏与修复同时进行，上述三种病理变化多同时存在，也可以某种病理变化为主，并相互转化。结核病以肺结核最常见，临床表现以呼吸系统症状为主，有咳嗽、咳痰、咯血、胸痛、呼吸困难；全身症状以发热常见，表现为午后低热，部分患者有乏力、盗汗、食欲减退和体重减轻等。按照《中华人民共和国卫生行业标准 - 结核病分类》（WS 196—2017），肺结核指结核病变发生在肺、气管、支气管和胸膜等部位，分为5种类型：①原发性肺结核：包括原发综合征和胸内淋巴结结核（儿童尚包括干酪性肺炎和气管、支气管结核）；②血行播散性肺结核：包括急性、亚急性和慢性血行播散性肺结核；③继发性肺结核：包括浸润性肺结核、结核球、干酪性肺炎、慢性纤维空洞性肺结核和毁损肺等；④气管、支气管结核：包括气管、支气管黏膜及黏膜下层的结核病；⑤结核性胸膜炎：包括干性、渗出性胸膜炎和结核性脓胸。

【影像学表现】

1. 原发性肺结核　包括原发综合征及胸内淋巴结结核（儿童尚包括干酪性肺炎和气管、支气管结核）。原发综合征的典型X线胸片表现为"哑铃状"阴影，即原发病灶、引流淋巴管炎（图6-28）、肺门及纵隔淋巴结炎，经治疗可完全吸收，不留任何痕迹。淋巴结结核指当原发病灶很轻微或吸收后，影像检查只见肺门、纵隔淋巴结肿大，其边缘不清，伴有炎性浸润。CT表现与X线胸片表现基本一致，CT可更好地显示肺门及纵隔肿大的淋巴结。

2. 血行播散性肺结核　分为急性、亚急性和慢性血行播散性肺结核。急性血行播散性肺结核又称急性粟粒型肺结核，临床中毒症状严重，可伴全身淋巴结肿大，约一半以上患者合并结核性脑膜炎。X线和CT表现为两肺弥漫分布的粟粒状影，直径为1~3mm，边缘较清晰，典型征象为"三均匀"，即分布均匀、大小均匀和密度均匀（图6-29）。亚急性和慢性血行播散性肺结核症状较轻，无明显中毒症状，表现为结节分布以两肺上、中肺野为主，密度不均匀，大小不等。

原发综合征顺口溜

血行播散性肺结核顺口溜

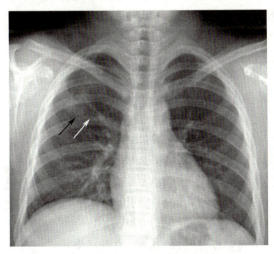

图6-28　原发性肺结核（胸部后前位片）
淡片状模糊影像为原发灶（黑箭），内侧走向肺门的模糊条带状影为淋巴管炎（白箭）

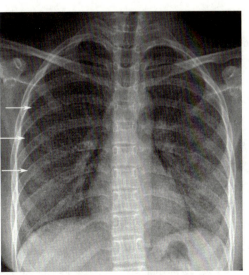

图6-29　急性粟粒型肺结核（胸部后前位片）
两肺可见弥漫分布的粟粒状病灶（白箭），表现为"三均匀"

3. 继发性肺结核 包括浸润性肺结核、结核球、干酪性肺炎、慢性纤维空洞性肺结核和毁损肺等。多发生于成年人,病变轻重相差大,活动性渗出病变、干酪样病变和修复性病变常同时存在。

(1)浸润性肺结核:以浸润渗出性结核病变和纤维干酪增殖病变为主,X线表现为肺尖和锁骨下区小片状或斑点状阴影,可融合成大片并形成空洞。CT可更好地显示病灶,可见边缘较清晰的斑点状阴影,排列成"梅花瓣"或"树芽征",为肺结核的较典型表现(图6-30)。肺结核的空洞形态不一,有三种类型:①无壁空洞,又叫"虫蚀样"空洞,由渗出、干酪病变溶解形成;②薄壁空洞,壁厚<3mm,常伴有周围浸润病变,当引流支气管出现活瓣阻塞时可迅速扩大或缩小;③厚壁空洞,壁厚在3mm以上。

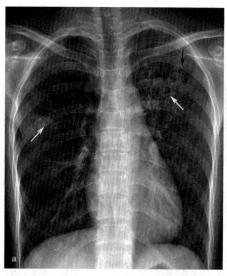
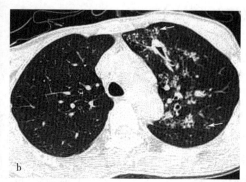

图6-30 浸润性肺结核

a.胸部后前位片,可见沿肺纹理分布的斑片状渗出灶(白箭)及厚壁空洞(黑箭);
b.CT轴位肺窗,可见"树芽征"(白箭)

(2)结核球:为圆形或椭圆形影,直径0.5~4cm不等,多为2~3cm,边界清楚,轮廓光滑,偶有分叶,密度较高,内部可见斑点、层状或环状钙化;结核球周围常见散在纤维增殖性病灶,称"卫星灶"。

(3)慢性纤维空洞性肺结核:为浸润性肺结核长期迁延不愈,形成以空洞伴明显纤维病变为主的慢性结核。X线及CT表现为双侧或单侧肺内出现纤维厚壁空洞,伴有广泛纤维增生,肺门受牵拉抬高,肺组织受牵拉呈"垂柳征",纵隔向患侧移位,健侧代偿性肺气肿,常见胸膜粘连(图6-31)。

4. 气管、支气管结核 X线胸片表现可以正常或表现各异,与支气管、肺、胸膜及纵隔病变密切相关。可见肺斑片状浸润影、肺不张实变影。CT特征表现是气管及支气管狭窄、管壁增厚或管腔闭塞引起肺不张或实变,受累支气管病变广泛,多伴有肺结核及肺门淋巴结肿大。增强扫描显示淋巴结环形强化或实变,不张的肺组织中无肺门肿块,更支持本病的诊断。

5. 结核性胸膜炎 包括干性胸膜炎、渗出性胸膜炎、结核性脓胸,前者影像检查可无明显阳性改变,后两者表现为不同程度的胸腔积液,慢性者可见胸膜广泛或局限性增厚,有时伴胸膜钙化,对于叶间、肺底积液或包裹性积液,CT更利于显示和诊断。

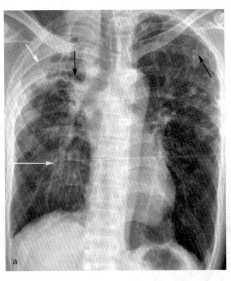
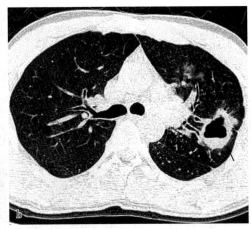

图 6-31 纤维空洞性肺结核

a. 胸部后前位片,显示片絮状渗出(黑箭)及垂柳征(白箭),右上胸膜肥厚(短白箭),
肋间隙变窄;b. CT 轴位肺窗,可见厚壁空洞(黑箭)

【诊断与鉴别诊断】

肺结核的影像学表现多样,结合病史、影像学特点及实验室检查,一般不难做出诊断。

需与下述疾病鉴别:①结核球与周围型肺癌的鉴别:后者多为分叶状肿块,周边可见短细毛刺,钙化及"卫星灶"少见,可有胸膜凹陷征;②结核性空洞与癌性空洞的鉴别:后者多为厚壁空洞,常为偏心性,内缘不光整,可有壁结节;外缘多呈分叶状,可有毛刺征,常无卫星灶。

四、肺肿瘤

肺肿瘤分为原发性肿瘤和继发性(转移性)肿瘤,原发性肿瘤又分为良性和恶性,以恶性肿瘤多见,特别是支气管肺癌(bronchogenic carcinoma),占恶性肺肿瘤的 98% 以上。其他少见的恶性肿瘤有肺肉瘤、淋巴瘤等。原发良性肿瘤少见,有腺瘤、错构瘤、平滑肌瘤、纤维瘤、脂肪瘤等。

(一)原发性支气管肺癌

【临床与病理】

支气管肺癌(简称肺癌)是最常见的恶性肿瘤,按来源可分为上皮来源(如腺癌、鳞癌、神经内分泌肿瘤等)、间叶组织来源(如肉瘤、硬化性纤维瘤)、淋巴组织来源(如肺淋巴瘤)和转移来源;按发生部位则分为中央型、周围型 2 种。肺癌早期可无症状,中晚期临床表现则多种多样,与发生部位、大小及是否累及邻近结构和有无远处转移密切相关,最常见的临床症状有咳嗽、咳痰、咯血、胸痛及发热等。

【影像学表现】

1. 中央型肺癌 肿瘤发生在肺段和段以上的支气管,其影像表现由瘤体、支气管阻塞和胸部转移征象组成。

(1)X 线表现:早期胸片常无异常表现,中晚期主要表现为肺门区肿块,呈分叶状或边缘不规则,常可伴有阻塞性肺炎或肺不张。

(2)CT 表现:可清晰显示支气管腔内或壁内外肿块、管壁不规则和管腔"鼠尾状"狭窄或"锥形""杯口状"截断(图6-32)。阻塞性肺炎表现为受累支气管远端肺组织实变,多为散在分布;发生肺不张时则表现为肺叶或肺段均匀性密度增高并伴有容积缩小。另外,增强CT可清楚显示中央型肺癌是否侵犯纵隔结构,是否伴有肺门、纵隔淋巴结转移,尤其对判断血管是否受侵或受压移位、管腔变窄或闭塞、管壁不规则等更为敏感。

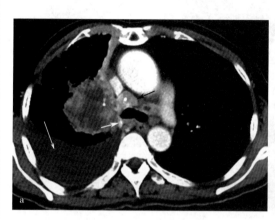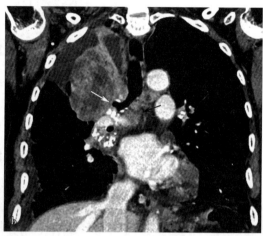

图 6-32　中央型肺癌(CT 增强扫描,纵隔窗)

a. 轴位;b. 冠状位

右肺门肿瘤伴纵隔淋巴结肿大(黑箭),支气管截断(白箭),右侧胸腔积液(细白箭)

2. 周围型肺癌　肿瘤发生在肺段以下支气管,其影像表现由瘤体、支气管阻塞征象、邻近胸膜受侵征象和胸部转移征象组成。

(1)X 线表现:胸片大多表现为肺内球形结节或肿块影,可见分叶、短细毛刺及胸膜凹陷征。当肿瘤坏死经支气管引流后,可形成厚壁偏心空洞;肿块内钙化较少见。

(2)CT 表现:尤其是 HRCT 图像较 X 线胸片更敏感、更清晰地显示结节与肿块的细节,可见分叶征或脐凹征,为肿瘤各部分生长速度不同所致(图6-33)。瘤体边缘的短毛刺征代表肿瘤浸润性生长及间质反应,累及淋巴管可引起癌性淋巴管炎。瘤体密度多数比较均匀,出现坏死组织时密度减低,坏死组织经支气管排出后可形成空洞,癌性空洞通常为偏心、厚壁空洞,可见壁结节。增强扫描时,肿块可呈较明显的均匀或不均匀强化,有助于肺癌的诊断。

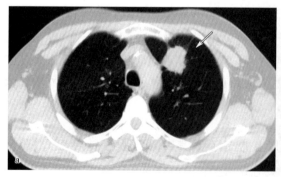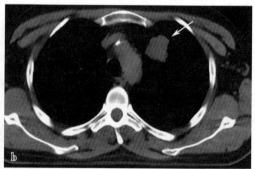

图 6-33　周围型肺癌(CT 轴位)

a. 肺窗;b. 纵隔窗

左上肺肿块(白箭),边缘不规则,有浅分叶及毛刺

【鉴别诊断】

周围型肺癌与结核球的鉴别见表6-1,肺癌所引起的癌性空洞与结核空洞的鉴别见表6-2。

表6-1 周围型肺癌与结核球的鉴别

	周围型肺癌	结核球
好发部位	肺内任何部位	上叶尖后段及下叶背段
大小	常较大(直径多大于4cm)	较小(直径多小于4cm)
轮廓	不光整,多见毛刺及分叶	多光整
钙化	少见	多见
灶周	可见阻塞性炎症、肺气肿、癌性淋巴管炎	多见卫星灶、纤维灶等
随诊变化	增长较快	很少变化

表6-2 癌性空洞与结核空洞的鉴别

	癌性空洞	结核性空洞
空洞位置	多偏心空洞	多中心空洞
洞壁	厚壁、不均匀,可见壁结节,常无钙化	多薄壁、均匀,无壁结节,常见钙化
灶周肺野	阻塞性炎症	卫星灶

肺癌 TNM
分期

(二) 肺转移性肿瘤

【临床与病理】

肺转移性肿瘤(metastatic tumor of lung)常见,多为血行转移,亦可经淋巴转移或直接蔓延至肺内,其临床表现多为原发肿瘤的症状,肺部症状可有咳嗽、咯血、胸痛等。

【影像学表现】

1. X线表现 血行转移者常表现为两肺多发结节或棉球样阴影,密度多均匀,大小不一,轮廓清楚,以两肺中下野外带较多,也可局限于一侧肺野,少数可为单发球形病灶。淋巴转移者可表现为两肺门和/或纵隔淋巴结肿大,同时见自肺门向外呈放射状分布的条索状影,伴"串珠样"结节。

2. CT表现 发现肺转移性肿瘤病灶较X线胸片更加敏感,血行转移者表现为两肺弥漫性随机分布的结节或多发球形病灶(图6-34),边缘光滑,密度均匀,以中下肺野及胸膜下区较多见。少数转移瘤可现空洞、气囊或发生钙化。HRCT对经淋巴路径的转移瘤诊断有独特的优势,除见肺门及纵隔淋巴结肿大外,还可见小叶间隔不规则增厚和沿支气管血管束、小叶间隔分布的多发细小结节影,呈"串珠样"改变。

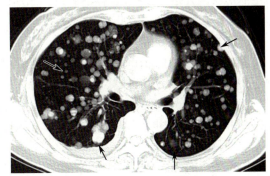

图6-34 肺转移癌(CT轴位肺窗)
双肺多发大小不等类圆形结节影(黑箭),边界清晰

【诊断要点】

结合原发肿瘤病史,肺内多发转移瘤容易诊断。如为肺内单发转移瘤,且原发肿瘤又不明确时,则诊断具有一定困难,应结合病史,详细检查各脏器有无异常和进行血液肿瘤标志物检查,必要时可行肺部肿块穿刺活检以明确诊断。

知识拓展

《世界卫生组织烟草控制框架公约》

　　2003年5月21日,第56届世界卫生大会一致通过了《世界卫生组织烟草控制框架公约》(以下简称《公约》)。公约生效后,各缔约国须严格遵守公约的各项条款:提高烟草的价格和税收,禁止烟草广告,禁止或限制烟草商进行赞助活动,打击烟草走私,禁止向未成年人出售香烟,在香烟盒上标明"吸烟危害健康"的警示,并采取措施减少公共场所被动吸烟等。2003年11月10日,中国政府正式签署《公约》。2005年8月28日,第十届全国人大常委会第十七次会议审议通过《公约》,成为第89个批准公约的国家。2006年1月,《公约》在我国正式生效,中国承诺在2011年1月9日起在公共场所全面禁烟。

五、纵隔肿块病变

　　纵隔内组织器官较多,胚胎发育来源复杂,因而纵隔原发肿瘤和瘤样病变的种类繁多。一般而言,纵隔肿瘤和瘤样病变有特定的好发部位:①胸腔入口区,成年多为甲状腺肿瘤(thyroid tumor),儿童常为淋巴管瘤;②前纵隔区常见胸腺瘤和畸胎瘤,心膈角区的肿物多为心包囊肿和脂肪瘤;③中纵隔,由于淋巴组织丰富,故以淋巴瘤(lymphoma)最常见,其次为支气管囊肿;④后纵隔由于神经组织丰富,故以神经源性肿瘤多见。因此,明确纵隔各区的解剖结构及其组织成分,有助于病变的准确定位和定性诊断。

【临床与病理】

　　纵隔肿瘤和瘤样病变的临床表现与其大小、定位、性质和生长方式等密切相关,早期多无明显症状和阳性体征。

　　1. 良性肿瘤和瘤样病变　由于生长缓慢,常长至很大才出现相应压迫症状,如上腔静脉受压可出现颈静脉增粗、头颈面部及上肢水肿;气管受压可出现刺激性干咳、气急;膈神经受压可出现呃逆及膈肌麻痹;交感神经受压可出现霍纳综合征(Horner syndrome);迷走神经受压可出现心率慢、恶心、呕吐;喉神经受侵可出现声音嘶哑;食管受压可出现吞咽困难。

　　2. 恶性肿瘤　进展迅速,侵袭程度高,肿瘤较小即可出现临床症状,部分纵隔内肿瘤和瘤样病变具有特征性临床表现:约1/3胸腺瘤患者有重症肌无力;少数胸骨后甲状腺患者可有甲状腺功能亢进等症状;皮样囊肿或畸胎瘤破入支气管时可咳出毛发及皮脂样物。

【影像学表现】

（一）胸内甲状腺肿

　　胸内甲状腺肿(intrathoracic goiter)位于纵隔入口处并常向一侧前上纵隔延伸(图6-35)。由于甲状腺含碘量较高,故CT上其密度常高于周围软组织。MRI常表现为T1WI稍低信号,T2WI稍高信号。肿物内常出现囊变和钙化,此时其密度或信号强度可不均匀。另外需注意,胸内甲状腺肿也可发生甲状腺腺瘤和腺癌,在CT和MRI上出现相应表现。

（二）胸腺瘤

　　胸腺瘤(thymoma)常位于前纵隔中上部,组织学上根据肿瘤内淋巴细胞和上皮细胞的比例而分为不同亚型,病理上分为胸腺瘤和胸腺癌。胸腺瘤CT表现多为边缘光滑清晰的软组织肿块(图6-36);当肿瘤内发生囊变时则密度不均匀。MRI上表现为不均匀的T1WI稍低信号,T2WI稍高信号。胸腺癌肿块边缘不规则,邻近结构常受累(图6-37),可伴淋巴结及胸膜转移。增强扫描肿瘤呈均匀或不均匀强化。

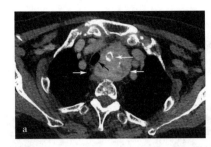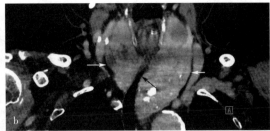

图 6-35　胸内甲状腺肿（CT 增强扫描,纵隔窗）

a. 轴位；b. 冠状位

甲状腺肿大（白箭）,突入上纵隔,内见钙化,气管受压移位（黑箭）

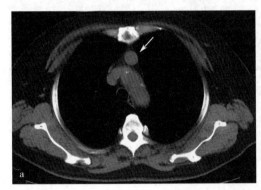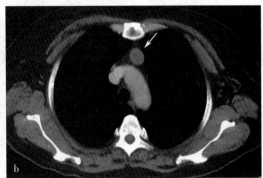

图 6-36　胸腺瘤（CT 轴位,纵隔窗）

a. 平扫；b. 增强

前上纵隔结节（白箭）,边界清楚光滑,均匀强化

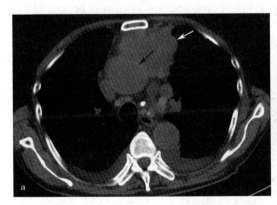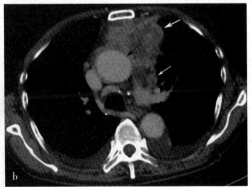

图 6-37　胸腺癌（CT 轴位,纵隔窗）

a. 平扫；b. 增强

前上纵隔不规则肿块（白箭）,不均匀强化,血管脂肪间隙模糊（黑箭）,

淋巴结肿大（细白箭）,双侧胸腔积液（细黑箭）

（三）畸胎瘤

　　畸胎瘤（teratoma）常位于前纵隔中部,包括囊性和实性畸胎瘤。囊性畸胎瘤又称皮样囊肿,含外胚层和中胚层组织,CT 上呈囊性密度；实性畸胎瘤包含 3 个胚层的组织,CT 上呈混杂密度,若其内见脂 - 液平面、骨骼及牙齿等特征性表现,则有助于定性诊断。由于肿

块成分复杂,MRI上常为混杂信号。

(四)淋巴瘤

淋巴瘤(lymphoma)常位于前、中纵隔。胸片表现为纵隔向两侧增宽,边缘呈波浪状。CT可见多个淋巴结肿大,可融合呈肿块状,呈均匀软组织密度。MRI上T1WI多呈稍低信号,T2WI多呈稍高信号。CT和MRI增强扫描肿块均呈中度强化;肿块易包绕血管(图6-38)。全身多部位淋巴结肿大有助于提示诊断。

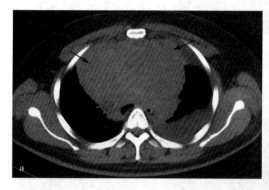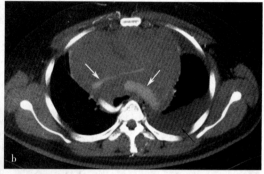

图6-38 淋巴瘤(CT轴位,纵隔窗)

a.平扫;b.增强

纵隔可见多个肿大淋巴结融合(黑箭),呈均匀软组织密度,增强扫描可

见血管包埋(白箭),左侧胸腔积液(细黑箭)

(五)神经源性肿瘤

神经源性肿瘤(neurogenic tumor)多位于后纵隔,常为神经纤维瘤、神经鞘瘤或节细胞神经瘤。CT和MRI可见多数肿块呈类圆形,如肿块部分位于椎管内、部分位于椎管旁,则呈"哑铃"形,常伴有椎间孔扩大(图6-39);肿块多呈均匀软组织密度或软组织信号,边缘光整;可伴钙化、囊变;恶性肿瘤(如神经母细胞瘤)可伴有大量钙化,椎体骨质破坏及软组织受累。

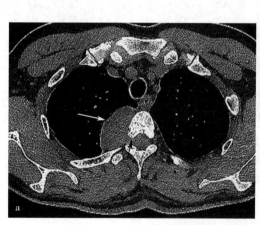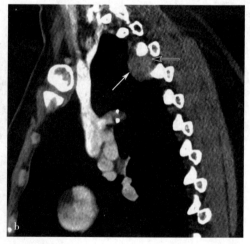

图6-39 神经鞘瘤(CT,纵隔窗)

a.轴位平扫;b.矢状位增强扫描

后纵隔肿瘤(白箭)紧贴脊柱旁,与肺交界面光滑清晰,不均匀强化,椎间孔扩大(黑箭)

（六）囊性病变

常见的纵隔内囊性病变有淋巴管囊肿、支气管囊肿和心包囊肿。囊肿与起源器官关系密切,定位较明确。CT 检查病变多呈水样密度,CT 值常为 0~20HU;如囊内富含蛋白成分或囊内出血时,CT 值可高达 30~40HU,不易与实性肿瘤区别;增强扫描则可区分,实性肿瘤有不同程度强化。MRI 检查对诊断囊肿优于 CT,并对发现囊内出血有较高的敏感性。

【诊断与鉴别诊断要点】

纵隔肿瘤和瘤样病变的影像诊断和鉴别诊断需注意以下几点:

1. 病变的部位　由于不同病变有各自的好发部位,因此,根据病变的部位,多可推断其来源。

2. 病变的密度或信号　由于密度或信号多可反映病变的实性、囊性或囊实性、甚或脂肪性,因此,根据病变的密度或信号,可推断其性质。

3. 病变的边缘及邻近结构的改变　纵隔病变与心脏、大血管等关系密切,因此,根据病变是否侵及邻近结构,可帮助鉴别其良恶性。

CT 和 MRI 检查可准确分辨纵隔肿瘤内的组织成分,并可判断肿瘤与周围结构的空间关系,不但有助于肿瘤的定位及定性诊断,而且为治疗方案的制定提供了有价值的信息。

（赵宝英　栾丽　刘斌）

复习思考题

1. 空洞与空腔的病理基础和影像表现有什么不同?
2. 简述气胸的 X 线与 CT 表现。
3. 胸腔积液的 X 线表现如何?
4. 简述支气管扩张的分型及 CT 表现。
5. 简述大叶性肺炎的 X 线及 CT 表现。
6. 简述肺癌的分型与 X 线和 CT 表现。

扫一扫
测一测

◇◇◇ 第七章 ◇◇◇

循 环 系 统

📐 学习目标

通过本章的学习,掌握循环系统正常与基本病变的影像表现;熟悉循环系统常用影像学检查方法及各自的优势;了解循环系统常见疾病(冠状动脉粥样硬化性心脏病、主动脉夹层、肺动脉栓塞、房间隔缺损、法洛四联症、风湿性二尖瓣狭窄)的影像学诊断。

第一节　检查方法的选择

循环系统全面的影像学诊断信息应包括心脏大血管的解剖形态、心脏功能、血流动力学变化及心肌灌注等方面。

一、X 线检查

胸部透视可多体位动态观察心脏大血管的形态及搏动情况。X 线平片可观察心脏和主动脉弓的位置、形态轮廓和大小的变化,测量心胸比例,了解肺循环变化,判断有无伴随的肺部疾病及腹腔脏器位置的异常等,是循环系统疾病诊断最基本的影像学检查方法。但透视和平片均无法观察心内及血管腔内的结构。

二、CT 检查

多排螺旋 CT 在心脏大血管疾病诊断方面有较高价值,能准确、客观地反映心脏大血管和周围血管的解剖形态、血管壁情况,可进行心功能评价。常用于检查冠心病、主动脉瘤、主动脉夹层、肺动脉栓塞、心包疾病及先天性心脏病等。但 CT 检查有辐射,需要使用含碘对比剂,对心脏瓣膜动态显示不如超声,对心肌灌注成像不如 MRI 及核素检查。

三、MRI 检查

MRI 检查具有无辐射、无需含碘对比剂、软组织分辨力高等优点,能直接做心脏大血管任意角度的成像,并可用电影的方式直观显示心脏瓣膜及心肌的运动情况;可分析心肌灌注情况,测定心肌活性及心肌纤维化。对心肌病、冠心病、心脏肿瘤、先天性心脏病及大血管疾病的诊断有重要价值。

四、心血管造影

心血管造影目前大多应用 DSA 技术,利用导管将对比剂快速注入心脏大血管腔,观察其内部解剖结构、功能及血流动力学情况,测量压力及血氧饱和度等生理指标,一直是心脏大血管及冠状动脉疾病诊断的金标准。近年来,随着非创伤性影像学检查(包括超声、CT 及 MRI)的迅速发展,临床上用于诊断的心血管造影已明显减少。

第二节　正常影像表现

一、X 线表现

(一) 常用体位的正常心脏大血管 X 线表现

1. 后前位　心脏大血管影大部分(约 2/3)位于中线左侧,小部分位于中线右侧,有左、右两个边缘。右缘分为上、下两段:上段为上腔静脉与升主动脉的复合投影,下段由右心房外缘构成。右心缘与横膈相交的夹角称为右心膈角。左缘分为 3 段:上段为主动脉结,呈密实的圆形阴影;中段为肺动脉段,又称心腰部,是肺动脉主干外缘的投影,平直或略有凹凸;下段由左心室构成,是心左缘最长的一段,向左下伸展,下端内收,即形成心尖(cardiac apex),心尖外侧(左心膈角)常见心包脂肪垫,呈低密度软组织影(图 7-1)。

2. 左侧位　分前缘及后缘。前缘下段为右心室前壁,中段为右心室漏斗部和肺动脉主干,上段为升主动脉。后缘上段为左心房,下段为左心室,呈轻度向后弯曲,与膈肌相交处(后心膈角)可见下腔静脉影,呈带状或三角形阴影。心前缘与胸壁之间的间隙称为心前间隙;心后缘与脊柱前缘之间的间隙称为心后间隙(图 7-2)。

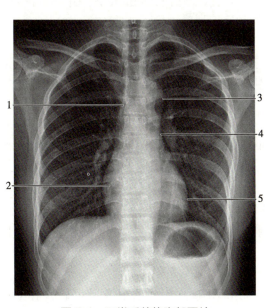

图 7-1　正常后前位胸部平片
1. 上腔静脉;2. 右心房;3. 主动脉弓;
4. 肺动脉段;5. 左心室

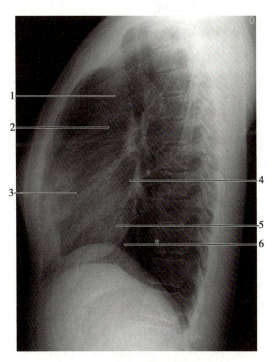

图 7-2　正常左侧位胸部平片
1. 升主动脉;2. 肺动脉主干;3. 右心室;4. 左心房;5. 左心室;6. 下腔静脉

3. **右前斜位**　前缘分3段,上段为升主动脉,中段为肺动脉主干的前缘及右室漏斗部(或圆锥部),下段为右心室。后缘分2段,上段为左心房,下段为右心房。

4. **左前斜位**　前缘分3段,上段为升主动脉,下段为右心室,两者之间为右心房耳部。后缘分2段,上段为左心房,下段为左心室。

(二) 心脏大小的测量

心脏增大是心脏病变的重要征象。确定心脏有无增大及增大程度,在后前位胸片上测量心胸比例是最简单实用的方法。心胸比例是心影最大横径(左、右心缘最外侧点至体中线垂直距离之和)与胸廓最大横径(右膈顶平面两侧肋骨内缘之间的水平距离)之比。正常成人的心胸比例≤0.5。婴幼儿期心脏相对较大,略呈球形,心胸比例可达0.55~0.6,至学龄期才逐渐接近成人。影响心胸比例的因素很多,如体型、年龄、性别、横膈位置、心动周期及呼吸,其中受体型及横膈位置的影响较大,如体型肥胖,横膈位置高,心影可呈横位,此时心脏本身虽无增大,但心胸比例可超过0.5。所以,在实际应用中应结合个体差异及临床资料综合分析(图7-3)。

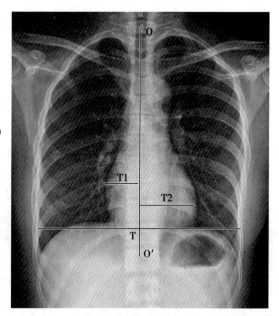

图 7-3　心胸比例测量示意图(后前位胸片)

心胸比例 =(T1+T2)/T

二、CT 表现

CT 检查反映的是横断面的解剖结构,平扫主要用于观察血管壁及瓣膜、心包有无钙化,增强扫描可以清晰显示心脏各房室及大血管的解剖结构及它们之间的位置关系,并可通过重建技术进行直观显示。下面选几个具有特征性的层面加以描述。

(一) 主动脉弓层面

主动脉弓由气管右前方呈弧形弯向左后方至脊柱左侧,上腔静脉位于弓部前右侧,左头臂静脉从左向右汇入上腔静脉,右头臂静脉由右前方汇入。主动脉弓下方为主 - 肺动脉窗,中央为气管或气管隆突(图7-4)。

(二) 肺动脉层面

肺动脉主干位于升主动脉左侧,向右后延伸分出右肺动脉,于稍高层面向左发出左肺动脉(图7-5)。

(三) 主动脉根部层面

显示主动脉窦及其周围结构。主动脉根部居中,其前方为右室流出道,后方为左心房,右侧为右房耳部及上腔静脉。左冠窦位于主动脉根部左后侧,发出左冠状动脉;右冠窦位于前方,发出右冠状动脉(图7-6)。

(四) 左室流出道层面

观察左心房、左心室、右心房、右心室及左室流出道结构。大多数情况下可显示主动脉瓣及二尖瓣(图7-7)。

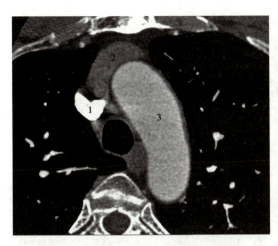

图7-4 主动脉弓层面CT轴位纵隔窗
1. 上腔静脉;2. 左头臂静脉;3. 主动脉弓

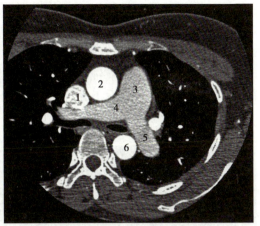

图7-5 肺动脉层面CT轴位纵隔窗
1. 上腔静脉;2. 升主动脉;3. 肺动脉主干;4. 右肺
动脉;5. 左肺动脉;6. 降主动脉

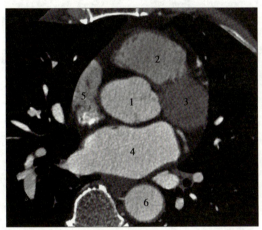

图7-6 主动脉根部层面CT轴位纵隔窗
1. 升主动脉;2. 右心室;3. 左心室;4. 左心房;
5. 右心房;6. 降主动脉

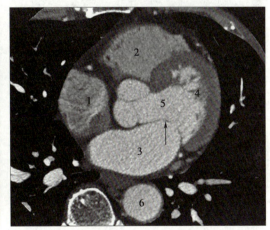

图7-7 左室流出道层面CT轴位纵隔窗
1. 右心房;2. 右心室;3. 左心房;4. 左心室;
5. 左室流出道,二尖瓣(黑箭);6. 降主动脉

三、MRI 表现

心脏大血管MRI检查采用不同的扫描序列可得出黑白对比不同的图像。在自旋回波序列T1WI中,因为血液的流空效应,正常心脏大血管腔内呈黑色的低信号,即黑血序列(图7-8),而心肌则呈灰色的中等信号,脂肪组织呈白色的高信号。在快速梯度回波序列中,因为血液的流入增强效应,心脏大血管腔内呈白色高信号,即白血序列(图7-9),快速梯度回波电影序列可显示心脏的动态影像;对比增强扫描,心脏大血管腔内也可呈白色高信号。心脏大血管MRI检查可做横断面、心脏短轴及长轴位、直接多角度切面扫描,心脏大血管的断面解剖所见与CT正常所见相似。

四、心血管造影表现

正常的心脏大血管造影表现为注射对比剂后,所选择的造影部位在即时显影的同时,血流也按正常的方向流动,不应有反流、异常分流或提前显影等。常用的选择性造影方法有右心造影、左心室造影、主动脉造影及冠状动脉造影等。其中,选择性冠状动脉造影可清楚显示左、右冠状动脉的正常解剖结构及变异。左冠状动脉起自左冠状窦,发出左主干后分成前降支和回旋支,前降支走行于前室间沟,下行至心尖,其近段发出2~4支对角支;回旋支行走于左房室沟,主要分支有钝缘支和左房旋支(图7-10)。右冠状动脉起自右冠状窦,走行于右房室沟,沿心右缘至心后下缘,止于心脏膈面,沿途有较多分支,主要有圆锥支、窦房结支、锐缘支、后降支及左室后支等(图7-11)。

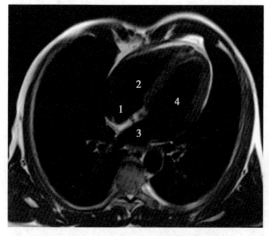

图 7-8　MRI 黑血序列轴位
1. 右心房;2. 右心室;3. 左心房;4. 左心室

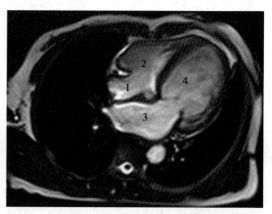

图 7-9　MRI 白血序列轴位
1. 右心房;2. 右心室;3. 左心房;4. 左心室

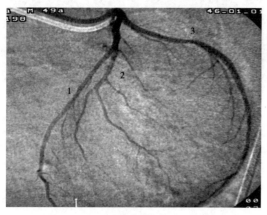

图 7-10　左冠状动脉造影(DSA)
冠状动脉左前斜位示:1. 前降支;2. 对角支;3. 回旋支

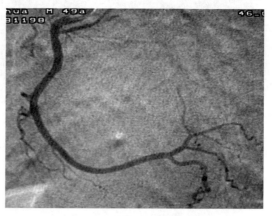

图 7-11　右冠状动脉造影(DSA)
冠状动脉左前斜位示:右冠状动脉及其分支

第三节　基本病变的影像表现

一、心脏位置异常

心脏位置异常包括2种情况:一种是心脏移位,由胸廓畸形、胸膜或胸腔病变、肺部病变或胸部手术后等心外疾病引起,而心脏大血管本身并无异常;另一种是心脏异位,是心脏先天性异常的一种表现。

判断心脏异位时要结合心脏的位置与内脏的位置。胸内心脏异位的类型包括：①镜面右位心：心脏右位的同时伴有内脏反位；②左旋心：心脏左位而内脏反位；③右旋心：心脏右位而内脏正位。后两种常伴有复杂先天性心脏病。

后前位胸片上可观察胸内心脏异位的类型，例如镜面右位心表现为心脏轴线及心尖指向右侧胸腔，胃气泡及脾脏阴影则位于右上腹，而肝脏阴影位于左上腹（图7-12）。CT及MRI在清晰显示心脏及内脏位置的同时，还可以显示心脏大血管的内部结构、气管及左右支气管的情况，发现有无伴随其他先天性畸形。

二、心脏大小异常

X线平片确定心脏增大最简单的方法是在后前位胸片上测量心胸比例，成人或学龄儿童心胸比例超过0.5为心脏增大，0.51~0.55为轻度增大，0.56~0.6为中度增大，大于0.6为重度增大。

CT、MRI和心血管造影均能准确地测量各心腔径线，而CT、MRI既能判断心脏各房室有无增大，也能观察心肌有无肥厚。

（一）左心室增大

主要见于高血压、主动脉瓣关闭不全与狭窄、二尖瓣关闭不全及室间隔缺损等。左心室增大先向左下，继而向后隆突。X线表现为后前位可见左心室段延长，心尖向左下延伸，左心缘下段圆隆。左侧位心后缘下段向后隆突，心后间隙变窄。左前斜位心影后下缘向后下膨隆，与脊柱重叠（图7-13）。

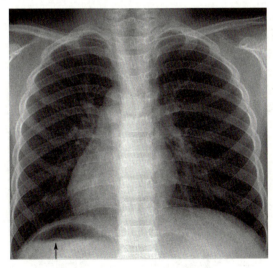

图7-12 镜面右位心（平片）

后前位片示心尖指向右侧胸腔，内脏反位，胃气泡（黑箭）位于右上腹

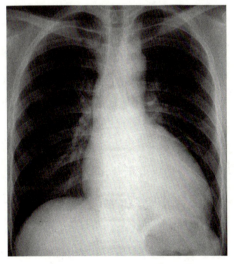

图7-13 高血压心脏病（平片）

后前位片示心影增大，呈主动脉型心，主动脉增宽，左心室段延长、圆隆

（二）右心室增大

常见于二尖瓣狭窄、肺源性心脏病、肺动脉狭窄、房室间隔缺损及法洛四联症等。右心室增大通常先向前向左上，继而向下膨突。X线表现为后前位心影右缘下段向右膨隆，心腰部平直或隆起，肺动脉段凸出，心尖可显示圆隆、上翘。左侧位示心前间隙缩小或消失，心影前缘与胸骨接触面增大（图7-14，图7-15）。

（三）左心房增大

主要见于二尖瓣病变、各种原因引起的左心衰竭及先天性心脏病等。左心房增大一般先向后向上,继而向左、向右膨突。X线表现为后前位可见心影中央密度增高(双重密影),左心房参与构成心影右缘,形成心右缘双边缘(双弧曲线),左心耳增大可在肺动脉段与左心室段交界处凸出形成心左缘第三弓(四弓征),左主支气管可受压抬高。左侧位及右前斜位食管吞钡照片可见食管中下段前缘受压(左房压迹)和移位(图7-14)。

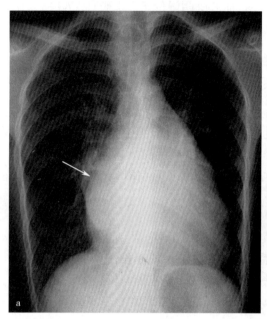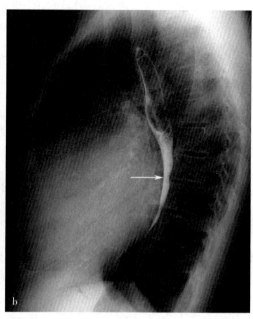

图7-14 风湿性心脏病二尖瓣狭窄(平片)
a.后前位胸片示左心房增大(心影中央密度增高,右心缘双边缘、左心缘四弓改变)、心影呈二尖瓣型及肺淤血改变;b.左侧位食道吞钡胸片示左心房增大(食道中下段受压移位)、右心室增大

(四) 右心房增大

主要见于三尖瓣病变、右心衰竭和房间隔缺损等。右心房增大一般先向右前,继而向后向左膨突。X线表现为后前位可见心影右缘下段向右膨凸,其最凸出点偏高,右房段延长;左前斜位心前缘上段膨隆(图7-15)。

三、心脏形态异常

(一) 二尖瓣型心

常见于二尖瓣狭窄、房间隔缺损、肺动脉狭窄及肺心病等疾病。X线表现为后前位胸片心影外形接近梨形,两侧心缘向外膨隆,肺动脉段(心腰部)凸出,主动脉结缩小或正常(图7-14)。

(二) 主动脉型心

常见于主动脉瓣病变、高血压心脏病等。X线表现为后前位胸片心影近似靴形,心腰部凹陷,左心室段向左膨隆,多伴有主动脉结增宽(图7-13)。婴幼儿出现靴形心脏,伴有心尖圆钝、上翘,则提示法洛四联症

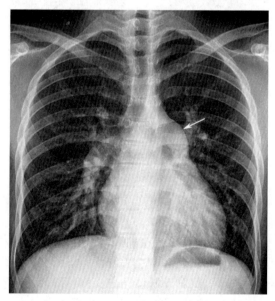

图7-15 房间隔缺损(平片)
后前位胸片示右房增大、右心室增大、肺动脉段凸出(白箭)及肺充血改变

可能。

（三）普大型心

常见于心肌损害、全心衰竭及风湿性心脏病多瓣膜损害,亦可见于大量心包积液。X 线表现为后前位胸片心影较均匀地向两侧扩大,心腰平直,可表现为类似烧瓶状(图 7-16)。

四、大血管异常

（一）位置异常

右位主动脉弓是常见的主动脉位置异常,X 线表现为后前位胸片主动脉结位于气管右侧。

（二）形态异常

常见的有胸主动脉增宽、延长及迂曲,X 线胸片上表现为心影右上缘升主动脉段

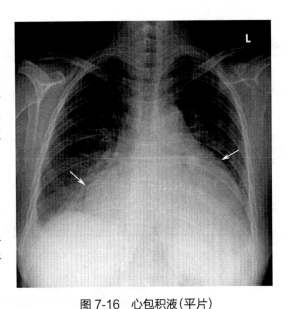

图 7-16　心包积液(平片)

后前位片示心影向两侧均匀扩大(白箭),呈普大型心

增宽,左上缘主动脉结突出、主动脉弓部位置升高。肺动脉扩张时表现为心腰隆突。上腔静脉扩张时则表现为右上纵隔增宽。

CT、MRI 能很好地显示大血管位置变化及与邻近结构的相互关系,准确测量主动脉、肺动脉和上腔静脉的直径,同时观察腔内及管壁的异常改变。

五、肺循环异常

肺循环沟通左、右心腔,心脏病或肺血管本身的病变都可引起肺循环血管的异常改变,是诊断心脏病的重要资料。判断肺循环的异常改变是普通 X 线胸片诊断心脏病的重要内容之一。

（一）肺血减少

是肺内血流量减少所致,又称肺缺血,通常见于右心排血受阻及右向左分流的先天性心脏病,如肺动脉狭窄、法洛四联症等。

（二）肺血增加

可分为肺充血和肺淤血两类。

1. **肺充血**　是肺动脉血流量增多所致(图 7-15),多见于左向右分流的先天性心脏病,如房室间隔缺损及动脉导管未闭,亦见于心排血量增加的疾病,如甲状腺功能亢进及贫血。长期肺充血可引起肺小动脉的一系列变化,形成肺动脉高压(肺动脉收缩压 >30mmHg,平均压 >20mmHg)。

2. **肺淤血**　是肺静脉血液回流受阻所致(图 7-14),常见于二尖瓣病变、左心功能不全等。肺淤血可引发肺静脉高压,出现间质性肺水肿和肺泡性肺水肿。

间质性肺水肿常表现为各种肺小叶间隔线,即 Kerley A、B、C 线,以 Kerley B 线最多见,X 线表现为肋膈角区肺野出现水平横行的线条影,长 2~3cm,可伴有叶间胸膜增厚及少量胸腔积液。肺泡性水肿由于肺静脉压力升高致血浆外渗至肺泡所致,常见于急性左心衰竭及尿毒症,X 线表现为肺野中内带边缘模糊的斑片状阴影,常位于双侧肺门周围,形成"蝴蝶"状改变。

肺血减少、肺充血、肺淤血及肺动脉高压等常见肺循环异常的 X 线表现见表 7-1。

表 7-1　常见肺循环异常的 X 线表现

X 线征象	肺血减少	肺充血	肺淤血	肺动脉高压
肺纹理	变细、稀疏	增粗,边缘清晰	增粗,边缘模糊	中心血管影扩张,外围肺纹理纤细
肺门	正常或缩小	增大,搏动增强	增大,边缘模糊	右下肺动脉扩张而小动脉突然变细(肺门截断现象)、搏动增强
肺动脉段	凹陷或突出	突出	可平直或突出	明显突出
肺静脉	缩小	扩张	上肺静脉扩张	
肺野透亮度	增高	正常	减低	
其他改变	紊乱、网状的侧支循环血管		严重者可出现肺小叶间隔线	右心室增大

第四节　常见疾病的影像诊断

一、冠状动脉粥样硬化性心脏病

冠状动脉粥样硬化性心脏病(coronary atherosclerotic heart disease)简称冠心病,是一种严重危害人民健康的常见病、多发病。近年来发病率有逐渐上升的趋势。

【临床与病理】

冠心病的主要临床症状是心绞痛,服用硝酸甘油可缓解,严重者可发生心肌梗死,甚至猝死。冠心病的病理改变主要是冠状动脉内膜下脂质沉着,继而纤维增生,形成粥样斑块,最终引起冠状动脉管腔狭窄。粥样斑块可分为钙化斑块、纤维斑块及脂质斑块,其中脂质斑块易破裂,引起血栓形成,导致管腔完全阻塞,引发急性心肌梗死,梗死面积较大时可在局部形成室壁瘤。

冠状动脉粥样硬化病变最常见于左前降支近段,其次为回旋支、右冠状动脉及左主干。当冠状动脉管腔狭窄 >50% 时,其管腔截面积则减少 75%,被认为是有血流动力学意义的狭窄,可引起心肌缺血改变。

【影像学表现】

1. X 线表现　单纯心绞痛患者心肺往往无异常改变,偶可发现冠状动脉钙化影;伴有高血压时,可发现左心室增大表现。心肌梗死时,部分患者心脏及肺循环无异常改变,少数患者有心影增大,以左心室为主,合并左心衰竭时可出现肺淤血、肺水肿及少量胸腔积液等征象。出现心包积液时可使心影明显增大。室壁瘤形成时表现为左心缘局限性膨突,局部搏动减弱或反相搏动。

2. CT 表现　平扫可显示冠状动脉钙化,表现为沿冠状动脉走行的斑点状、索条状高密度影,可进行冠状动脉钙化积分计算,对粥样硬化病变的部位、范围及严重程度有初步的了解。增强扫描结合三维重建技术可较好地显示冠状动脉的狭窄部位、范围及程度,观察粥样斑块形态特点(图 7-17a),可作为冠心病诊断及介入治疗前的筛选手段,也可用于冠状动脉支架植入术后及旁路移植术后的随访观察,但对显示细小的冠脉分支及侧支血管不敏感。

3. MRI 表现　冠状动脉 MRA 可对较大的冠状动脉的狭窄做出判断。心脏 MRI 梯度回波电影序列可显示心肌梗死处心室壁变薄,运动减弱,有室壁瘤时同时出现局部膨突及反相运动。MRI 灌注成像及延迟增强扫描技术可发现心肌缺血、了解心肌活性及心肌灌注储备。

4. 造影表现 选择性冠状动脉造影可多角度观察冠状动脉狭窄情况,能显示细小的冠脉分支及侧支血管,也是支架治疗及冠状动脉旁路移植术前必不可少的检查手段(图7-17b)。左心室造影可用于观察左心室腔的形态、大小及室壁运动情况,测量左心室功能。

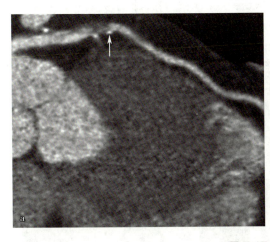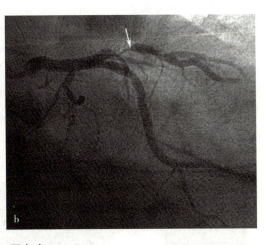

图7-17 冠心病
a.冠状动脉CT血管成像,示左前降支近段粥样斑块形成(白箭),局部管腔重度狭窄;
b.同一病例DSA,示左前降支近段重度狭窄(白箭)

【鉴别诊断】

根据临床症状及心电图异常可对冠心病做出初步诊断,冠状动脉造影仍是目前冠心病最可靠的诊断手段,CT及MRI也有一定的帮助。临床上冠心病需与扩张型心肌病鉴别,后者无冠状动脉狭窄改变,心脏明显增大,左心室扩张明显,室壁运动普遍减弱。

二、主动脉夹层

主动脉夹层(dissection of aorta)的主要临床症状为骤发剧烈胸背痛或腰腹痛而镇痛药效果较差,四肢血压的差异及高血压病史有助于诊断。本病自然预后极差,死亡率较高,未经治疗的病例24小时内约有25%的患者死亡。随着影像诊断技术的提高,国内近年来早期诊断的病例明显增加。

【临床与病理】

主动脉夹层指由各种原因(常见为粥样硬化)引起的主动脉壁内膜破裂,并在内膜与中外层之间形成血肿。由于血流压力的作用,血肿常常沿着动脉的纵轴与血流方向向远端剥离,形成真假双腔主动脉及主动脉瘤样扩张,血肿远端可有破口与主动脉真腔相通,形成回流。有少部分病例无发现明确内膜破口,可能为破口小且未与真腔形成回流或动脉中层内出血所致(壁内血肿)。

DeBakey根据内膜破口的位置及病变范围将主动脉夹层分为3型:

Ⅰ型:破口位于升主动脉,病变累及胸主动脉及腹主动脉。

Ⅱ型:破口位于升主动脉,病变仅累及升主动脉。

Ⅲ型:破口位于主动脉左锁骨下动脉开口远侧,病变只累及胸降主动脉者为Ⅲa型,同时累及腹主动脉者为Ⅲb型。

临床上也常用Stanford分型:凡病变累及升主动脉者,均属Stanford A型,相当于

Debakey Ⅰ、Ⅱ型；破口位于降主动脉且没有累及升主动脉者属 Stanford B 型，相当于 Debakey Ⅲ型。

【影像学表现】

1. X 线表现 上纵隔影增宽，主动脉增宽，主动脉弓膨隆，升主动脉与降主动脉直径差异明显。增宽的主动脉阴影内可见高密度钙化影，提示主动脉硬化斑块内移。合并心包或胸腔积液（积血）时表现为心影增大，左侧肋膈角变钝或出现液平面，提示夹层破裂可能。

2. CT 表现 平扫可显示病变主动脉壁钙化斑块的分布及内移情况。增强扫描与 CTA 可清楚显示：①主动脉夹层的破口位置、主动脉呈双腔结构，真腔常受压变窄居内侧，假腔较大居外侧，假腔内血栓表现为腔内充盈缺损，真假双腔之间的低密度带为剥离的内膜片（图 7-18）；②主动脉主要分支血管与夹层的关系，如冠状动脉、头臂动脉及腹腔内脏动脉起源于真腔或假腔等；③主动脉夹层的合并症，包括破裂引起的心包及胸腔积液、假性动脉瘤形成等。

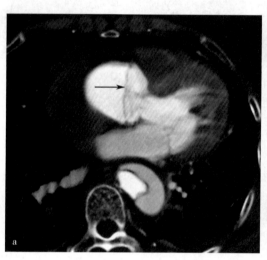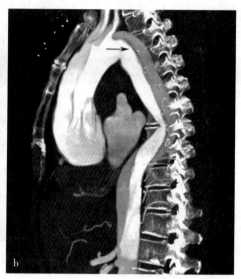

图 7-18 主动脉夹层（Debakey Ⅰ型）

a. CT 轴位，显示夹层破口（黑箭）在升主动脉；b. CT 三维重建，显示升主动脉、主动脉弓、降主动脉呈双腔结构，真、假腔之间的低密度带为内膜瓣（黑箭）

3. MRI 表现 主动脉 MRA 的表现与 CTA 的表现相似。MRI 电影序列可显示真腔血流经破口流入假腔，能判别假腔内有无血栓及血流情况。

4. DSA 表现 典型征象包括夹层的双腔改变影像及内膜瓣影像（图 7-19）。夹层破裂时可见对比剂外溢或进入邻近组织。

【鉴别诊断】

突发剧烈胸腹痛、既往有高血压病史者应初步考虑本病的可能，建议进一步检查。影像学检查是可靠的诊断手段，CT 及 MRI 已基本代替诊断性造影检查。不典型的局限性壁内血肿应与主动脉瘤鉴别。

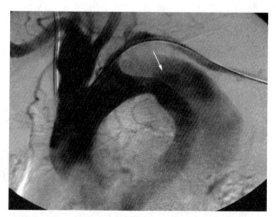

图 7-19 主动脉夹层（DeBakey Ⅲ型）

DSA 示降主动脉双腔结构，内侧为真腔，外侧为假腔，破口在弓降部（白箭）

知识链接

急性主动脉综合征

急性主动脉综合征（acute aortic syndromes，AAS）是一组以急性胸痛为主要临床症状，常伴有高血压，起病急且威胁生命的主动脉疾病，主要包括主动脉夹层、主动脉壁内血肿（IMH）及主动脉穿透性溃疡（PAU）。三者的发病机理各异，但可合并存在或相互演变。诊断主要依靠影像学检查，首选检查方法是主动脉CTA，可及时做出诊断及评估病情，为临床治疗方案的制定提供依据。

三、肺动脉栓塞

肺动脉栓塞（pulmonary embolism，PE）是一种较常见的心血管疾病，是临床急性肺源性心脏病的最常见病因。

【临床与病理】

肺动脉栓塞指内源性或外源性栓子堵塞肺动脉或其分支，引起肺循环障碍的临床和病理生理综合征。发生肺出血或坏死者称肺梗死（pulmonary infarction），起源于肺动脉原位者也称肺动脉血栓形成。临床表现多样化，轻者可无症状，重者表现为低血压、休克，甚至猝死。常见的临床症状有呼吸困难、胸痛、咯血、晕厥等。

肺动脉栓塞常见的栓子是血栓，多来自下肢及盆腔深静脉（血栓脱落）。其余为少见的肿瘤细胞、脂肪滴、气泡、静脉输入的药物颗粒，甚至导管头端引起的肺血管阻断。由于肺组织受支气管动脉和肺动脉双重血供，而且肺组织和肺泡间也可直接进行气体交换，所以大多数肺动脉栓塞不一定引起肺梗死。

【影像学表现】

1. X线表现 区域性肺血管纹理显著纤细、稀疏，部分或一侧肺野透亮度增强，提示较大血管被堵塞，血流灌注减少，病变对侧肺门常见扩张，可见胸腔积液。肺梗死多呈楔形高密度影，凸向肺门，底边朝向胸膜，也可呈带状、球状、半球状和不规则形及肺不张影；膈上外周的楔形密度增高影常提示肺梗死。合并肺动脉高压时肺动脉段（心腰部）隆突，右下肺动脉增宽，右心室增大。值得指出的是上述胸部X线征象不是特异性的，X线胸片也可完全正常，因此，胸片无异常改变不能除外肺动脉栓塞的可能。

2. CT表现 有报道少数肺动脉血栓栓塞CT平扫呈高密度。CT增强扫描（目前多采用对比剂跟踪技术于肺动脉期扫描）可以直接显示主肺动脉、左右肺动脉及叶段肺动脉，肺段以下肺动脉可部分显示。能清晰显示肺动脉栓塞的血栓部位、形态、与管壁的关系及腔内受损状况。

（1）直接征象：肺动脉腔内半月形、环形或中央性充盈缺损，致使管腔狭窄或完全梗阻（图7-20）。游离的血栓可在肺动脉腔内摆动，又称"轨道征"。

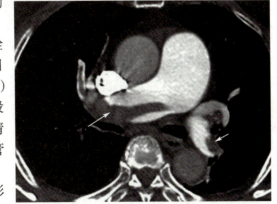

图7-20 肺动脉栓塞
肺动脉CT增强扫描示左、右肺动脉腔内充盈缺损（白箭）

（2）间接征象：①肺血管分布不均匀,血管断面细小、缺支；②肺动脉高压征象:主肺动脉及左右肺动脉扩张,右心增大；③马赛克征:肺实质灌注不均匀所致；④三角形或楔形密度增高影为肺梗死灶；可伴有胸膜改变等。

3. MRI表现　MRI检查对主肺动脉、左右肺动脉主干栓塞的诊断有一定帮助,直接征象与CT表现相似,但对显示小分支肺动脉及肺部的改变不如CT敏感。

4. 造影表现　肺动脉造影的主要征象有：①肺动脉及其分支充盈缺损,诊断价值最高；②栓子堵塞造成的肺动脉截断现象；③肺动脉分支充盈和排空延迟,反映栓子的不完全堵塞。

【鉴别诊断】

本病易漏诊及误诊,主要原因是警惕性不高,对本病的认识不足。肺动脉栓塞主要应与心肌梗死、冠状动脉供血不足、肺炎、原发性肺动脉高压、胸膜炎及主动脉夹层等鉴别,CT增强扫描是诊断及鉴别诊断的可靠方法。

静脉血栓栓塞症(VTE)的诱发因素

四、高血压心脏病

高血压是常见病、多发病,成年人高血压发病率在8%以上。按病因可分为原发性及继发性高血压两种,其中原发性占90%以上。长期血压增高可使左心室负荷逐渐加重,从而引发器质性心脏病。

【临床与病理】

高血压心脏病(hypertensive heart disease)指各类型高血压达到一定的时间和程度使左室负荷加重,继而发生左室肥厚、增大或/和心功能不全者。常见的临床症状有头痛、头昏、乏力、心悸等。血压有显著升高,多数舒张压持续在90mmHg以上。心电图示左心室肥大。

在心功能代偿期,患者可无明显自觉症状,但在心功能失代偿期,则逐渐出现左心衰竭的症状,严重时表现为夜间阵发性呼吸困难并痰中带血,甚至发生急性肺水肿。

【影像学表现】

1. X线表现　主动脉扩张、延长及迂曲,主动脉弓位置升高,主动脉结明显向左突出,心腰显示凹陷,成为典型的"主动脉型心脏"(图7-13)。早期左心室肥厚时,可仅表现为心尖圆钝,左室段稍圆隆延长；继而出现左心室扩大的X线表现；合并左心功能不全时可出现肺淤血、肺间质水肿等肺静脉高压表现。

2. CT表现　平扫可显示主动脉增宽、迂曲,管壁钙化斑块形成。增强扫描主要观察心腔及心肌运动功能,表现为：①左室壁及室间隔心肌均匀增厚(向心性肥厚)；②失代偿期左心室明显扩大,室壁运动减弱。

3. MRI表现　MRI电影序列所见与CT增强扫描表现类似。

【鉴别诊断】

高血压心脏病应注意与肥厚型心肌病及主动脉瓣关闭不全鉴别。肥厚型心肌病的心肌呈非对称性肥厚,主要累及室间隔,可导致左室流出道狭窄。影像学检查是可靠的诊断与鉴别诊断手段。

高血压心脏病歌诀

病案分析:肥厚型心肌病

五、先天性心脏病

先天性心脏病(congenital heart disease)是先天性畸形最常见的一种,主要是胎儿时期心血管发育障碍引起,在我国新生儿中的发病率为8‰~12‰。根据血流动力学结合病理生理变化,可分为3类：①无分流类(无发绀型):常见的有肺动脉狭窄、主动脉缩窄等；②左至右分流类(潜伏发绀型):常见的有房室间隔缺损及动脉导管未闭等；③右至左分流类(发绀型):常见的有法洛四联症、右室双出口、完全性大动脉转位等。以下仅介绍房间隔缺损及法洛四联症。

(一)房间隔缺损

【临床与病理】

单发的房间隔缺损(atrial septal defect,ASD)是最常见的先天性心脏病之一,约占先心病的 20%。

活动后心悸、气短、疲劳是最常见的症状,患儿易患呼吸道感染,出现肺动脉高压时可有发绀。于胸骨左缘 2~3 肋间可闻及收缩期杂音,肺动脉瓣区第二心音分裂、亢进。

根据病理解剖部位,将 ASD 分为 II 孔型(继发孔型)及 I 孔型(原发孔型),II 孔型是 ASD 最常见的类型。房间隔缺损时,血液自左心房向右心房分流,右心房、右心室及肺动脉血流量增多。一般肺动脉高压出现较晚。

【影像学表现】

1. X 线表现 典型者双肺纹理呈肺充血改变,心影增大呈梨形,肺动脉段凸出,主动脉结正常或缩小,右心房及右心室增大(图 7-15)。分流量少的 ASD 胸部平片可表现正常。

2. CT 表现 可显示房间隔连续性中断,右房、右室增大及肺动脉增粗。

3. MRI 表现 可区分 ASD 的类型,心脏电影序列可见右房、右室增大及分流情况。

【鉴别诊断】

房间隔缺损平片的心脏形态与二尖瓣狭窄相似,但后者双肺呈肺淤血改变,心脏听诊为心尖区舒张期杂音。有时也需要与室间隔缺损鉴别。超声检查是可靠的诊断与鉴别诊断手段,CT 及 MRI 检查也有帮助。

ER-7-4
房间隔缺损
歌诀

(二)法洛四联症

【临床与病理】

法洛四联症(tetralogy of Fallot,TOF)的发病率居发绀型先天性心脏病的首位,占 30%~50%。常见的临床表现为发育迟缓、口唇发绀、气短及喜蹲踞等,严重者可发生缺氧性晕厥。于胸骨左缘 2~4 肋间可闻及收缩期杂音。

TOF 包括肺动脉狭窄、室间隔缺损、主动脉骑跨及右心室肥厚四种病理畸形,其中以肺动脉狭窄和室间隔缺损为主要畸形,右向左分流量的大小主要取决于肺动脉狭窄的程度,狭窄越严重,分流量越大,发绀也越明显。

【影像学表现】

1. X 线表现 典型 TOF 表现为肺血减少,双肺门变小,心影呈靴形改变,肺动脉段多凹陷,心尖圆钝、上翘,升主动脉影增宽,常合并右位主动脉弓(图 7-21a)。

2. CT 表现 可直观显示肺动脉狭窄部位、室间隔缺损及右室肥厚,准确判断主动脉骑跨及肺动脉发育情况(图 7-21b)。

3. MRI 表现 在明确诊断的同时,可显示肺动脉及左室发育情况,以及有无合并其他畸形。

4. 造影表现 右室造影显示左心室及主动脉提前显影,主动脉骑跨于室间隔缺损的上方,肺动脉瓣或圆锥部狭窄。

ER-7-5
法洛四联症
歌诀

【鉴别诊断】

典型的 X 线平片表现结合临床表现,应首先考虑 TOF。TOF 应与其他发绀型先天性心脏病鉴别,如大血管转位、VSD 合并肺动脉闭锁等。超声、CT、MRI 及心血管造影检查均可作为明确诊断与鉴别诊断的手段。

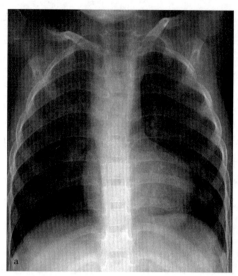
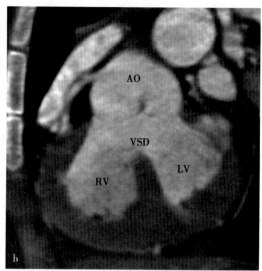

图 7-21　法洛四联症

a.后前位胸片,示心影呈靴形,心尖上翘,右位主动脉弓及肺缺血改变;b.CT矢状位重建,
示主动脉(AO)骑跨,室间隔缺损(VSD),右室(RV)心肌肥厚,左心室(LV)

六、风湿性心脏病

风湿性心脏病(rheumatic heart disease,RHD)指风湿热累及心脏,包括心肌、心内膜及心包所致的心脏病变。其中慢性风湿性瓣膜病是最常见的一种,而最常发生的部位是二尖瓣(占 70%~89%)。单纯二尖瓣狭窄(mitral stenosis,MS)是风湿性心脏病中最常见的一种,约占风心病的 40%。下面仅以二尖瓣狭窄为例介绍。

【临床与病理】

劳累后心悸、气促、咳嗽是较常见的症状,严重时可出现端坐呼吸、咯血、下肢水肿等。主要体征是在心尖区可闻及舒张期隆隆样杂音。

病理生理基础是二尖瓣叶增厚、粘连,以及腱索增粗、缩短,致使瓣膜开放受限及瓣口变窄。此时左心房压力增高,肺循环阻力增加,导致右心室负荷加重、扩张。肺淤血、左心房及右心室增大是二尖瓣狭窄的基本表现。

【影像学表现】

1. X线表现　典型者双肺纹理增粗,呈肺淤血改变,严重者可出现肺间质水肿表现。心影呈"二尖瓣型",肺动脉段凸出,主动脉结正常或缩小,左心房及右心室增大,左房耳部凸出(图 7-14)。

2. CT表现　可显示二尖瓣叶增厚、钙化,以及左房、右室增大。部分病例增强扫描可见左房内充盈缺损(附壁血栓)。

3. MRI表现　心脏电影序列于心室舒张期可见左室二尖瓣口下方无信号区,提示二尖瓣狭窄致跨瓣压力阶差增大、血流加快。

【鉴别诊断】

根据典型的影像学表现,本病诊断一般不难。有时需要与左房黏液瘤及先天性心脏病鉴别。超声检查是可靠的鉴别诊断手段,CT及MRI检查有一定帮助。

（李向民　樊树峰）

笔记栏

扫一扫
测一测

复习思考题

1. 心脏大血管常用的影像学检查方法包括哪些？它们各自有什么优势？

2. 心胸比例的测量方法及正常值是多少？有哪些影响因素？

3. 冠心病的影像学检查方法及其主要的影像学表现有哪些？

4. 简述主动脉夹层的分型及 CT 诊断要点。

5. CT 诊断肺动脉栓塞时有哪些直接征象及间接征象？

6. 风湿性心脏病二尖瓣狭窄及法洛四联症 X 线诊断要点有哪些？

◆◆◆ 第八章 ◆◆◆

消 化 系 统

> **📌 学习目标**
>
> 通过本章学习,掌握消化系统正常影像表现和基本病变影像表现,掌握消化系统常见疾病(如胃十二指肠溃疡、食管癌、胃癌、结肠癌)的 X 线钡剂造影表现;熟悉消化系统常用的影像检查方法及适用范围,熟悉合理选择适宜的影像检查方法;了解原发性肝癌、肝硬化、胰腺炎及腹部外伤等的 CT、MRI 表现。

消化系统分为消化道和消化腺两部分,消化道包括口腔、咽、食管、胃、十二指肠、空肠、回肠、盲肠、阑尾、结肠、直肠;消化腺包括唾液腺、胃腺、肠腺、肝胆及胰腺。

第一节　检查方法的选择

一、普通 X 线检查

普通 X 线检查简易价廉,适用于急腹症的初查,但价值有限。通过观察腹腔内游离气体,可以初步判断有无消化道穿孔;通过观察肠管扩张、大跨度气液平面可以判断是否存在肠梗阻及梗阻平面。

二、X 线造影检查

消化道的 X 线造影检查多采用硫酸钡混悬液作为对比剂,通过口服或灌肠的方式进行。传统的钡剂造影,混悬液充填消化道内腔,与周围组织形成明显的人工对比,可很好地显示消化道轮廓及黏膜皱襞;气钡双重造影用高密度的硫酸钡混悬液与低密度的气体共同在消化道内形成气钡双重对比影像,可以显示消化道黏膜形态和浅表病变。胆道造影检查采用碘对比剂,通过口服、静脉注射、内镜逆行胰胆管造影(endoscopic retrograde cholangiopancreatography,ERCP)或经皮穿刺肝胆道成像(percutaneous transhepatic cholangiography,PTC)等多种方式进行。血管造影适用于消化系统血管性病变及恶性肿瘤的诊断、鉴别以及介入治疗。

三、CT 检查

常规 CT 检查包括平扫和增强扫描,主要用于肝脏、胰腺、脾脏等实质性脏器及胆道系统的检查,可准确检出和诊断肝胆胰脾等的占位性病变。肝脏检查常用多期增强扫描,即在注射对比剂后分别于不同延迟时间点进行肝脏动脉期、门静脉期和平衡期扫描,必要时可增加延迟期扫描,以评估病灶肝动脉和门静脉的血供情况,帮助病变定性诊断。随着时间分辨力及密度分辨力的提高,CT对于急性阑尾炎的诊断价值也越来越高。在做好肠道准备、适当充盈消化道后,CT检查应用于胃肠道肿瘤,主要目的在于明确肿瘤的部位和累及范围。CT检查广泛应用于急腹症,可准确检出和诊断胰腺炎、阑尾炎、胆囊炎、胆囊结石等,对胃肠道梗阻性、缺血性及穿孔性疾病的诊断也具有较高价值。CTA检查能了解血管和病变血供情况。

四、MRI 检查

MRI有极好的软组织对比,多参数多序列成像有利于病变成分分析,对疾病的定性诊断具有独到价值,主要适用于实质性脏器病变的检查,如肝血管瘤、肝硬化、肝癌、肝转移瘤及胰腺的占位性病变等。磁共振胆胰管成像(magnetic resonance cholangiopancreatography,MRCP)可完整显示胆管系统,能很好地评估胆道梗阻部位、梗阻平面上方胆道及胰管的扩张及狭窄程度。磁共振检查对于胃肠道炎性病变和肿瘤也有一定价值。

第二节　正常影像表现

一、腹部平片表现

正常情况下,由于腹壁与腹内器官缺乏自然对比,因而腹部平片所能显示的器官和软组织层次有限(图8-1)。

(一)腹壁

在两侧胁腹壁内可见灰黑色的腹膜外脂肪影,上起第10肋骨下端,向下延伸到髂凹而逐渐消失,称胁腹线。腰大肌、腰方肌位于腹后壁,闭孔内肌、肛提肌等处于盆腹膜外,由于肌鞘内脂肪的对比,摄影条件好的腹部前后位片可显示这些结构的边缘。正常腹部平片还可显示腹盆部的骨性支持结构。

(二)空腔脏器

胃、十二指肠球部及结肠含气体时,腹部平片可显示部分内腔。小肠一般充满食糜及消化液,与肠壁同为中等密度而不能显示肠腔。胃内固态食物及结直肠的粪便在周围气体衬托下可显示软组织密度的斑片或团块影。膀胱和胆囊周围有少量脂肪,偶尔也可显示部分边缘。

(三)实质脏器

借助于器官周围脂肪组织和相邻含气空腔脏器的衬托,在条件良好的腹部平片上,可以显示肝、脾、肾等器官的位置、大小及形状。

二、X 线造影表现

(一)咽部

吞钡正位观察,上方正中透亮(透明)区为

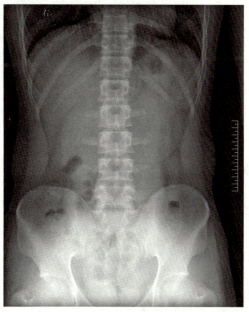

图 8-1　正常腹部平片
显示胁腹线、肝脾肾轮廓及含气胃肠

会厌,其两旁充钡的小囊为会厌谿,下方正中为喉头,两侧较大的充钡腔隙为梨状窝。梨状窝近似菱形,双侧对称,会厌谿外下方较大的充钡腔隙是梨状窝,近似菱形,两侧对称,两侧梨状窝中间的透明区是喉头。两侧梨状窝约于第 5 颈椎下缘处向中线汇合,形成约 1cm 长的生理狭窄区,称食管环咽段,向下引入食管。侧位观察,会厌谿在上方偏前,梨状窝在下方靠后。

（二）食管

上端于第 6 颈椎水平与下咽部相连,下端于第 10~11 胸椎水平与贲门相连。吞钡后正位观察,食管位于中线偏左,宽度可达 2~3cm,管壁柔软,轮廓光滑,管壁舒缩自如,右缘可见主动脉弓和左主支气管压迹。右前斜位观察,食管前缘由上到下可见三个压迹:主动脉弓、左主支气管和左心房三个压迹。食管的黏膜皱襞表现为 2~5 条数条纵行纤细而平行的透明条纹状影,宽约 2mm,通过贲门与胃小弯的黏膜皱襞相连续。膈壶腹为膈上食管下端的一过性扩张,长 4~5cm,深吸气时形成,呼气时消失,属正常现象(图 8-2)。

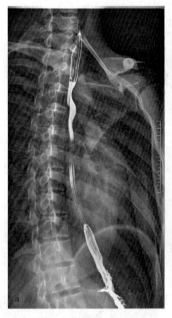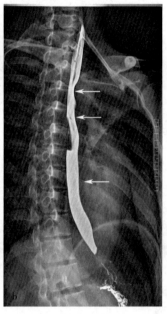

图 8-2　正常食管(X 线钡剂造影)
a.黏膜相:显示正常食管黏膜皱襞;b.充盈相:显示正常食管轮廓,
自上而下箭头分别指向主动脉弓、左侧主支气管、左心房压迹

（三）胃

胃小弯转折处称胃角或角切迹。胃囊分胃底、胃体、胃窦三部分。贲门入口水平线以上的胃腔称为胃底,立位含气时又称胃泡;角切迹与胃大弯下极连线以远的胃腔称为胃窦;此连线与胃底之间的胃腔则称胃体(图 8-3)。幽门为连接胃、十二指肠之间的短管,长约 5mm,宽度随括约肌收缩而异。

1. 胃的形态　与体型、张力和神经功能状态有关,分为四种类型。

(1)牛角型胃:位置与张力高,呈上宽下窄的横牛角状,胃角不明显,胃大弯在脐上,多见于矮胖型人。

(2)钩型胃:位置与张力中等,胃体垂直,胃角切迹清晰,胃下极大致位于髂嵴水平,见于多数人。

(3)长型胃:又名无力型胃,位置与张力均低,胃腔上窄下宽如水袋状,胃角切迹明显,幽门高于胃角平面,胃下极在髂嵴水平以下,多见于瘦长体型者。

（4）瀑布型胃：胃底呈囊袋状向后倾，胃泡大，胃体小，张力高，立位服钡时，钡先进入后倾的胃底，再如瀑布般溢入胃体（图 8-4）。

2. 胃的轮廓和黏膜

（1）充盈像：胃小弯和胃窦大弯侧轮廓一般光滑整齐，胃底及胃体近侧大弯轮廓常呈锯齿状，系横、斜走行的黏膜皱襞所致。

（2）黏膜像：皱襞间沟充钡呈条纹状致密影，黏膜皱襞本身呈条形透明影；胃体小弯侧可见 3~5 条平行皱襞，宽度不超过 5mm，部分走向胃窦，部分斜向大弯侧；胃体大弯侧皱襞逐渐增粗并呈横行或斜行；胃底皱襞较粗而弯曲，略呈网状；胃窦皱襞主要由胃小弯延续而来，有时也可斜行；胃黏膜皱襞可随胃蠕动改变形状，一般胃体部黏膜皱襞的宽度不超过 5mm。

（3）气钡双重造影：胃充分扩张，黏膜皱襞展平，显示黏膜的微细结构即胃小区和胃小沟。

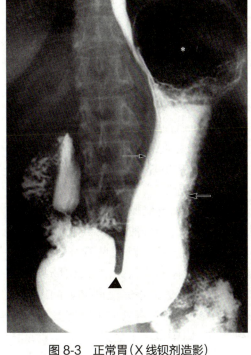

图 8-3 正常胃（X 线钡剂造影）

显示胃泡（*）、胃小弯（细箭）、角切迹（箭头）、胃大弯（粗箭）等结构

3. 胃的蠕动和排空 胃蠕动由胃体上部开始，向幽门方向推进，波形逐渐加深，直至幽门前区，胃窦部整体向心性收缩，将钡剂排入十二指肠。正常充盈时胃体部可同时见到 2~3 个蠕动波。胃排空受张力、蠕动、幽门功能和精神状态等因素影响，一般于服钡后 2~4 小时排空。

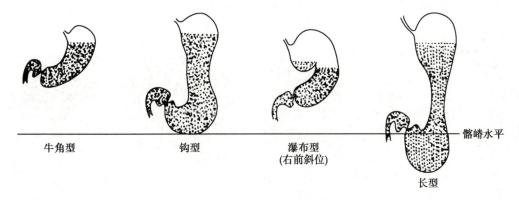

牛角型　　　　　钩型　　　　　瀑布型（右前斜位）　　　　长型　　　髂嵴水平

图 8-4 胃的分型示意图

（四）十二指肠

十二指肠呈 C 形，将胰头包绕其中，全程分四部三曲。第一部为球部，从幽门斜上右上方，呈锥形，两缘对称，尖部指向右上后方，底部平整；球部后方急转向下，形成十二指肠上曲，延续为降部，位于第 1~3 腰椎右缘；约在第 3 腰椎平面，肠管转向左横行，形成十二指肠下曲，延续为水平部；继而肠管转向左上行称为升部。升部至第 1~2 腰椎左侧急转向前下，延续为空肠，连接处为十二指肠空肠曲。球部轮廓光滑整齐，黏膜皱襞为纵行条纹；降部以下则与空肠相似，多呈羽毛状。球部的运动为整体性收缩，可一次性将钡排入降部；降部、水平部、升部的蠕动多呈波浪状向前推进；十二指肠正常时可有逆蠕动。

（五）小肠

分空肠和回肠，但两者间无明确分界（图8-5）。空肠位于左上中腹，富于环形黏膜皱襞，常显示为羽毛状影像，钡剂少时表现为雪花状影像。回肠位于右下腹和盆腔，肠腔较小，皱襞少而浅，轮廓较光滑。空肠的蠕动快而强，回肠蠕动慢而弱，有时可见小肠的分节运动。服钡后2~6小时钡头到达回盲部，7~9小时后钡剂排空。

（六）大肠

包括盲肠、升结肠、横结肠、降结肠、乙状结肠和直肠，经肝曲、脾曲绕行于腹腔四周（图8-6）。结肠充钡可见特征性的结肠袋，呈大致对称的袋状突出影，结肠袋间有半月形皱襞形成的不完全间隔。阑尾可显影，呈长条形，位于盲肠内下方，边缘光滑，粗细均匀；阑尾也可不显影、充盈不均或由粪石造成充盈缺损，不一定是病理性改变。

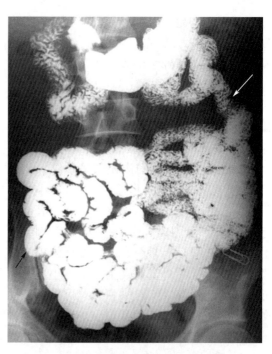

图8-5　正常空、回肠（X线钡剂造影）
显示上中腹部空肠（白箭）、中下腹部回肠（黑箭）的排列、黏膜及轮廓

（七）胆道

胆系造影，正常胆囊呈卵圆形或梨形，长7~10cm、宽3~5cm，囊腔密度均匀，边缘规整。胆囊管长2~4cm、直径0.2~0.3cm。正常胆管密度均匀，边缘光滑，肝内胆管呈树枝状分布，走行自然，逐级汇合成左、右肝管、肝总管。肝总管长3~4cm，直径0.4~0.6cm，与胆囊管汇合向下延续形成胆总管。胆总管长4~8cm，直径0.6~0.8cm，与胰管汇合后开口于十二指肠乳头部（图8-7）。

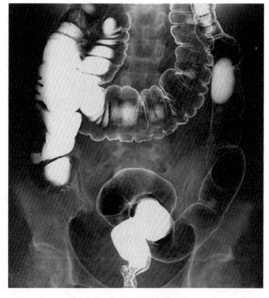

图8-6　正常结肠
气钡双重灌肠显示结肠全程，可见结肠袋结构

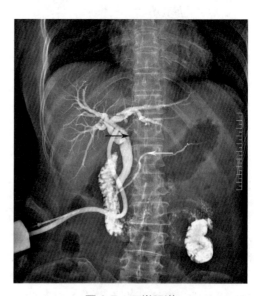

图8-7　正常胆道
T管造影显示胆道，可见肝内胆管、肝总管、胆总管（黑箭），胰管（白箭）也显影

三、CT 表现

（一）消化道

食管位于胸椎及胸主动脉前方,在胸部 CT 横断面图像上呈类圆形软组织影,其内如有气体或对比剂则可观察食管壁厚度≤3mm,胃食管连接部管壁可以表现为局限性增厚。胃壁厚度因扩张程度而异,充分扩张时≤5mm,厚薄均匀一致,增强扫描胃壁可表现为三层结构:明显强化的黏膜层、不强化的黏膜下层和肌层、稍强化的浆膜层。充盈较好的小肠和大肠肠壁在 CT 上显示良好。胃肠壁、邻近血管、淋巴结等组织在低密度脂肪的衬托下显示清晰。

（二）肝脏

肝脏位于右上中腹,外侧紧贴腹壁,内侧与食管下段、胃、十二指肠、胰腺、右肾及肾上腺相邻,上方紧贴膈肌,下方与结肠相邻。正常肝脏呈楔形,右侧叶大而厚,左侧叶小而薄,边缘轮廓光滑,棱角锐利。CT 平扫肝实质表现为均匀一致的软组织密度,CT 值为 55~75HU,比脾实质密度略高,肝静脉或门静脉表现为条形或圆形低密度影。增强扫描,动脉期肝实质强化不明显,肝动脉及其分支表现为树枝状散在分布的线状、点状高密度影;门静脉期肝实质明显强化,密度明显增高,并趋于均匀一致,门静脉主干及其左右分支增强更为明显,边缘清晰;平衡期肝实质密度逐渐下降,并于第二肝门层面显示增强的左、中、右三支肝静脉回流入下腔静脉,为肝段划分的血管标志。

（三）胆道

胆囊位于肝门下方,肝右叶内侧,CT 平扫呈圆形或椭圆形,直径 4~5cm,囊壁光滑锐利,厚度 2~3mm,囊腔为均匀水样密度,CT 值为 0~20HU;CT 增强扫描胆囊腔无强化,胆囊壁细线状环形强化。正常肝内胆管在 CT 平扫时大多不能显示,肝外胆管尤其胆总管显示为圆形、椭圆形或管状低密度区;增强扫描,因血管及肝实质强化而胆管不强化,肝内胆管呈树枝状散在分布的线状、点状低密度影。

（四）胰腺

胰腺形似卧蚕状弓形向前,横跨于腰 1、2 椎体前方,由头向尾逐渐变细,胰头、体、尾与胰腺长轴垂直的径线分别小于 3cm、2.5cm 和 2cm。CT 平扫,胰腺实质密度均匀,CT 值为 40~50HU,略低于脾,增强扫描密度均匀增高。胰腺大小存在一定的差异,形态、位置也受年龄、体型、性别等因素影响,60 岁以上老人胰腺逐渐萎缩,并可因脂肪替代出现散在小灶性低密度影。胰管位于胰腺实质内,可不显示,或显示为细线状低密度影。

四、MRI 表现

（一）消化道

食管内有气体时管壁厚约 3mm,食管萎陷状态时直径 11~28mm,食管壁信号强度与胸壁肌肉相似。胃充分扩张时,胃壁厚度≤5mm,胃壁信号均匀一致,增强扫描胃壁显示分层。MRI 对胃肠道的位置、形态以及周围结构可有较好的显示。

（二）肝脏

MRI 图像显示肝脏形态、位置、大小和边缘轮廓与 CT 相同。正常肝实质信号均匀一致,T1WI 表现为中等但高于脾的信号,T2WI 表现为明显低于脾的信号。对比增强肝实质信号增高效果与 CT 类同。肝内较大的血管由于流空效应,可呈无信号的条状、管状结构,增强扫描时明显强化而显示更佳。

（三）胆道

胆囊的形状、位置和大小与 CT 表现相同。胆囊腔内信号均匀,T1WI 为低信号,T2WI

为高信号。肝内胆管显示率低,肝外胆管显示为小圆形、椭圆形或管状影像,胆管内胆汁也表现为T1WI低信号、T2WI高信号影。MRCP对肝内、外胆管显示率高达90%~100%,呈边缘光滑整齐的树枝状高信号。

(四)胰腺

在T1WI和T2WI上,胰腺均表现为均匀的中等偏低信号,腹膜后脂肪组织显示为高信号,对勾画胰腺轮廓上有一定帮助。在周围腹膜后高信号脂肪组织衬托下,胰腺轮廓显示清晰。

第三节　基本病变的影像表现

一、普通 X 线检查

(一)腹腔积气

各种病因导致腹膜腔内出现气体且随体位改变而游动,称游离气腹;若腹腔内气体局限于某处不随体位改变而游动,则为局限性气腹。游离气体常上浮,立位投照位于横膈与肝、胃之间,显示为新月形透亮气体影;侧卧水平位投照位于上方腹壁与腹内脏器外壁之间;仰卧前后位投照位于腹腔前方,可使居前方的肝镰状韧带和脏器外壁得以显示。腹腔积气常见于胃肠道穿孔、腹腔术后或合并感染。在某些病理情况下,实质脏器内、血管内、胆管内以及胃肠壁内,亦可有积气现象。

(二)腹腔积液

感染、外伤、肝硬化、肿瘤、低蛋白血症等均可导致腹腔积液,简称腹水。腹水在腹腔内坠积于下,含气肠曲漂浮于上。仰卧位时,少量腹水聚集于最低处的盆腔和肝肾隐窝,其次为两侧结肠旁沟;大量腹水时,胀气肠曲漂浮于腹中部,肠曲间隙增宽。侧卧水平位投照,腹水流向近地侧,局部密度增大,肠曲漂浮于远地侧,间隙变窄。

(三)空腔脏器积气、积液并管腔扩大

最常见于梗阻性病变,也可见于炎症和外伤。十二指肠降段梗阻,其近侧胃和十二指肠球部积气扩大,立位或侧卧水平投照,可表现出"双泡征"。小肠或结肠充气扩大,在气体衬托下,可通过观察肠黏膜皱襞的形态而将它们区分。

(四)肠管位置改变

肠管及其系膜扭转可导致位置改变。如小肠系膜扭转角度为180°的奇数倍时,出现空回肠易位,即空肠位于右下腹,回肠位于左上腹。发生回、盲肠套叠时,如回肠套入盲肠部较深,小肠系膜牵拉较明显,也可造成右下腹空虚,并使套叠近侧小肠移向右下腹。

(五)肠黏膜皱襞和肠壁增厚

常发生在肠壁循环障碍时,如绞窄性肠梗阻、肠系膜血管血栓形成等,亦见于肠炎特别是坏死性肠炎以及肠壁损伤等。腹腔感染时,因肠外炎性物附着,也可使肠壁增厚。

(六)实质脏器增大

常同时发生大小、轮廓、形状等方面的改变。增大脏器压迫、推移相邻脏器,尤其是含气的空腔脏器,可显示不同程度的受压移位征象。

(七)腹内肿块

通常显示为密度均匀的软组织块影,在相邻充气的肠曲对比下可有较清晰的边界。当两端闭锁的绞窄肠段(闭袢)内充满大量积液时,其密度较高,在仰卧正位片上呈肿块影,称

假性肿块又称"假肿瘤"征,仰卧水平投照或站立位投照该块影内显示的短小液面,有助于与真正的实体性肿块鉴别。

(八) 腹内高密度影

主要为阳性结石、钙斑和异物。阳性结石包括泌尿系统结石、阑尾粪石和部分胆系结石。阑尾粪石常呈分层同心环状,居于右下腹。钙斑包括胎粪性腹膜炎、卵巢畸胎瘤、淋巴结钙化等。

(九) 腹壁异常

包括腹脂线异常、腹壁软组织肿胀、组织间积气和腹壁肌张力异常等。炎症或外伤使脂肪发生充血、水肿、坏死和出血等,致使腹脂线增宽,透明度下降甚至消失。炎症或外伤还可使腹壁软组织增厚,密度增加,向外突出。腹壁软组织内还可显示组织间积气,气体可来源于腹膜后或间位空腔脏器向腹膜外破裂,也见于开放性腹壁损伤。

二、X 线造影检查

(一) 管腔大小改变

1. 管腔狭窄　超过正常限度的持续性管腔缩小称为管腔狭窄。化学品灼伤所致的狭窄累及范围较长,多累及整个食管中下段;肿瘤所致的狭窄多较局限,边缘不规则且局部管壁僵硬;外在压迫造成的狭窄偏于一侧,呈局限而光滑的压迹;贲门失弛缓症引起的食管下端狭窄则表现为光滑对称的鸟嘴状狭窄。

2. 管腔扩张　超过正常限度的持续性管腔扩大称为管腔扩张,多见于狭窄平面以上的消化道,表现为管腔增宽、钡剂滞留、气液面形成。肠麻痹可引起管腔广泛扩张。

(二) 管腔轮廓改变

1. 龛影　龛影(niche)是指钡剂充填的轮廓有局限性向外突出的影像,为管壁缺损达到一定深度被钡剂充填所致,见于消化性溃疡及溃疡型癌(图 8-8)。

2. 充盈缺损　充盈缺损(filling defect)是指钡剂充填的轮廓有局限性向内凹陷的表现,为管壁局限性肿块突入腔内,造成局部钡剂不能充盈所致,常见于肿瘤性病变或息肉(图 8-8)。

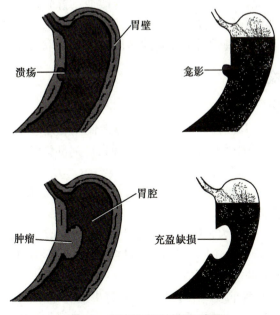

图 8-8　龛影及充盈缺损示意图

左图示病变解剖;右图示钡剂造影所见

3. 憩室　憩室(diverticula)指钡剂充填的轮廓向外呈囊袋状膨出,多为腔壁局限性薄弱不能承受腔内压力或因邻近组织炎性粘连牵拉所致,其内黏膜正常,借此与龛影相鉴别。以十二指肠降部最为多见,其次为食管和小肠。

(三) 黏膜皱襞改变

1. 黏膜皱襞破坏　正常的黏膜皱襞(mucosa rugae)消失,代之以杂乱不规则的钡斑影,多因恶性肿瘤侵蚀所致,黏膜皱襞至肿瘤破坏区边缘时连续性中断。

2. 黏膜皱襞平坦　表现为黏膜皱襞的条纹状影浅淡,甚至完全消失。其原因有二:①黏膜与黏膜下层被恶性肿瘤侵蚀,形态固定而僵硬,与正常黏膜有明显分界,常出现在肿瘤破坏区周围;②黏膜和黏膜下层炎性水肿,与正常黏膜皱襞逐渐移行,常见于溃疡龛影的周围。

3. 黏膜皱襞增宽和迂曲　表现为透明的条形皱襞影增宽,常伴有黏膜皱襞迂曲、紊乱,多由黏膜和黏膜下层炎症、水肿、结缔组织增生或黏膜下静脉曲张所致。

4. 黏膜皱襞纠集　表现为皱襞从四周向病变区集中,呈放射状,常由慢性溃疡产生的纤维组织增生、瘢痕收缩造成。有时硬癌的收缩作用也可造成类似改变,但黏膜皱襞较僵硬而不规则,并有破坏、中断现象。

(四) 功能性改变

1. 张力改变　消化道张力由神经系统调节和平衡,迷走神经兴奋张力增高,交感神经兴奋或迷走神经麻痹张力降低。张力高使管腔缩小,张力低使管腔扩大、松弛。痉挛时局部张力暂时性增高,管腔变窄,使用解痉药可以消除,与管腔狭窄不同。

2. 蠕动改变　蠕动增强表现为蠕动波数量增多、幅度加深、运行速度加快;蠕动减弱则表现相反。蠕动消失表现为腔壁僵硬、无蠕动现象,多为肿瘤侵犯所致,如浸润型胃癌所致"革囊状胃"。逆蠕动表现为与正常的运行方向相反。

3. 运动力改变　运动力为胃肠道输送内容物的能力,表现为钡剂排空的时间。如服钡后 4 小时胃尚未排空或服钡后 9 小时小肠仍未排空,可认为胃肠运动力减低或排空延迟;而服钡后 2 小时内钡剂已到达盲肠则表示运动力增强。

4. 分泌功能改变　某些病变可引起分泌功能改变。胃分泌增加可使空腹状态下胃液增多,称空腹滞留,表现为立位见胃内气液平面,服钡时钡剂呈絮片状下降和不均匀分布。肠腔内分泌物增加时,黏膜纹理常增粗模糊,钡剂易凝成絮片状。

三、CT、MRI 检查

(一) 肝脏异常影像

1. 大小与形态异常　弥漫性肝病及肝内占位常致肝增大,肝硬化常致肝萎缩;肝大小改变常伴发形态异常,如肝内巨大占位性病变,可见肝叶局部膨隆、边缘变钝;肝硬化可见全肝体积缩小,肝裂、胆囊窝增宽,各肝叶大小比例失常。

2. 边缘与轮廓异常　肝硬化再生结节或占位性病变等突出肝表面,显示轮廓凹凸不平,边缘呈锯齿状或波浪状。

3. 弥漫性病变　CT 表现为全肝或某一肝叶、肝段密度增高、减低或密度混杂,境界清楚或模糊,密度均匀或不均匀;MRI 表现多数灶性或弥漫性信号异常。病灶的分布、境界、密度及信号不同常提示不同的病变性质。

4. 局灶性病变或占位性病变　肝囊肿、脓肿、寄生虫病和肿瘤可形成肝内肿块,对周围肝实质、血管、胆管等组织产生推压,即为占位性病变。CT 平扫肝占位性病变多表现为单发或多发圆形或类圆形低密度肿块,少数表现为高密度,如血肿或钙化。CT 增强扫描对辨别占位性病变的性质很有帮助:①囊肿病变不强化;②乏血供病变仅轻度强化;③脓肿表现为边缘明显强化,呈厚壁强化,脓肿内壁光滑;④海绵状血管瘤表现为动脉期病灶边缘呈明显结节状强化,门静脉期至平衡期及延迟期,强化逐渐向中心扩展填充;⑤肝细胞癌多表现为动脉期明显强化,门静脉期强化程度很快下降,呈"快进快出"的强化表现。MRI 对肝脏占位性病变的大小、形态、数目、边缘的显示与 CT 所见相似,MRI 信号与病变组织成分密切相关,各不相同。如肝囊肿在 T1WI 上呈均匀的低信号,T2WI 呈明显高信号;海绵状血管瘤在 T1WI 上表现稍低信号,T2WI 呈高信号;肝细胞癌在 T1WI 上表现稍低信号,T2WI 表现稍高信号。MRI 增强扫描的表现与 CT 类同。

5. 肝血管异常 肝血管包括肝动脉、门静脉和肝静脉,主要的异常表现有:①位置、走行异常,可表现为肝血管移位、牵拉、分离等;②大小、形态异常,常表现为肝血管增粗、扭曲、变形;③管腔异常,表现为肝血管腔狭窄、闭塞或充盈缺损;④肿瘤血管,常表现为粗细不一、走行紊乱的新生血管;⑤动静脉瘘,表现增强扫描动脉期出现门静脉或肝静脉显影;⑥血流速度和方向异常,门静脉高压时管径增加,流速降低,偶见反向血流。

(二)胆道异常影像

1. 胆囊异常

(1)胆囊大小异常:胆囊增大常见于胆囊炎或胆管梗阻,胆囊缩小常见于慢性胆囊炎。

(2)胆囊壁增厚(厚度超过 3mm):胆囊炎胆囊壁常环形增厚;肿瘤或肿瘤样病变则常为局限性增厚,厚度大于 5mm,甚至形成软组织肿块。增强扫描,增厚的胆囊壁常明显强化。

(3)胆囊数目和位置异常:胆囊位于胆囊床以外为异位胆囊,此外还有双胆囊或胆囊异位开口。

(4)胆囊内容物异常:胆囊结石 CT 表现为胆囊内单发或多发、密度均匀或不均匀的异常密度影,MRI 检查大部分胆囊结石在 T1WI 和 T2WI 均表现为低信号,T2WI 及 MRCP 显示更加清晰,表现为高信号的胆汁中圆形或类圆形的低信号充盈缺损。

2. 胆管异常 CT 和 MRI 能很好地显示胆管异常。

(1)胆管扩张:先天性胆管扩张表现为肝内或肝外胆管单发或多发的梭形或囊状扩大,与正常胆管相通;后天性胆管扩张常由其下方的阻塞或狭窄所引起。CT 轴位扫描,扩张胆管呈条状或圆形低密度影,肝总管内径可超过 8mm,胆总管内径可超过 10mm。壶腹周围病变引起胆总管扩张,往往同时引起胰管扩张,出现所谓"双管征",为低位性梗阻的重要征象。

(2)胆管狭窄:胆道闭锁为先天性病变,最常引起胆道狭窄的是结石、肿瘤、炎症等后天性因素,狭窄部位的不同形态学表现有助于病因判断。结石常致胆管内杯口样充盈缺损;肿瘤常致偏心性、向心性狭窄或截断,边缘不规则;炎性常致鼠尾状或漏斗状狭窄,边缘光滑。

(3)管壁增厚:炎症可见管壁环形增厚;肿瘤则在扩张的胆管末端见到胆管壁增厚,以及向腔内、外生长的软组织肿块。MRI 显示扩张的胆管在 T1WI 表现为低信号,T2WI 为高信号。MRCP 显示扩张的胆管更加清晰、明确。

(三)胰腺异常影像

1. 大小和形态异常 胰腺弥漫性增大,常见于急性胰腺炎;胰腺局部增大,轮廓外凸,多为胰腺肿瘤所致,亦可见于慢性胰腺炎。胰腺体积缩小,常见于老年性胰腺萎缩或慢性胰腺炎。

2. 密度和信号异常各种胰腺疾病可致密度或信号异常。单纯水肿性胰腺炎在 CT 上密度降低,伴有坏死时可见更低密度区,急性出血时可出现高密度区;MRI 上表现为信号不均匀;增强扫描,出血坏死区无强化。胰腺囊肿在 CT 上呈囊状低密度改变,MRI 上 T1WI 呈低信号,T2WI 呈高信号,增强扫描无强化。胰腺肿瘤或肿瘤样改变,CT 密度往往低于或等于周围的胰腺实质,MRI 上呈 T1WI 稍低信号、T2WI 稍高信号;胰腺癌多系相对乏血供肿瘤,增强扫描病灶与周围显著强化的胰腺组织相比强化不明显,有助于病变的检出及定性。

3. 胰管异常　胰管扩张表示有梗阻或慢性胰腺炎存在,CT 上扩张的胰管呈管状低密度影,MRI 上则表现为管样 T1WI 低信号、T2WI 高信号。胰管扩张的形态有助于推测病因,慢性胰腺炎以光滑扩张和串珠样扩张为主,而胰腺癌以不规则扩张为主。CT 可显示胰管内高密度钙化和结石,此征象多见于慢性胰腺炎。MRCP 可清晰完整显示胰管的形态,可见胰管狭窄、梗阻、中断、扩张、粗细不均、扭曲以及受压、牵拉、变细等改变。

4. 胰周间隙及血管异常　急性胰腺炎 CT、MRI 上可表现为胰腺边缘毛糙,周围结构模糊不清、积液等;胰腺癌侵犯周围结构及邻近的血管时,CT、MRI 检查显示邻近胰周脂肪层消失,受累血管被推移、包埋、不规则狭窄和闭塞等改变。

第四节　常见疾病的影像诊断

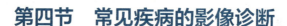

一、急腹症

(一)肠梗阻

【临床与病理】

肠梗阻(intestinal obstruction)是肠内容物运行障碍所致的急腹症,典型临床表现为腹痛、呕吐、腹胀和肛门停止排气排便。

肠梗阻一般可分为:

1. 机械性肠梗阻　可由虫团、粪块、肿瘤、结石和异物堵塞管腔,肠管扭转、粘连带压迫和牵扯以及其他腹腔内肿块压迫所致,依据有无血运障碍又分为两类:仅有内容物通过受阻,而肠管并无血运障碍的肠梗阻称为单纯性肠梗阻;伴有血运障碍的肠梗阻称为绞窄性肠梗阻。

2. 动力性肠梗阻　见于因神经抑制或毒素作用而使肠蠕动丧失或肠管痉挛使肠内容物运行停止,并无肠管本身的器质性病变。

3. 血运性肠梗阻　肠系膜血管栓塞而使肠管血运发生障碍所致。

【影像学表现】

不同类型肠梗阻有不同的影像学表现特点,梗阻近端肠管扩张、积气、积液,在扩张的肠管内形成大小不同、高低不等的气液平面,据此可诊断肠梗阻。X 线平片、CT 可清晰显示扩张肠腔内的气液界面(图 8-9)。

用影像学方法评价肠梗阻时,应注意以下几个方面:

1. 有无肠梗阻　机械性肠梗阻发生 3~6 小时后,梗阻近端肠曲积液、积气并逐渐扩张,可见到高低不等、大小不同多发阶梯状气液平面;24~48 小时后,梗阻远端肠管内气体吸收而少气或无气。

2. 肠梗阻部位　梗阻近端肠管积液、积气、扩张,梗阻远端肠管内容物空虚,因此,可以根据扩张肠管和液平面的部位、数量和肠黏膜皱襞的特点来大致判断梗阻的部位。

(1)高位小肠梗阻:扩张的肠曲及液平面较少并且多位于上腹部,可见弹簧状或鱼肋骨状黏膜皱襞,提示为空肠。

(2)低位小肠梗阻:扩张的肠曲及液平面多,有时扩张积气的肠曲和液平面遍及全腹,肠曲平滑无皱襞纹,提示为回肠。

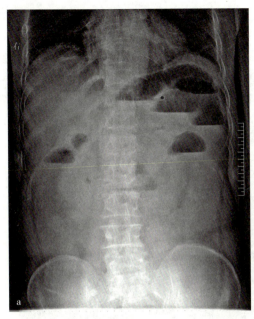

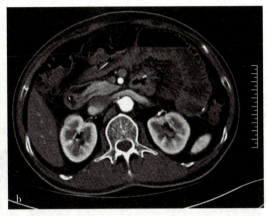

图 8-9 肠梗阻

a. 腹部立位平片;b. CT

腹部膨隆,肠管扩张明显,肠道内大跨度气液平面,肠黏膜皱襞多而深

(3)结肠梗阻:由于回盲瓣的单向通过作用,梗阻早期积气和积液主要发生在结肠,而小肠的积气和积液现象则不明显;随着病程进展,小肠也可有较多的肠曲扩张和积气、积液。结肠的黏膜皱襞仅能到达肠管横径的一部分。

3. 肠梗阻有无绞窄 肠管伴有血运障碍时肠壁淤血、肿胀、增厚、大量渗出,最终出现缺血性坏死,可以出现以下征象:①闭袢肠管大量积液形成假肿瘤征;②闭袢肠管大量积气形成咖啡豆征;③肠壁坏死时肠壁内出现线状或小泡状气体影;④病变进展较快,早期出现腹水,腹脂线不清。

腹部平片常用于肠梗阻初诊,立位或卧位平片可根据扩张肠管积气、积液形成的阶梯状气液平面判断有无机械性肠梗阻,并提示梗阻的部位和性质。动力性肠梗阻一般胃、小肠、结肠普遍性扩张、积气,积液量较机械性肠梗阻少,气液平面数量也较少。CT 检查肠梗阻更具临床价值,除可显示肠管扩张、积气、积液外,还可发现扩张肠管与正常肠管之间的"移行带",为判断梗阻部位和病因提供重要依据。CT 检查也可帮助判断肠管的血运情况,肠壁增厚、分层和肠系膜血管纠集、扭曲等提示肠管缺血,肠壁密度增高、积气以及肠系膜出血等提示缺血加重甚至发展到梗死。增强扫描可直接显示肠系膜血管狭窄、阻塞状况,为血运性肠梗阻诊断提供可靠依据。

(二)胃肠道穿孔

【临床与病理】

胃肠道穿孔(gastrointestinal perforation)以胃、十二指肠溃疡穿孔最常见,亦可见于恶性肿瘤及憩室炎症穿孔。临床表现为突发上腹部持续性刀割样剧烈疼痛,可迅速扩展至全腹,出现压痛、反跳痛和腹肌紧张等腹膜刺激症状,可有恶心呕吐、腹胀、休克等表现。

【影像学表现】

胃肠道穿孔可出现气腹、腹腔积液、胁腹脂线异常、肠麻痹等征象,并继发腹腔脓肿,其中气腹是诊断胃肠道穿孔最重要的征象。立位平片常可在两侧膈肌下观察到新月形气体影

（图 8-10a）；需要注意的是：胃后壁穿孔的气体常局限于小网膜囊内；腹膜间位空腔器官向腹膜后间隙穿孔，气体可进入并积存于肾旁间隙及腹膜后其他间隙，而腹腔内并无游离气体。因此，腹部立位平片没有游离气体并不能排除胃肠道穿孔。腹水、腹脂线模糊以及麻痹性肠胀气等征象是由于胃肠内容物引起化学性和 / 或细菌性腹膜炎所致。全腹部 CT 平扫可很好显示解剖结构，能更敏感地发现少量气体（图 8-10b）。CT 对穿孔后的继发腹膜炎征象，特别是对于腹水的部位和量的观察较 X 线平片有较大的优势，对于显示和确定穿孔后造成的腹腔脓肿，也有较大的价值。

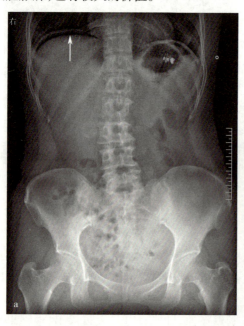
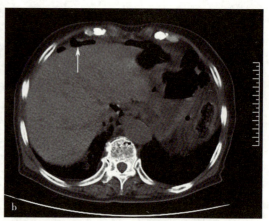

图 8-10　胃肠道穿孔
a. 腹部立位平片；b. CT 轴位平扫
膈下可见游离气体影（白箭）

课堂互动

游离气体与穿孔

　　胃肠道穿孔后，腔内气体进入腹腔形成游离气体，成为诊断胃肠道穿孔最重要的征象。

　　需要讨论的问题：①胃肠道哪些部位含有丰富气体？②胃肠道哪些部位穿孔腔内气体可进入腹腔？③还有哪些情况腹腔内可存在气体？④如何增加腹腔内少量游离气体发现概率？

　　思考：正常成人小肠及阑尾腔内含气较少，穿孔后不易形成气腹；胃后壁穿孔的气体常局限于小网膜囊内；腹膜间位空腔器官向腹膜后间隙穿孔，气体可进入并积存于肾旁间隙及腹膜后其他间隙，并不形成气腹。女性腹腔经输卵管与外界相通，输卵管造影时可进入少量气体；开腹手术后部分气体残留腹腔，多在 2~14 天内吸收；腹部产气杆菌感染也可产生少量气体。腹腔内气体上浮，静坐或静卧 15 分钟以上有利于气体聚集；CT 较 X 线平片更有利于发现少量游离气体。

　　结论：没有腹腔游离气体不能完全排除胃肠道穿孔，有腹腔游离气体也不是肯定就有胃肠道穿孔。

（三）急性胰腺炎

【临床与病理】

急性胰腺炎（acute pancreatitis）成年男性多见，诱因甚多，包括胆道疾病、酗酒、暴饮暴食等，系胰液外溢所致的胰腺及周围组织的急性炎症，疾病严重程度各异，可分为急性间质水肿性胰腺炎和坏死性胰腺炎两种。主要症状为剧烈的上腹部疼痛并向腰背部放射，伴恶心、呕吐、发热等，严重者可发生休克。

【影像学表现】

1. X线表现　目前很少使用。或可见广泛性肠麻痹及局限性肠痉挛所致十二指肠郁张、前哨肠袢、结肠中断征等，有时可见小网膜囊内积液、积气。

2. CT、MRI表现　胰腺体积局限性或弥漫性增大；CT平扫胰腺水肿区密度降低，坏死区呈更低密度，急性出血呈高密度；MRI平扫胰腺水肿区T1WI呈稍低信号，T2WI呈稍高信号，伴出血坏死则信号不均匀；增强扫描坏死区无强化，与明显强化的胰腺实质对比明显，可更敏感地检出并确定坏死区的位置和范围。胰周间隙受累，CT和MRI上表现为胰腺边缘毛糙，周围脂肪结构模糊不清，胰周积液，肾前筋膜增厚等（图8-11），病情加重，受累范围扩大可达肠系膜根部，甚至肾下极以下。急性胰腺炎常伴胰管异常，包括胰管扩张、狭窄、钙化及走行异常。

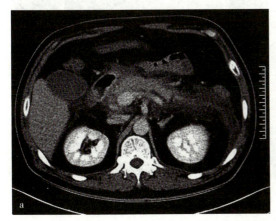
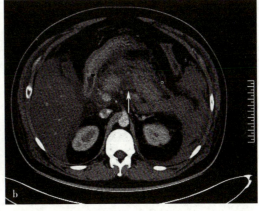

图 8-11　急性胰腺炎（CT 轴位增强）
a. 水肿型：胰腺体积增大，边缘毛糙，周围积液，邻近脂肪模糊，肾前筋膜增厚；
b. 坏死型：坏死区密度明显降低，无强化（白箭）

轻症急性胰腺炎无局部并发症出现，中重症胰腺炎可出现急性胰周液体积聚、胰腺假性囊肿、急性坏死性积聚、包裹性坏死等并发症。胰腺炎局部并发症通常采用增强CT检查，发病4周后MRI评价局部并发症优于CT。

（四）急性阑尾炎

【临床与病理】

急性阑尾炎（acute appendicitis）常因阑尾腔内粪石梗阻，继发引起阑尾淤血、肿胀、渗出，甚至坏死，其典型临床表现为转移性右下腹痛。

【影像学表现】

1. X线表现　价值较低。或可见局部肠管麻痹扩张及脂线模糊，有时可显示右下腹回盲部分层样高密度粪石影。

2. CT、MRI表现　主要表现为阑尾增粗，横径超过6mm，横断阑尾管壁呈同心圆分层，管状结构消失；阑尾炎累及周围组织时，表现为阑尾周围脂肪组织内出现条、絮状渗出影，邻近筋膜增厚,积液或脓肿形成等;相邻盲肠末端受累,局部肠壁出现水肿、增厚改变(图8-12)。

(五) 腹部损伤

【临床与病理】

腹部损伤(abdominal injury)分为开放性损伤与闭合性损伤,前者多为锐器或火器损伤所致,诊断较明确。闭合性损伤常因钝性暴力引起,常可引起腹部空腔脏器、实质脏器及大血管的损伤,临床表现可有很大差异,从无明显症状到休克状态均可发生。

【影像学表现】

1. Ｘ线表现　腹部空腔脏器损伤破裂时,腹部立位平片可发现气腹。

2. CT表现　腹部实质性脏器闭合性损伤首选CT检查,敏感性与特异性高,可明确损伤部位、类型与范围。实质脏器内血肿CT表现为圆形、类圆形或不规则形高低混杂密度影像,时间延长则密度降低(图8-13);包膜下血肿CT表现为实质脏器形态增大,边缘见新月形或双凸状稍高密度影,破入腹腔内可见类似腹腔积液表现;腹膜后血肿表现为腹膜后较大的椭圆形高低混杂密度影,血肿包裹则境界清楚。CT增强扫描血肿无强化。

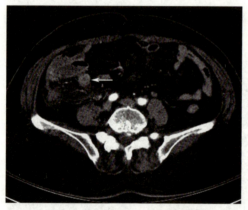

图8-12　急性阑尾炎(CT增强)
阑尾(白箭)明显增粗,壁呈分层改变,
周边脂肪模糊,邻近筋膜增厚

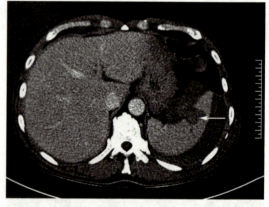

图8-13　脾破裂(CT增强)
脾内血肿呈低、等混杂密度区,境界清楚,
并破入包膜下

(六) 胆石症与胆囊炎

【临床与病理】

胆石症(cholelithiasis)包括胆囊结石和胆管结石,与年龄、性别、肥胖、饮食因素等有关,中年女性多见。结石成分以胆固醇结石最常见,混合性结石次之,胆色素结石最少见。作为急腹症的胆石症多为结石嵌顿或并发急性炎症,继而又促进结石形成和发展,因此胆囊炎和胆石症往往互为因果。临床表现为右上腹绞痛,并向右侧肩胛部放射,可伴畏寒、发热、呕吐,查体墨菲征阳性。部分结石可无症状,而在上腹部影像检查时偶然发现。

【影像学表现】

1. Ｘ线表现　胆结石多为Ｘ线阴性结石,平片显示能力有限。不透Ｘ线的胆囊阳性结石可显示为胆囊区单发或多发的圆形、石榴子样不规则形致密影。胆囊造影可见透Ｘ线结石为类圆形充盈缺损影。胆管内结石平片不易显示。

2. CT表现　胆囊结石表现为胆囊内单发或多发圆形、多角形或泥沙样高密度影(图8-14),有时表现为边缘高密度、中间低密度,构成“靶征”或“新月征”,诊断较明确;阴性结石引起胆道梗阻,需与胆道肿瘤鉴别。当胆囊体积增大或缩小,囊壁弥漫性增厚,厚度≥3mm,囊壁线状分层并有强化,则支持胆囊炎的诊断;此时浆膜下可见环形低密度区,增强扫描无强化,代表浆膜下水肿或渗出;胆囊窝可见积液。

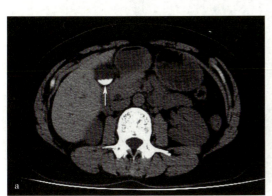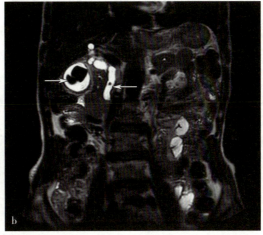

图 8-14 胆囊结石
a. CT:胆囊内泥沙样阳性结石(白箭);b. MRI:胆囊结石、胆总管结石(白箭)

3. MRI 表现 胆囊结石在 T2WI 为低信号,在高信号的胆汁衬托下呈充盈缺损表现(图 8-14)。T1WI 结石通常为低信号,部分可为高信号或混杂信号。MRCP 可完整显示胆管树结构,能准确判断低信号胆道结石部位、大小、形态和数目,并能显示结石引发的胆管扩张及程度。急性胆囊炎表现与 CT 类似,可见胆囊体积增大、胆囊壁增厚、分层、水肿。

【鉴别诊断】

胆囊息肉、胆总管下段肿瘤需与胆道阴性结石鉴别。CT 或 MRI 增强扫描可资鉴别,胆囊息肉、胆总管下段肿瘤增强后可强化,阴性结石无强化。

二、胃、十二指肠溃疡

【临床与病理】

消化性溃疡(peptic ulcer,PU)是消化道常见疾病,好发于 20~50 岁。临床表现为反复发作的周期性、节律性上腹部疼痛,严重者可继发消化道穿孔、大出血及幽门梗阻,部分胃溃疡可恶变。PU 好发于胃或十二指肠,常单发,多见于十二指肠,少数多发,胃与十二指肠同时发生溃疡称复合性溃疡。溃疡从黏膜累及黏膜下层,常深达肌层,溃疡口周围黏膜水肿;溃疡深达浆膜层时称穿透性溃疡;溃疡穿透浆膜层则发生急性穿孔,胃肠内容物进入腹腔,引起急性腹膜炎的相关症状;溃疡周围有纤维结缔组织增生时称为胼胝性溃疡。溃疡愈合后常有瘢痕形成,导致胃、十二指肠变形或狭窄。

【影像学表现】

1. X 线钡剂造影 诊断胃、十二指肠溃疡最常用的影像检查方法。

(1)胃溃疡:胃溃疡(gastric ulcer)多见于胃体小弯侧,直接征象为龛影。龛影切线位显示清晰,呈锥状或乳头状突出于胃轮廓之外,边缘光滑整齐(图 8-15),底部较平整。龛影口部常有一圈黏膜水肿所致的透明带,依其范围大小分别表现为黏膜线、项圈征或狭颈征,为良性溃疡的特征表现。龛影周围黏膜皱襞完整,向口部均匀纠集,并逐渐变窄直达口部边缘,为良性溃疡的又一特征表现。

胃溃疡所致的功能改变包括痉挛性改变、分泌增加、胃蠕动增强或减弱、胃张力增高或减低。溃疡好转和愈合后,功能改变常随之减轻或消失。

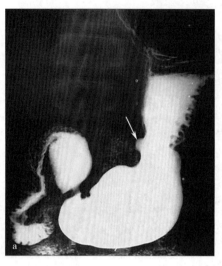
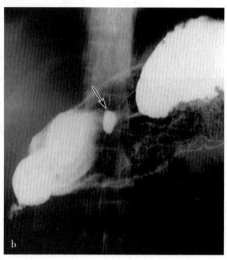

图 8-15　胃溃疡（X线钡剂造影）

a. 切线位；b. 正位

显示腔外龛影（白箭）及钡斑影（黑箭）

　　胃溃疡导致的瘢痕性增生可牵拉胃壁，造成胃轮廓变形和胃腔狭窄。小弯侧溃疡可使胃小弯短缩，导致幽门向贲门靠近，形成所谓"蜗牛胃"；也可使胃体呈环形狭窄而形成"葫芦胃"。幽门处溃疡瘢痕可引起幽门狭窄，严重时可导致幽门梗阻。

　　（2）十二指肠溃疡：十二指肠溃疡（duodenal ulcer）90%以上发生在球部的前壁和后壁，常较胃溃疡小，直径多在 4~12mm。直接征象也为龛影，表现为类圆形或米粒状高密度钡斑影，边缘光滑整齐，周围可见项圈征或放射状黏膜纠集。十二指肠球部肠腔较小，肠壁较薄，溃疡易造成球部变形，呈山字形、葫芦形等，较小的溃疡不易显示龛影，故球部的持久变形可作为溃疡的重要间接征象，并据此做出球部溃疡的诊断（图 8-16）。其他的间接征象还包括激惹征、幽门痉挛、开放延迟、球部固定压痛等。

　　2. CT、MRI 表现　常规检查对胃、十二指肠溃疡的诊断价值不大；仿真内镜技术目前尚处于探索阶段。

【鉴别诊断】

胃溃疡需与溃疡型胃癌鉴别（参见后续的胃癌部分）。

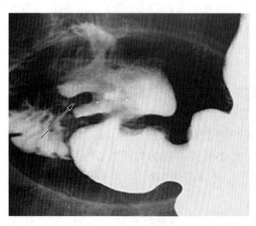
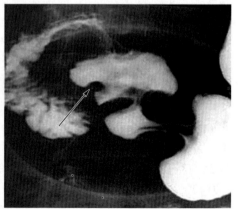

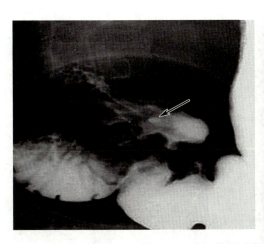
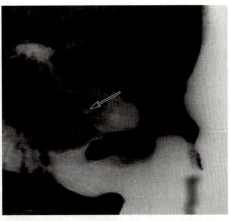

图 8-16　十二指肠球部溃疡(X 线钡剂造影)
十二指肠球部不同时相的加压点片,显示十二指肠球部持久变形(细长箭)和龛影(粗短箭)

三、消化道肿瘤

(一) 食管癌

【临床与病理】

食管癌(esophageal carcinoma)好发于 40 岁以上男性,主要症状为进行性吞咽困难。组织学上大多数为鳞状上皮癌,少数为腺癌或未分化癌,罕见腺鳞癌。大体病理改变,早期为管壁轻微糜烂,或见小斑块和乳头状改变;中晚期病变增大,分为髓质型、蕈伞型、溃疡型和缩窄型。

【影像学表现】

1. X 线钡剂造影　诊断食管癌最常用的影像检查方法,可较早发现食管形态及功能改变。食管癌主要表现为:①黏膜皱襞消失、中断、破坏,代之以杂乱不规则的影像;②管腔狭窄,表现为环状或不规则狭窄,范围常较局限,少数情况下也可较大,轮廓不规则、不对称,钡剂通过受阻,其上方食管扩张;③腔内充盈缺损,癌瘤向腔内突出,造成形状不规则、大小不等的充盈缺损;④不规则龛影,溃疡型癌可见较大而轮廓不规则的长形龛影,其长径与食管的纵轴一致;⑤管壁僵硬,受累食管壁蠕动消失,形态固定(图 8-17)。食管癌穿孔形成瘘管,对比剂溢出食管轮廓之外,如形成食管气管瘘则可见对比剂进入相应的支气管。

2. CT、MRI 表现　食管壁局部不规则增厚、不均匀强化的肿块,可有溃疡形成,晚期可发现周围胸膜、肺、纵隔、胸椎肋骨的侵犯及淋巴结转移情况。CT 主要价值在于显示肿瘤形态及其与周围脏器的关系,能较准确地判断其分期、可切除性及预后,为临床选择适宜的治疗方案提供依据。MRI 在食管癌分期及疗效评估方面有独特的价值。

【鉴别诊断】

1. 食管失弛缓症　钡剂造影表现为食管下段呈漏斗或鸟嘴状狭窄变细,食管内大量内容物滞留,狭窄部边缘光滑,管壁柔软,黏膜纹理存在。

2. 食管平滑肌瘤　钡剂造影表现为食管边缘较光滑的局限性充盈缺损,表面黏膜大多光滑整齐。

3. 食管静脉曲张　食管静脉曲张的黏膜皱襞增粗、迂曲,呈串珠状或蚯蚓状充盈缺损但无明显破坏,食管壁柔软而伸缩自如,无局部狭窄和阻塞,是与食管癌的重要鉴别点。

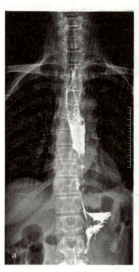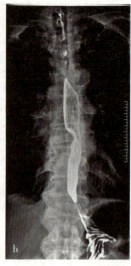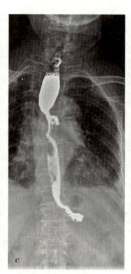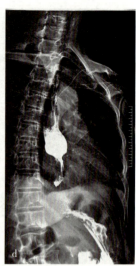

图 8-17　食管癌（X线钡剂造影）
a. 髓质型；b. 蕈伞型；c. 溃疡型；d. 缩窄型

（二）胃癌

【临床与病理】

胃癌（gastric carcinoma）是消化道最常见的恶性肿瘤，好发于40~60岁，以胃窦、小弯侧和贲门区常见。患者常有胃溃疡及萎缩性胃炎病史，临床表现主要为上腹部疼痛，不易缓解，饱胀纳差，可发生梗阻症状及出血，呕吐咖啡色胃内容物或有柏油便。早期胃癌癌组织局限于黏膜或黏膜下层，大体形态分为隆起、表浅和凹陷三种类型。病变癌组织超过黏膜下层，侵及肌层及以下，为进展期胃癌，大体形态分为三型：①蕈伞型（息肉型、肿块型、增生型），瘤体主要向腔内生长，表面高低不平，如菜花状，常有糜烂，与周围有明确的分界。②浸润型（硬癌），瘤体主要沿胃壁浸润生长，常侵犯胃壁各层，使胃壁增厚、僵硬、弹性消失；癌组织弥漫性浸润胃的大部或全部，造成胃壁弥漫性增厚，胃壁僵硬，胃腔缩小，形态固定，形成"革囊状胃"。③溃疡型，瘤体常深达肌层，部分溃烂，形成大而浅的盘状溃疡，其边缘有一圈堤状隆起称环堤，常称为"火山口样"溃疡，又称恶性溃疡。

【影像学表现】

1. X线钡剂造影　进展期胃癌可见：①充盈缺损，形状不规则，多见于蕈伞型癌（图8-18a）；②胃腔狭窄，胃壁僵硬，主要由浸润型癌引起，全胃受累时形成"革囊状胃"（图8-18b）；③龛影，多见于溃疡型癌，呈不规则的半月形，位于胃轮廓之内，内缘不整齐而有多个尖角（图8-18c），龛影周围绕以宽窄不等的透明带，即环堤，其中常见结节状和指压迹状充盈缺损，称为半月综合征；④黏膜皱襞破坏、消失或中断，黏膜下肿瘤浸润常使皱襞异常粗大、僵直或如杵状和结节状，形态固定不变；⑤癌瘤区蠕动波消失，胃壁僵硬，形态固定。

胃低张气钡双重造影对早期胃癌的诊断具有重要价值：①隆起型，显示为小而不规则的充盈缺损，边界清楚；②表面型，加压像上可见胃小区及胃小沟破坏，呈不规则的颗粒状杂乱影，有轻微的凹陷或僵直，多数病变区界限清楚；③凹陷型，显示形态不整、边界明显的龛影，其周边的黏膜皱襞可出现截断、杵状和融合改变等，有时难以与良性溃疡的龛影鉴别。

2. CT、MRI表现　需采用适当对比剂将胃充分扩张。主要表现为胃壁局限或弥漫性增厚，形成肿块，表面隆起或凹陷，形态不规则（图8-19），增强扫描肿瘤明显不均匀强化。CT或MRI的主要优势在于能显示肿瘤侵犯胃壁各层结构，观察周围浸润、淋巴结及远处转移的情况,对肿瘤的分期和治疗有重要意义。

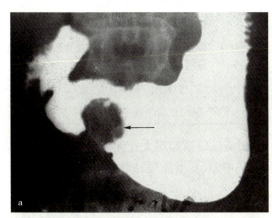

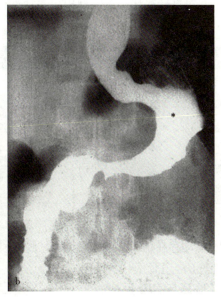

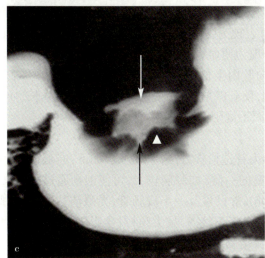

图 8-18 胃癌(X 线钡剂造影)
a. 胃窦部可见较大的充盈缺损(黑箭),提示蕈伞型胃癌;b. 胃体、胃窦部胃腔缩小,形态固定呈"革囊状"(*),黏膜破坏,提示浸润型胃癌;c. 胃窦部小弯侧可见位于胃轮廓之内的大龛影(白箭),周边不规则,有尖角(黑箭)和指压迹及环堤(白箭头),提示溃疡型胃癌

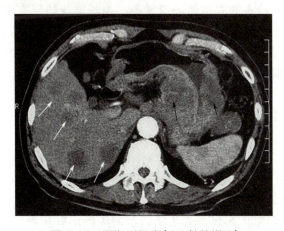

图 8-19 浸润型胃癌(CT 轴位增强)
胃壁不规则增厚(黑箭),强化明显;肝内多个类圆形病灶(白箭),呈"牛眼征",代表胃癌肝转移

145

【鉴别诊断】

1. 胃良性溃疡　溃疡型胃癌与胃溃疡都可表现为龛影,其鉴别要点见表8-1。

表8-1　溃疡型胃癌与胃良性溃疡的X线鉴别诊断

鉴别要点	溃疡型胃癌	胃良性溃疡
龛影形状	不规则形,扁平,有多个尖角	圆形或椭圆形,边缘光滑整齐
龛影位置	位于胃轮廓之内	位于胃轮廓外
龛影口部	肿瘤浸润所造成的不规则环堤,指压迹样充盈缺损	黏膜水肿所造成的透明带,表现为黏膜线、项圈征、狭颈征
黏膜皱襞	皱襞破坏、中断不能达龛影口部	均匀纠集如车轮状,可达龛影口部
邻近胃壁	僵硬,蠕动消失	柔软,有蠕动波

病案分析:
胃间质瘤

2. 胃窦炎　胃窦炎需与胃窦癌鉴别。胃窦炎黏膜皱襞粗大迂曲但仍完整,胃壁柔软可变化,蠕动存在;而胃窦癌表现为黏膜皱襞破坏、中断,胃壁僵硬,蠕动消失。

(三) 结直肠癌

【临床与病理】

结直肠癌(colorectal cancer)好发于中老年,多见于直肠和乙状结肠。结肠癌早期无症状,或有轻微腹痛、大便潜血阳性;中晚期可表现为腹部肿块、便血和腹痛,或有顽固性便秘,也可有脓血便和黏液样便。直肠癌主要表现为便血、粪便变细和里急后重感。病理上多为腺癌,大体形态分为三型:①增生型,肿瘤向腔内生长,呈菜花状,基底宽,肠壁增厚,表面可有浅溃疡;②浸润型,癌瘤主要沿肠壁浸润,使肠壁增厚,病变常绕肠壁呈环形生长,使肠腔呈环形狭窄;③溃疡型,肿瘤主要表现为深而不规则的溃疡。

【影像学表现】

1. X线表现　结肠气钡双重对比造影为首选检查方法,主要征象如下:①肠腔内肿块,其轮廓不规则(图8-20a),病变多发生在肠壁的一侧;如肿瘤较大,可使钡剂通过困难;②肠管狭窄,偏于一侧或形成环状狭窄(图8-20b),常只累及一小段肠管,界限清楚,此型肿瘤易造成梗阻;③较大的龛影,形状多不规则,边缘多不整齐,呈尖角样,龛影周围常有不同程度的充盈缺损和狭窄;④肠壁僵硬,形态固定,结肠袋消失;⑤黏膜皱襞破坏、中断、消失。以上各征象可不同程度混合出现。

2. CT、MRI表现　检查前先需做肠道准备。在肠道清洁后充气或用适当浓度对比剂灌肠致肠管充盈时,CT能精确定位肿瘤位置、形态及与周围脏器的关系,较准确判断其分期、可切除性及预后。表现为局部结直肠壁不规则增厚,不均匀强化肿块,或局部溃疡形成,晚期可发现肿瘤对周围器官组织的侵犯及转移情况。CT和MRI能显示肿瘤位置、形态及与周围脏器的关系,较准确判断其分期、可切除性及预后。高分辨率MRI能准确评估直肠癌肠周侵犯及周围淋巴结转移和远处转移情况,帮助肿瘤分期,对肿瘤治疗方案制定起到决定性作用。

【鉴别诊断】

1. 增殖型肠结核　须与盲肠、升结肠癌鉴别。肠结核病变的范围较长、同时侵犯末段回肠,气钡双重造影可见病变以挛缩、僵硬为主;结肠癌则多呈局限性肿块。

2. 肠息肉　气钡双重造影显示为边缘锐利的类圆形肿块影,基底较小且有时带蒂而呈蘑菇状,邻近肠壁柔软;而结肠癌则块影较大,基底较宽,轮廓不规则而呈菜花状,肠壁僵硬。

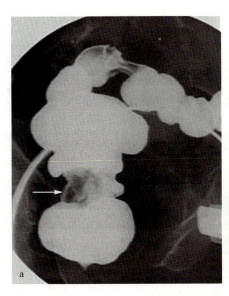
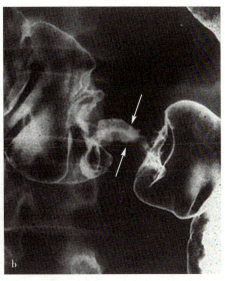

图 8-20 结直肠癌（X 线钡剂造影）
a. 钡剂灌肠造影显示直肠充盈缺损（白箭），为增生型直肠癌；b. 结肠气钡双重造影
显示乙状结肠明显环形狭窄（白箭），为浸润型结肠癌

四、肝硬化

【临床与病理】

肝硬化（cirrhosis）病因很多，病毒性肝炎是最常见的原因。早期症状无特异性，表现为乏力、腹胀等不适，晚期可出现腹水、门静脉高压、肝性脑病等一系列临床表现。

肝硬化早期，肝细胞弥漫性变性、坏死；中晚期大量纤维组织增生，并伴再生结节（regenerative nodule，RN）形成、肝脏结构紊乱、假小叶形成等病理过程，肝体积缩小、质地变硬，进一步可继发门静脉高压；部分病人 RN 结节演变成异型增生结节（dysplastic nodule，DN），最后可演变成肝细胞癌。肝硬化按形态分为小结节性、大结节性、混合性肝硬化三类。

【影像学表现】

1. X 线表现　X 线钡剂造影可见食管、胃底静脉曲张等间接影像。血管造影可见肝动脉分支变小、变少；脾、门静脉扩张及曲张的侧支引流静脉等。

2. CT 表现　肝硬化早期缺乏特异性，中晚期肝脏在大小、形态、轮廓及密度等方面有明显变化。肝体积缩小，通常右叶缩小，而左外叶及尾状叶增大，肝脏各叶体积失去正常的比例关系。肝脏外形呈结节状或分叶状改变，轮廓凹陷不平呈波浪状。再生结节平扫表现为等、高密度，增强时与肝实质一致，脂肪浸润、炎性反应、坏死区等因素导致肝实质密度减低，纤维组织增生、再生或增生结节等因素导致肝实质密度增高，铁、铜等金属离子的沉积加剧密度不均匀改变；增强扫描动脉期肝硬化结节可轻度强化，门静脉期及平衡期与其余肝实质密度趋向一致。肝硬化引起的继发性改变主要为门静脉高压、脾脏增大与腹水（图 8-21）。门静脉高压表现为门静脉、脾静脉和侧支血管的增粗、扭曲，呈团块状或条状扭曲的软组织影，增强后明显强化；开放的侧支血管包括胃底食管下段静脉交通支、前腹壁静脉交通支、直肠下段肛门静脉交通支、腹膜后静脉交通支等。脾脏增大是肝硬化常见的间接征象，脾脏超过 5 个肋单元可诊断为脾大。腹水表现为肝脏及脾脏边缘弧形水样低密度影。

3. MRI 表现　肝脏大小、轮廓等形态学表现与 CT 相同。肝硬化再生结节弥漫分布，大小不等，在 T1WI 上可呈略高或等信号，在 T2WI 上大多数呈略低或等信号。肝硬化结节

笔记栏

肝硬化影像
诊断顺口溜

脂肪肝影像
学检测

以门静脉供血为主,增强扫描可监测肝硬化结节血供变化。由于纤维组织增生、结节形成及脂肪浸润,肝实质信号不均。门静脉高压时,门静脉主干增宽,横径可达 15mm,门静脉系统的侧支循环可表现为特定区域结节状或条状扭曲的流空信号,增强扫描明显强化;脾脏形态增大,信号无明显改变;腹水在 T1WI 呈低信号,T2WI 呈高信号。

【鉴别诊断】

1. 肝局灶性脂肪浸润　CT 平扫时肝脏呈局限性密度减低,MRI 的 T2WI 脂肪抑制或 T1WI 反相位成像局灶性脂肪浸润信号减低,增强后无强化;而再生结节则与肝实质强化类似,延迟后与肝实质密度一致。

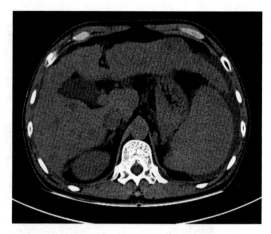

图 8-21　肝硬化(CT 平扫)

肝左叶、尾状叶增大,右叶缩小,边缘成波浪状,肝门裂增宽,门静脉增粗,脾脏增大,少量腹水

2. 小肝癌　30%~50% 的肝硬化合并肝癌,诊断中必须提高警惕。再生结节在肝硬化基础上发生,为门静脉供血而非肝动脉供血,故动脉期 CT 增强扫描结节没有强化,门脉期有轻度强化,延迟后仍呈相对高信号。肝癌快进快出的典型强化模式与再生结节增强表现不同。

五、原发性肝癌

【临床与病理】

80% 以上的原发性肝癌为肝细胞癌(hepatocellular carcinoma,HCC),中年男性多见,早期常无临床症状,中晚期常见肝区疼痛、腹胀、消化道症状、黄疸及恶病质,可扪及肿块。多数病人血清甲胎蛋白(AFP)明显升高。HCC 与病毒性肝炎、肝硬化关系密切,常经历 RN 进展为 DN,DN 进展为早期 HCC,早期 HCC 进展为中晚期 HCC 的过程。大体病理上,HCC 分为巨块型(肿块直径 ≥ 5cm)、结节型和弥漫型。此外,直径 ≤ 3cm 的单发结节,或两个直径之和 ≤ 3cm 的结节,称为小肝癌。

【影像学表现】

1. X 线表现　普通 X 线检查无价值。肝动脉造影可见供血的肝动脉分支扩张增粗,病灶新生肿瘤血管粗大、扭曲、紊乱(图 8-22a),可有动静脉瘘和血管湖征象;肿块实质出现对比剂染色,勾画出大小和轮廓(图 8-22b);邻近动脉受压推移形成包绕现象;门静脉、肝静脉、下腔静脉内可出现癌栓,表现为静脉内充盈缺损。

2. CT 表现　肿瘤多位于右叶,其次为左叶,尾叶少见。病灶为圆形、卵圆形或分叶状,膨胀生长的肿瘤可见假包膜,周边清晰,浸润型边界模糊。平扫常为稍低密度病灶,如合并坏死或囊变则密度更低,伴出血则呈高密度。增强扫描动脉期,HCC 明显强化,部分病灶内可出现肿瘤血管,而正常肝组织尚未明显强化,病灶密度高于正常肝实质;门静脉期,正常肝明显强化,病灶内对比剂浓度迅速下降,至门静脉晚期及肝实质期病灶密度低于正常肝;病灶内对比剂整体呈现"快进快出"的特点(图 8-23)。病灶坏死、囊变及出血区不强化,假包膜一般在门静脉期或平衡期出现强化。肿瘤体积增大可致肝外形轮廓不规则波膨隆,肝门变形移位。肝癌晚期门静脉内瘤栓形成,增强扫描门静脉主干及其大分支内有对比剂的充盈缺损。CT 还可发现肝内转移、邻近器官浸润及淋巴结转移和远处转移等,也可见门静脉高压、脾大、腹水等肝硬化表现。

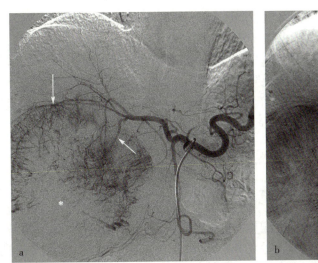
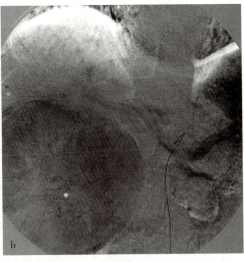

图 8-22 巨块型肝癌（DSA）

a. 动脉期：可见多条增粗扭曲的肿瘤动脉（白箭）向肝癌肿块（*）供血；b. 实质期：
肿瘤（*）染色明显，清晰勾画出其大小和轮廓

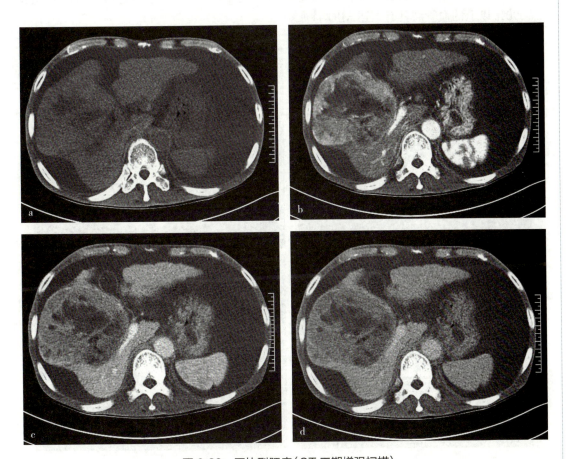

图 8-23 巨块型肝癌（CT 三期增强扫描）

a. 平扫：肝右叶巨块型肝癌，呈稍低密度，包膜不清晰，大量腹水；b. 动脉期：肿块明显不均匀强化；

c. 门静脉期：肿块强化程度降低，包膜强化；d. 实质期：肿块强化程度降低，包膜明显强化

3. MRI 表现　肝癌病灶形态、大小、分布及增强扫描特点同 CT 表现。HCC 典型表现

为 T1WI 稍低信号,T2WI 稍高信号影;病灶内坏死、囊变、出血等导致信号不均匀,呈"马赛克征"或"镶嵌征";"假包膜征"检出率也较高。应用肝脏特异性对比剂进行多期扫描,在延迟的肝特异期成像中,由于恶性肿瘤组织缺乏巨噬细胞,不具备转运此对比剂功能,病灶没有强化而呈现为相对低信号。由于弥散受限,肿瘤病灶在 DWI 常表现为高信号,有助于检出和定性。MRS 可检测病灶内胆碱、脂类、乳酸等的含量,可进一步反映肿瘤细胞的代谢情况,对评估治疗后反应很有帮助。MRI 对随访观察肝炎后肝硬化结节的演变具有独特的价值,可早期发现小肝癌。

【鉴别诊断】

1. 肝海绵状血管瘤　为常见的肝脏良性肿瘤,女性多见,多无症状,肿瘤大小不一,可单发或多发。病理上瘤体由扩张的异常血窦组成,血窦间有纤维组织构成不完全间隔,血窦内可有血栓形成致窦腔消失和继发纤维化,瘤体周围无假包膜。CT 平扫表现为境界清楚的类圆形低密度区,较大的血管瘤中心部分常呈更低密度区,与 HCC 类似。增强扫描动脉期,血管瘤边缘出现结节状强化,与肝内血管的密度相近,门静脉期及延迟期呈向心性强化,最后整个血管瘤被对比剂"填满",与周围肝组织一致或稍高。对比剂在血管瘤内这种"快进慢出"的特征与肝癌"快进快出"不同,是鉴别诊断的最重要征象(图 8-24)。MRI 的 T2WI 像上,随着 TE 时间延长,血管瘤信号强度递增,直至达到甚至超过胆囊信号,称为"灯泡征",90% 以上的血管瘤具有上述 MRI 特征。

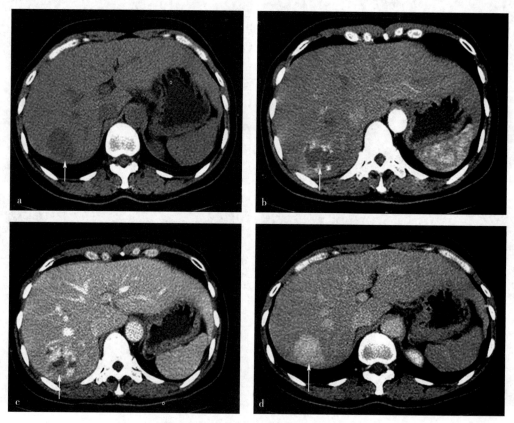

图 8-24　肝血管瘤(CT 三期增强扫描)

a. 平扫;b. 动脉期;c. 门静脉期;d. 延迟期

肝血管瘤(白箭)多期扫描显示出"快进慢出"的强化特点

2. 转移性肝癌　全身恶性肿瘤有 30%~50% 转移到肝,以消化道和胰腺肿瘤多见。CT

与 MRI 对发现肝转移瘤均具有较高的敏感度和特异度。CT 平扫表现为多发大小不等的类圆形低密度灶,边缘光整或不光整,增强扫描多数病灶有不同程度的不均匀强化,但密度通常低于正常肝,典型表现病灶中心为低密度灶,边缘环状强化,最外缘密度又低于正常肝,呈"牛眼征"(图 8-19)。MRI 的 T1WI 上呈稍低信号,T2WI 呈稍高信号,有时在病灶中央可见小圆形长 T1 低信号和长 T2 高信号影,也称为"牛眼征"。约 30% 的转移性肝癌可见"牛眼征",而良性肿瘤及原发性肝癌无此表现。

六、胰腺癌

【临床与病理】

胰腺癌(pancreatic carcinoma)好发于 40~60 岁男性,早期无症状或缺乏特征性,常很快进展到中晚期,出现进行性梗阻性黄疸、顽固性腹部、后腰背部疼痛、上腹深部肿块和恶病质等。组织学上导管细胞腺癌占大多数,约 70% 发生于胰腺头部,其次为体、尾部,也可头体、体尾甚至全胰受累。病变常直接侵犯邻近组织,累及周围血管和神经,出现淋巴结和血行转移。

【影像学表现】

1. X 线表现 胃肠钡剂造影可显示肿瘤对十二指肠压迫侵蚀的征象,如十二指肠曲扩大,其内缘出现压迹,由于乳头较固定,压迹常呈"S"形;十二指肠内侧壁的黏膜皱襞平坦、破坏、消失、肠壁僵硬。ERCP、PTC 可显示胰胆管圆钝、尖削或呈不规则性狭窄和阻塞。

2. CT 表现 CT 是胰腺癌主要的影像学检查方法,能良好地显示其位置、大小、形态、与周围脏器关系及有无转移,较准确判断其分期。胰腺癌 CT 表现为胰腺体积增大,呈肿块状隆起或分叶状增大。平扫肿瘤常呈等密度,有坏死液化时可出现低密度区;增强扫描正常胰腺实质富血供明显强化,肿瘤病灶常相对乏血供而强化不明显,从而使肿瘤得以识别(图 8-25)。胰头癌侵犯、压迫胆总管引起梗阻性黄疸时,局部胆总管狭窄、中断或变形,其上胆总管扩张,与扩张的胰管共同构成"双管征"。胰头癌常引起胰体、尾部萎缩,这也是胰头癌的一个重要征象。胰腺癌侵犯周围组织,表现为胰周脂肪密度增高;累及血管,表现为血管包绕、包埋、狭窄、中断;淋巴结转移表现为胰周、腹膜后、肝门等部位出现多发软组织密度结节或肿块;还可发现远处转移病灶。

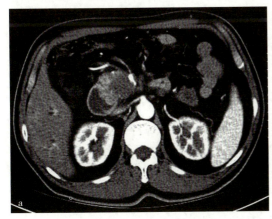
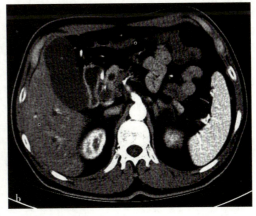

图 8-25 胰腺癌(CT 轴位动脉期)
a. 胰头部可见分叶状肿块,强化不明显,密度较周围胰腺实质低;肠系膜上动脉受累,
边缘不规则;b. 胆总管、胰管明显扩张(双管征)

3. MRI表现 胰腺癌形态、大小、分布及增强扫描特点同CT表现。胰腺癌T1WI信号稍低于正常胰腺和肝,其中坏死区信号更低;T2WI信号稍高,坏死区信号更高。一些间接征象如肝内外胆管扩张和胰管扩张是诊断胰头癌的重要征象。MRI可很好的显示胰腺癌侵犯胰周、血管、淋巴结转移及远处转移的情况。DWI肿瘤呈高信号,有助于病变的检出。MRCP可以清楚显示完整胆管树,也有助于明确胰胆管梗阻的部位、形态和程度。

【鉴别诊断】

与慢性胰腺炎鉴别较难,胰腺癌也可并发慢性胰腺炎,且都可以表现为胰头增大及胰体尾部萎缩。鉴别要点:①慢性胰腺炎在T1WI、T2WI上多呈低信号,而胰腺癌在T2WI上信号稍高且不均匀;②慢性胰腺炎在动态增强扫描时强化方式与正常胰腺一致,而胰腺癌则在动脉期表现为低密度或低信号;③胰腺癌更易引起胰腺邻近血管受到侵犯或被包埋;④胰腺癌较早即可能出现肝和腹膜后转移;⑤发现钙化、假性囊肿、胰管不规则狭窄或扩张提示慢性胰腺炎。

(张 刚 方继良 樊树峰)

扫一扫
测一测

复习思考题

1. 简述肠梗阻的分类及影像学表现。
2. 简述胃、十二指肠溃疡X线钡剂造影的直接及间接征象。
3. 简述胃良、恶性溃疡的鉴别。
4. 简述原发性肝癌的CT、MRI表现。
5. 简述食管癌病理及X线钡剂食管造影的特点。
6. 简述胃癌、结肠癌气钡造影特点。
7. 简述肝癌与肝血管瘤的鉴别诊断要点。

第九章

泌尿系统与肾上腺

📝 学习目标

通过本章的学习,掌握泌尿系统与肾上腺的正常影像解剖特点;熟悉常用检查方法并能合理选择,熟悉常见疾病如泌尿系统结石、肾囊肿,肾癌以及肾上腺常见肿瘤的影像学特征及诊断要点,具备结合临床初步分析、正确做出诊断的能力。

泌尿系统包括肾、输尿管、膀胱及尿道。肾上腺是人体重要的内分泌器官,不属于泌尿系统,但与肾同位于肾筋膜囊内,两者解剖关系密切,故于本章内一并讲述。

第一节　检查方法的选择

一、X 线检查

腹部平片在对泌尿系阳性结石的检出是简易价廉的初查方法。静脉尿路造影(intravenous urography,IVU),常称为静脉肾盂造影(intravenous pyelography,IVP),不但能显示肾盏、肾盂、输尿管及膀胱内腔,且可大致了解两肾的排泄功能,临床常用。逆行尿路造影(retrograde urography,RU)适用于 IVP 显影不佳患者。除急症外,摄片前必须进行肠道准备,排空肠道内粪便及气体,使摄片清晰,便于观察。诊断肾血管异常则可行腹主动脉造影或选择性肾动脉造影,因需要通过插管,为微创性诊断方法,参见介入放射学章节。

二、超声检查

超声检查便捷、价廉且可较敏感显示泌尿系统结石、肾脏占位病变及肾脏血管形态的显示等,临床应用广泛。详见第十三章。

三、CT、MRI 检查

对于临床症状支持泌尿系统结石诊断,而 X 线平片又未能发现异常的患者,可行 CT 平扫;不仅能够发现细小或密度不高的结石,还能同时发现因结石而并发的泌尿系梗阻、积水等继发病变。能谱 CT 对结石的成分测定有较高的敏感性和特异性。CT 平扫及增强扫描对常见的肾、肾上腺、膀胱肿瘤能做出较明确的诊断。MRI 对泌尿系肿瘤的鉴别诊断和肾癌分期很有帮助。

第二节　正常影像表现

一、X线表现

腹部平片于脊柱两侧第12胸椎至第3腰椎间可见肾的轮廓,边缘光整,一般右肾较左肾低半个椎体,肾影长12~14cm,宽5~7cm,肾的长轴自内上斜向外下呈"八"字型。侧位片上,肾影与腰椎重叠,上极较下极略偏后。

尿路造影检查在管腔内充盈对比剂后显影,主要用来观察肾盏、肾盂、输尿管、膀胱。肾盂分喇叭型、分支型、壶腹型,肾盏分上、中、下三组(图9-1)。输尿管长25~30cm,上端与肾盂相连,为第一个生理狭窄处;在腹膜后沿脊椎旁腰大肌前方下行,跨骨盆缘处形成第二个生理狭窄;在骶髂关节内侧走行,过骶骨水平后再弯向外,最后斜行进入膀胱,此处为第三个生理狭窄。输尿管腔宽为3~7mm,因蠕动可有较大变化,但边缘光整,走行柔和,可有折曲。造影片在盆腔内耻骨联合上方可观察到充盈的膀胱,呈卵圆形或马鞍形,边缘光滑整齐。

正常肾上腺不能在X线片上显影。

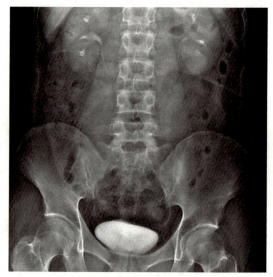

图9-1　正常泌尿系 IVU 图

二、CT表现

CT平扫,肾脏位于后腹膜腔内,肾周为低密度脂肪组织,肾为边缘光滑或呈轻度波浪状的圆形或椭圆形软组织密度影。肾的中部前内方为肾门,肾动脉和静脉呈窄带状软组织影分列其中,向腹主动脉和下腔静脉走行。肾实质密度较均匀,其内见较低密度的肾窦,和水样密度的分叶状肾盏及较大的肾盂。自肾盂向下延伸,可见位于腰大肌前缘处的输尿管,呈点状较低软组织密度影。膀胱充盈时呈较大的卵圆形囊状水样密度影。

增强扫描,对比剂增强皮质期(动脉期),肾动脉和肾皮质明显强化,而髓质无明显造影剂显影,仍为低密度;实质期(静脉期)可见髓质强化程度类似或略高于皮质,肾盂、肾盏开始有对比剂分泌显影;排泄期于5~10分钟延迟扫描(延迟期),肾实质强化程度减低,肾盏、肾盂和输尿管发生造影剂排泄显影,因输尿管蠕动收缩扩张,在其行程中,有时见显影中断。于注药后30~60分钟扫描,膀胱充盈造影剂,显影较好,可见膀胱壁光整、厚薄均匀,于输尿管开口部因间断性泌尿致局部膀胱内对比剂浓度不均匀。

CT薄层靶扫描能清晰显示肾上腺位于后腹膜腔内,右侧肾上腺位于右肾上方、肝的内后方、右膈肌脚外侧和下腔静脉后方;左侧肾上腺位于左肾上极上方、脾与腹主动脉三者之间。CT检查时,在周围脂肪组织的衬托下,正常肾上腺表现为稍高密度影,可呈三角形、人字形、线形或倒"V"形、倒"Y"形,各分肢一般宽为10mm以内。

三、MRI 表现

MRI 具有较高的软组织分辨力,能用于肾脏、肾上腺诊断及鉴别诊断,用 MRI 水成像方法即磁共振尿路成像(magnetic resonance urography,MRU)可显示肾盏、肾盂、输尿管及膀胱,与 IVP 相似,能三维显像。自旋回波序列检查,在 T1WI 像上,由于皮、髓质含水量不同,致皮质信号高于髓质;但在 T2WI 像上,皮髓质难以分辨,均呈较高信号。肾动脉和静脉由于流空效应均表现为低或无信号影。增强扫描,肾实质强化形式取决于检查时间和成像速度,类似 CT 增强扫描。

MRI 对正常肾上腺的显示低于 CT,其信号强度因检查序列而异:常规 T1WI 和 T2WI 像上,其软组织信号强度明显低于周围脂肪,与肝脏相似;T1WI 或 T2WI 并脂肪抑制技术检查时,肾上腺信号强度高于周围脂肪组织。

第三节 基本病变的影像表现

一、肾及肾上腺的数目、大小、形态和位置的异常

单纯的肾脏数目、大小、形态或位置的改变主要见于肾的先天性发育异常。肾数目异常如单侧肾缺如(图 9-2a)、重复肾;肾形态异常有融合肾(最常见的为马蹄肾);肾位置异常有异位肾、游走肾与肾下垂。肾脏形态的改变多合并肾脏大小的改变,当伴有局部增大时,常为肾实质肿块所致,而合并弥漫性变小时,多为瘢痕所致。而肾上腺缺如非常罕见。肾上腺增大的改变主要见于肾上腺增生,多表现为双侧腺体弥漫性增大,侧肢厚度大于 10mm。双侧肾上腺缩小的改变表现为肾上腺萎缩,见于垂体功能低下或特发性肾上腺萎缩。

对于诊断肾脏及肾上腺数目、大小、形态或位置的异常,X 线平片无明显价值;X 线尿路造影检查有所帮助,但主要还是需要 CT 和 MRI 检查。

ER-9-1

肾的先天性
畸形

二、肾脏及肾上腺结节或肿块

常见于肿瘤、囊肿、脓肿或血肿等。由于肿块的病理性质各异,其影像表现特征也各不相同。如肿瘤,CT 常表现为实质肿块,密度不均或呈混杂密度,MRI 显示为不均匀 T1WI、T2WI 信号,可见不均匀强化;囊肿的典型表现为形态规则的圆形或类圆形病灶,边缘光滑,呈均匀水样密度或液性信号强度,复杂性囊肿密度或 T1WI 信号可增高,增强扫描均无强化;脓肿 CT 平扫显示为低或稍低密度的团块影,有厚而不规则的壁且与邻近实质分界不清,增强扫描显示脓肿壁强化而中心坏死液化部位不强化,MRI 显示 T1WI 呈不均匀的低信号,壁厚薄不均,T2WI 为高信号,中间为不均匀液性信号,DWI 序列呈高信号为特征性表现。

对于诊断肾脏及肾上腺肿块,X 线平片价值有限;X 线尿路造影检查对于诊断肾脏肿块有一定价值,可见肾盏、肾盂受压移位变形或侵蚀现象;但主要还是需要 CT 或 MRI 检查,在发现、定位、定量甚至定性诊断上起到决定性的作用。

三、异常钙化影

异常钙化在腹部平片和 CT 上表现为高密度灶,其部位、数目和形态各不相同,对诊断有一定的指导意义。如肾实质内的异常钙化多见于肾结核,亦可见于肾癌等病变;而位于肾

盏、肾盂或输尿管、膀胱内的钙化性高密度影则是泌尿系统结石的基本表现，也是诊断的主要依据。

对于诊断泌尿系统异常钙化影，X 线平片易于发现、意义较大；CT 检查容易发现 X 线不易检出的细小异常钙化灶，对定位、定量和定性诊断具有重要价值；而 MRI 检查对显示钙化灶并不敏感。

四、肾盂、肾盏和输尿管异常

肾盂、肾盏和输尿管的异常可为先天性发育变异或后天性病变所致。由于病变性质各异，因而影像表现特征亦各有不同。如先天性发育异常可导致肾盂输尿管的重复畸形（图 9-2b）、输尿管异位开口、肾盂输尿管交界处狭窄等；结石、肿瘤等病变造成梗阻，可导致肾盂、肾盏和 / 或输尿管的扩张、积水，同时 CT 或 MRI 检查有利于发现引起梗阻的原发病变。

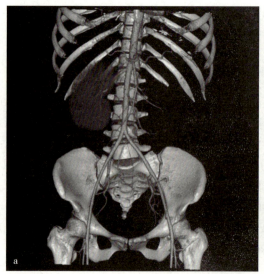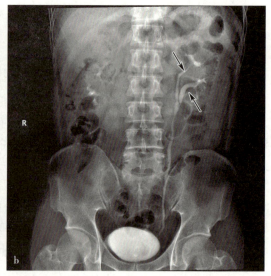

图 9-2　肾脏先天性异常
a. CT 的 VR 图：右肾孤立肾；b. IVU 图：左肾双肾盂畸形（黑箭）

对于诊断肾盂、肾盏和输尿管异常，单独的 X 线平片无实用价值；而 X 线尿路造影检查特别是 IVU 意义重大，一般均可得到清晰显示，如 IVU 显示欠佳，可改用 MRU 或经皮穿刺造影，有利于显示；MRU 则有可能免除 CT 增强扫描、有创性的逆行造影或经皮穿刺造影。

五、肾血管异常

肾血管异常多为各种病因所造成的肾动脉管腔不规则、狭窄甚至闭塞；也可为不同性质的肾脏肿块压迫或侵犯所致的肾动脉分支形态、口径和 / 或位置发生改变；其他肾血管异常情况有肾内动脉瘤、动静脉畸形及血管外伤所致的异常等。

诊断肾血管异常目前主要依靠腹主动脉造影或选择性肾动脉造影，可清楚发现肾血管异常的有无、范围和性质。随着 CT、MRI 设备和血管三维重建技术的进步，CTA 和 MRA 对诊断肾血管异常的意义提高迅速，大有替代有创性造影之势。

第四节　常见疾病的影像诊断

一、泌尿系统结石

【临床与病理】

泌尿系统结石在中医学上称为"石淋",是泌尿系统最常见的疾病之一,亦是急腹症常见的原因,根据其部位不同分为肾结石、输尿管结石、膀胱结石及尿道结石。典型临床表现为向下腹部、会阴部的放射性疼痛,可伴有镜下或肉眼血尿。继发感染时可出现尿急、尿频和尿痛;引起泌尿系损伤、梗阻时,可造成肾盏、肾盂、输尿管扩张积水等继发病变,甚至影响泌尿功能。

【影像学表现】

1. X线表现　由于结石的成分不同,包括草酸钙、磷酸钙、胱氨酸盐、尿酸盐和碳酸钙,X线检查时其密度和形态也有差异,约90%结石成分以钙盐为主,可在X线平片上显示,称为阳性结石(radiopaque calculus);少部分结石如尿酸盐结石由于含钙少,因而不能在X线平片上显示,则称为阴性结石(radioparent calculus)。

(1)肾结石:最常见,多为单侧,亦可为双侧,可单发或多发,好发于肾盂内,其次为肾下盏,中上肾盏少见。X线表现形态各异、大小悬殊,可为圆形、卵圆形、桑椹状、分层状、珊瑚状或鹿角状的高密度影,其中以珊瑚状或鹿角状为典型,可勾勒出肾盂肾盏轮廓,易于诊断,称为铸形结石。侧位片上,肾结石影与脊柱重叠,可与位于腹腔内的胆囊结石、淋巴结钙化等的鉴别。

(2)输尿管结石:常为小的肾结石下移所致,多位于输尿管的生理性狭窄处。输尿管结石典型的X线表现为输尿管走行区梭形或米粒状致密影,其长轴与输尿管的行走方向一致。

(3)膀胱结石:可自肾、输尿管结石下行而来,也可原发于膀胱,大小差别很大,大的可充满整个膀胱,小的也可仅如沙粒,但通常较其他部位的结石大。X线表现为耻骨联合上方圆形或椭圆形的致密影,边缘多较光滑,密度均匀或不均匀,典型者多有分层,并随体位变化而改变位置。

(4)尿道结石:较少见,男性多于女性。多由肾或膀胱结石下行经尿道嵌顿所致,少数可因尿道异物或憩室而原发。X线表现为与耻骨联合重叠或以下尿道内圆形或椭圆形的致密影,边缘较光滑。

X线造影检查时,泌尿系阳性结石可因与造影剂密度相近而显示不清,阴性结石则可见到充盈缺损影像;如结石引起梗阻,可见到梗阻上方输尿管和肾盂、肾盏不同程度的扩张。

2. CT表现　CT检查由于密度分辨力高,易于发现结石的存在(图9-3)。在腹部平片上不显影的阴性结石,其CT值亦常达100HU以上,故有相当比例的阴性结石能被CT检查所发现。CT值的测量难于精准区分结石的成分,能谱CT能准确区分尿酸和非尿酸结石,并在非尿酸结石中进一步区分草酸钙和非草酸钙结石,对药物溶石、体外碎石或手术取石等治疗方法的选择具有指导意义。

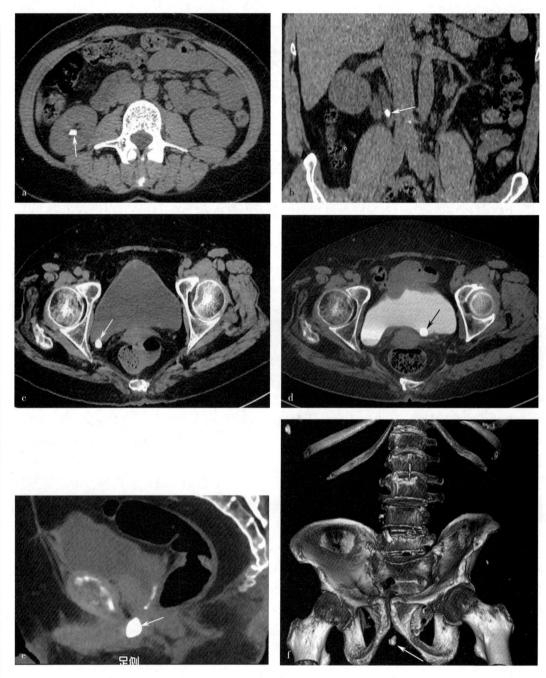

图9-3　泌尿系统结石（CT）

a. 轴位：右肾结石（白箭）；b. 冠状位：右侧输尿管结石（白箭）；c、d. 轴位：膀胱结石造影后位置发生
移动（箭示）；e. 矢状位：尿道结石（白箭）；f. 三维成像：尿道结石（白箭）

如结石引起梗阻，CT检查还可发现梗阻上方输尿管和肾盂、肾盏不同程度的扩张积水。

3. MRI表现　泌尿系统结石在T1WI和T2WI上皆呈非常低的信号，故MRI对结石显示不良。但如结石引起梗阻，MRU可显示梗阻上方的扩张积水现象，也可发现梗阻处的低信号结石影，可部分替代IVP。

【鉴别诊断】

1. 胆石症　典型的胆囊多发结石呈"石榴子"样，簇状集聚，容易与右肾结石鉴别。X线摄片鉴别困难的，可加摄腹部侧位片：胆系结石位于脊柱前方，右肾结石偏后且与脊柱重叠。

2. 肾结核钙化 肾结核的钙化因接近皮质而位于肾脏外周,且常伴有相邻肾盏的破坏;肾自截时,钙化多而广泛,可呈点状钙化影组成多环状、云朵状,累及全肾或肾脏大部。肾结石则位于肾盏、肾盂内,CT 或 X 线造影检查容易鉴别。

3. 盆腔内静脉石 通常较小,呈圆形,边缘光滑,往往多发,位置偏外,多沿两侧盆底静脉丛分布,需与输尿管结石相鉴别,一般无临床症状。鉴别困难的,可进一步行 CT 或 X 线造影检查,显示盆腔内静脉石与输尿管无关。

4. 髓质海绵肾 病理特征是乳头部集合管扩张,形成肾髓质无数大小不等的囊腔。大体标本外观似海绵,多数小囊与肾小管或肾盂相通。多为双侧发病,由于尿液滞留在扩张的小管内,可继发感染、出血及微小结石形成。CT 典型表现呈成簇的放射状排列在乳头区的结石。

病案分析:
多发结石
积水

 知识拓展

泌尿系统结石能谱 CT 的临床应用

泌尿系统结石是一种或几种物质组成的凝集物,成分多样,包括草酸钙、磷酸钙、胱氨酸盐、尿酸盐和碳酸钙等。随着对结石治疗的日趋成熟及科技的日新月异,治疗手段也丰富多样,从药物溶石、体外冲击波碎石到各种腔镜(如腹腔镜下气压弹道碎石、钬激光碎石以及经皮肾镜碎石等)的广泛运用,从单一的治疗手段到多方式联合应用,结石病的治疗已经发展为个体化定制的精准医疗,准确预判结石成分决定着治疗方法的选择,在个体治疗中有十分重要的作用。能谱 CT 原子序数法对泌尿系统结石成分分析准确性很高,通过结石的能谱衰减曲线,计算出结石能谱衰减曲线斜率,与红外线光谱法具有较高的一致性,可为人体内结石的治疗方案及预防提供重要的参考依据。

泌尿系统
结石能谱
CT 图

二、肾囊肿与多囊肾

【临床与病理】

肾脏的囊性病变分为非肿瘤性或肿瘤性两大类。在非肿瘤性单囊性病变中以单纯性肾囊肿(simple renal cyst)最常见,可单发或多发。肾囊肿发生于肾实质中,以皮质部更多见,形成原因多样,可由先天性肾小管或集合管发育异常造成阻塞继而扩张引起,亦可由后天退变等因素继发形成。囊肿大小不等,其直径常为数毫米至 10cm 不等,囊壁由一层扁平上皮组成,囊腔光滑,多为单腔不分隔,内含清亮透明的浆液性液体。少数囊内为血性液体,或者感染时含黏稠液体,此时囊壁可增厚,称为复杂性肾囊肿(complex cyst)。临床上多无症状,肾功能及尿液检查多为阴性,少数囊肿较大时可有患侧不适、肿块、血尿等。

多囊肾(polycystic kidney)为常染色体显性遗传性病变,成人型多见,常合并多囊肝。病理上,双肾实质内弥漫性分布、大小不等的囊肿,以单纯性囊肿多见。随着囊肿的不断增多和增大,同时继发感染、出血等因素,至中年时出现症状,常见腰痛、高血压、血尿、腹部肿块,晚期破坏肾脏结构和功能,发生尿毒症。

【影像学表现】

1. X 线表现 平片难于显示,尿路造影可见肾盂肾盏形态轮廓因受压出现间接征象,多发较大肾囊肿时,肾盂移位、拉长、变形和分离,呈"蜘蛛足"样改变。

2. CT表现 单纯性肾囊肿平扫时见肾实质内低密度圆形、类圆形影,大小不等,密度均匀,边缘光滑,与肾实质分界清楚锐利。当囊肿较大可突出于肾轮廓之外,囊壁菲薄。增强扫描病灶无强化,与肾实质分界更清楚。复杂性肾囊肿或不典型肾囊肿可因出血、感染而表现为囊内密度增高或出现液-液平面,囊壁增厚和/或钙化。影像上常用Bosniak分级将囊性病变分为 Ⅰ~Ⅵ级,ⅡF级以上需进一步随访或手术治疗。

成人型多囊肾平扫表现为双肾体积增大、轮廓光滑或呈分叶状,双肾实质弥漫分布、大小不等的囊性病灶,双侧可不对称,也常出现高密度囊肿,呈出血性密度或钙化,部分病例可见肝、脾、胰等其他器官同时有多囊性病灶,以多囊肝常见,有助于诊断。增强扫描囊肿不强化,而囊肿之间的正常肾组织强化,肾盂肾盏受压变形(图9-4a)。

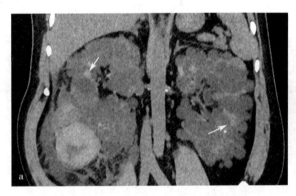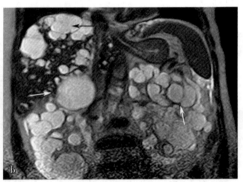

图9-4 多囊肝、多囊肾(CT、MRI)

a.冠状位CT平扫;b.冠状位MRI T2WI

双肾弥漫分布大小不等类圆形囊性病灶,部分病灶合并出血(白箭),肝内亦可见类似病灶(黑箭)

3. MRI表现 可发现较小的囊性病变,如分布于包膜下皮肾皮质区多发的获得性多房性囊性肾病变。病变形态表现类似CT所见(图9-4b),呈水样信号强度,伴出血时MRI检查还可发现部分囊肿呈出血性信号改变。增强扫描无强化。

【鉴别诊断】

超声、CT、MRI诊断肾囊肿、多囊肾因其典型特征多能明确。但对于囊肿内有出血、感染和壁发生钙化的复杂性囊肿时,需与囊性肾癌鉴别,可行增强扫描及多种影像学方法综合诊断。肾盂旁囊肿需与肾盂积水鉴别,增强CT(MRI)延时扫描及尿路造影可见对比剂不进入囊肿内,却进入扩张的肾盂内。

三、泌尿系统肿瘤

泌尿系统肿瘤中,以肾脏和膀胱肿瘤较为多见,且多为恶性,常见有肾细胞癌、肾盂癌和膀胱癌,现以肾细胞癌及膀胱肿瘤为例进行阐述。

(一)肾细胞癌

【临床与病理】

肾细胞癌(renal cell carcinoma,RCC)又称肾腺癌、透明细胞癌,简称肾癌,是最常见的肾脏恶性肿瘤,多见于40~60岁男性,早期多无症状,待肿块不断增大向内侵及肾盏、肾盂时,可出现无痛性全程血尿等典型临床表现。肾癌起源于近曲小管的上皮细胞,在组织病理上具有多样性,可为实质性、乳头状或囊性,大多数为单发,呈圆形或椭圆形,大小不等,瘤内可有坏死、囊变、出血和钙化,可有假包膜形成。晚期可侵犯肾周围间隙和脏器,肾静脉及下腔静脉瘤栓形成,周围淋巴结及肺、骨等远处转移。

【影像学表现】

1. X线表现 腹部平片有时可显示肾轮廓影增大,呈分叶状,小部分见多形性钙化。尿路造影可显示肾盏、肾盂破坏,出现不规则充盈缺损影,肾盏、肾盂、输尿管起始部变形、移位。

2. CT表现

(1)平扫:肿瘤表现为肾实质内或突向肾外类圆形或不规则形肿块,与正常肾组织分界不清,假包膜形成时可分界较清晰;呈不均匀等、低密度,内可见出血、坏死、囊变、钙化。

(2)增强扫描:呈"速升速降"型,皮质期多见不均匀强化,囊变及坏死部分不强化,实质期强化不及正常肾组织明显,从而可清楚地显示病灶范围,静脉期肿块呈较低密度影;可见肾盂、肾盏受到侵犯或被压迫变形移位、闭塞甚至消失;肿瘤向外侵犯导致肾周脂肪密度增高、消失;当肾静脉或下腔静脉内有癌栓形成时,受累血管明显增粗,内有低密度充盈缺损;肾血管及腹主动脉周围淋巴结转移(图9-5)。

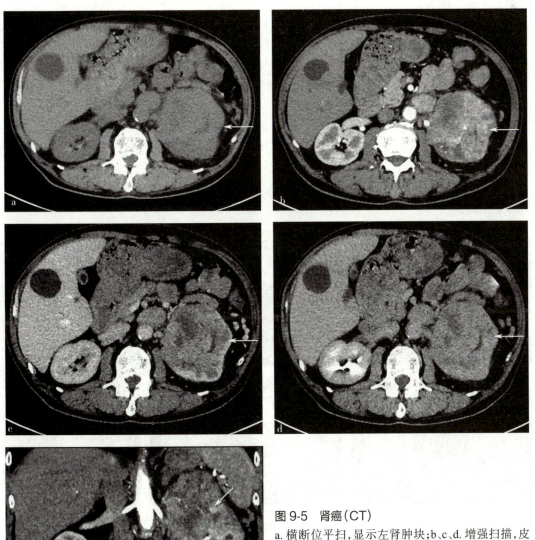

图9-5 肾癌(CT)

a.横断位平扫,显示左肾肿块;b、c、d.增强扫描,皮质期、实质期及排泄期,肿块不均匀强化呈"速升速降"型;e.冠状位重建,左肾肿块不均匀强化(白箭)

3. MRI 表现　与 CT 一样表现为肾实质占位病变,多呈混杂信号,T1WI 上病变周边可有低信号带,代表假性包膜形成;增强扫描,肿块因血管分布差异呈不均匀强化。MRI 因血管流空效应,较易诊断肾静脉、下腔静脉及右心房内有无瘤栓。

【鉴别诊断】

CT 和 MRI 表现典型者,结合临床无痛性血尿症状,较易诊断为肾癌,并能明确肿瘤分期,有时需与血管平滑肌脂肪瘤相鉴别。少数肾癌需要与肾盂癌、囊性肾癌或合并感染、出血的复杂性肾囊肿鉴别,有时需穿刺活检甚至手术病检才能明确诊断。

(二) 膀胱肿瘤

【临床与病理】

膀胱肿瘤(bladder tumor)常见于 40 岁以上男性,临床表现为血尿,可伴有膀胱刺激症状。病理上,膀胱肿瘤多为来自黏膜移行上皮组织的乳头状癌和乳头状瘤,以前者多见,可单发或多发。肿瘤易发生于三角区及侧壁,自膀胱壁突向腔内,形成肿块。乳头状癌还可侵犯肌层,进而延伸至周围组织和器官。非乳头状癌少见,多造成膀胱壁局限性增厚。

【影像学表现】

1. X 线表现　膀胱造影可见大小不等的充盈缺损影,单发病变多见,也可多发。乳头状瘤常为有蒂、表面光滑、体积较小的软组织影,能随体位而形态发生改变;乳头状癌常见基底部较宽,为表面凹凸不平呈菜花状软组织影,侵犯肌层时致局部膀胱壁僵硬。非乳头状膀胱癌所致充盈缺损可不明显,仅显示局部膀胱壁僵硬。

2. CT 表现

(1)平扫:主要表现为膀胱壁局限性增厚或突入膀胱腔内的软组织肿块影,少数肿块表面可见点状或不规则钙化,还可见膀胱肌层、周围脂肪组织和邻近器官的侵犯,以及盆腔淋巴结转移。

(2)增强扫描:良性病变多见均匀强化,膀胱癌可见实质不均匀强化,囊变及坏死部分不强化(图 9-6)。

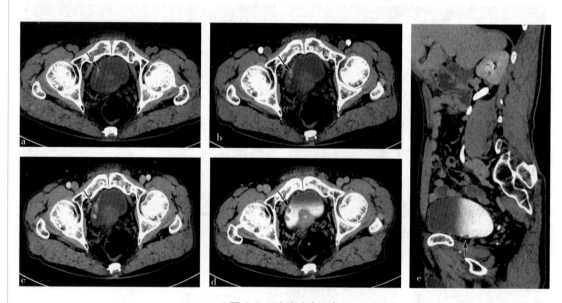

图 9-6　膀胱癌(CT)

a. 横断位平扫:膀胱右侧壁不规则软组织密度肿块影突向腔内,表面可见高密度钙化;b、c. 横断位增强扫描:肿块有明显强化,显示更清晰;d、e. 横断位及矢状位排泄期:膀胱腔内见充盈缺损影(黑箭)

3. MRI 表现　除与 CT 一样能显示肿瘤特征外,增强 MRI 检查还能显示肿瘤对膀胱壁的侵犯深度。

【鉴别诊断】

根据上述典型的影像学表现,结合血尿症状,膀胱肿瘤诊断多无困难,并可判断其良、恶性,有时需与腺性膀胱炎及膀胱内血肿相鉴别,膀胱镜检查穿刺活检才能明确良、恶性诊断。

四、肾上腺腺瘤

【临床与病理】

肾上腺腺瘤(adrenal adenoma)是发生于肾上腺皮质的良性肿瘤,分为功能性腺瘤和非功能性腺瘤。功能性腺瘤可因皮质醇增多导致库欣综合征,可因醛固酮增多而表现为康恩综合征,也有少数可因分泌性激素而表现为肾上腺性征综合征。肾上腺非功能性腺瘤常无临床症状,多为超声、CT 或 MRI 检查时意外发现。各种腺瘤均有完整包膜,内含丰富的脂质。

【影像学表现】

1. X 线表现　不能显示肾上腺腺瘤。

2. CT 表现　可见肾上腺类圆形或椭圆形肿块,边界清楚,CT 平扫密度较低而均匀,可类似于水的密度,增强扫描见肿块呈均质或不均匀的一过性强化。非功能性腺瘤直径多在3~5cm 或更大,而功能性腺瘤大小多为 1~3cm,并可显示非病变处肾上腺萎缩(图 9-7a~d)。

3. MRI 表现　MRI 检查肿块信号强度类似肝实质,T1WI 双回波序列反相位上信号强度明显下降(图 9-7e~i)。

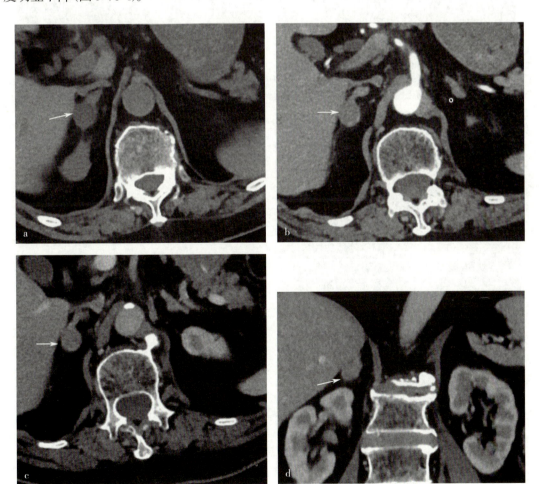

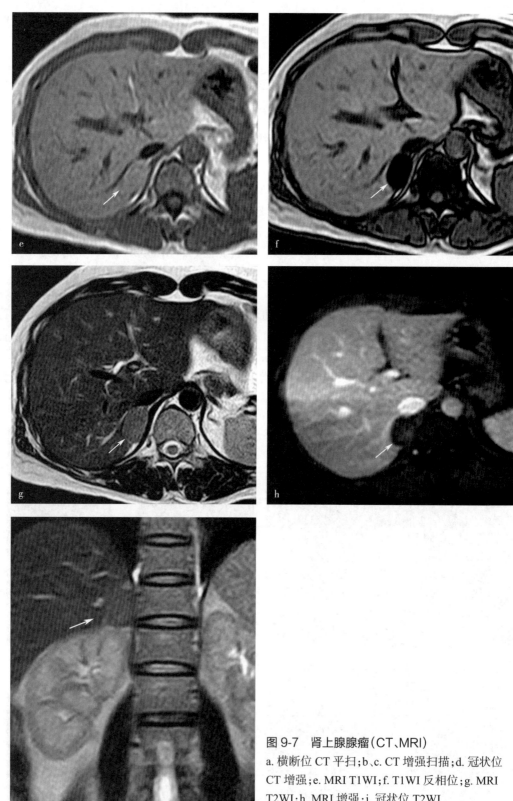

图 9-7　肾上腺腺瘤（CT、MRI）

a. 横断位 CT 平扫；b、c. CT 增强扫描；d. 冠状位 CT 增强；e. MRI T1WI；f. T1WI 反相位；g. MRI T2WI；h. MRI 增强；i. 冠状位 T2WI

右侧肾上腺见类圆形结节（白箭）

【鉴别诊断】

1. 转移瘤　CT 检查表现相似，MRI 的 T1WI 双回波序列反相位检查，腺瘤内含水、脂混合物故信号强度明显下降,有助于鉴别。

2. **肾上腺增生** 双侧肾上腺弥漫性增大,侧肢厚度大于 10mm,明显增大时,边缘可有一些小的结节影,增大的肾上腺通常保持正常形态。

3. **肾上腺嗜铬细胞瘤** 常为单侧肾上腺较大肿块,由于肿瘤内常有陈旧性出血、坏死或囊变致其回声、密度或信号不均,增强 CT 或 MRI 检查,周围实体部分明显强化。

为便于学习和应用,将泌尿系统和肾上腺的影像检查选择及疾病影像学特征列成表格,见表 9-1。

肾上腺腺瘤
病例识图

表 9-1 泌尿系统和肾上腺的影像检查选择及疾病影像学特征

疾病	泌尿系统结石	泌尿系恶性肿瘤	肾上腺疾病
检查方法	首选超声检查,腹部平片为常用检查,IVU、CT、CTU、MRU 作为阴性结石、肠道准备不佳患者的补充检查	首选超声检查,X 线造影显示膀胱肿瘤较佳,CT、MRI 对恶性肿瘤检出、侵犯范围的界定及部分定性诊断有意义	CT、MRI 平扫及增强能发现病灶,并鉴别部分良、恶性病变
影像特征	平片/CT:高密影。IVU、CTU、MRU:输尿管结石部位截断状,其上方梗阻扩张积水	CT、MRI:异常密度/信号占位病变,侵犯周围组织;恶性病灶常可见明显不均匀强化	肾上腺形态异常,可见局部增大/占位,良性者边界较清,恶性者边界多不清,且病灶相对较大,强化明显

课堂互动

肾虚与补肾的中西医思维探讨

中医肾虚与西医肾脏疾病的意义不同。中医肾虚涵盖了肾脏、肾经或功能与肾脏关联的器官组织的气血循环,主要还是肾脏功能减弱;临床上出现腰膝酸痛等症状,大部分患者肾脏结构并无明显器质性改变。西医研究发现人体有一种激素样物质,叫促红细胞生成素(简称 EPO),主要产生于肾脏的毛细血管上皮(肝脏分泌量相对很少),对红细胞的生成有增强作用,它控制着红细胞的数量与功能。红细胞是血液中数量最多的一种血细胞,是人体通过血液运送氧气的最主要的媒介,保持着体内氧气与二氧化碳的平衡,同时具有免疫功能。睾酮也具有刺激红细胞生成激素制造红细胞的功能。因此,我们可以推断,肾脏及相关器官功能减低,将导致红细胞数量及功能的下降,出现了中医血虚、气虚的表现。

随着影像学的发展,越来越多器官的代谢功能异常显现出不同的影像学表现,提示将来有希望通过影像学来判定中医肾虚及评估补肾的疗效。

(刘明炯 王 琳)

扫一扫
测一测

复习思考题

1. 试述泌尿系统结石的影像检查方法和特点。
2. 结合肾癌的病理特点,说明其 CT、MRI 影像学表现。
3. 试述复杂性肾囊肿与囊性肾癌影像表现及鉴别诊断。

◆◆◆ 第十章 ◆◆◆

生殖系统与乳腺

📝 学习目标

> 通过本章的学习,掌握生殖系统及乳腺的影像检查方法与优势选择;熟悉生殖系统及乳腺的正常结构与基本病变影像学表现,子宫肌瘤与子宫内膜异位症、卵巢囊肿与卵巢癌、前列腺增生与前列腺癌的 CT、MRI 表现;了解子宫、输卵管、卵巢、前列腺及乳腺常见疾病的鉴别诊断。

女性生殖系统包括阴道、子宫、输卵管和卵巢,生殖系统释放的性激素在引起周期性子宫内膜增生、脱落的同时,也影响乳腺的生理状态呈现周期性变化。男性生殖系统本章只涉及前列腺部分内容。

第一节　检查方法的选择

生殖系统及乳腺疾病一般首选超声检查,X 线、CT、MRI 在生殖系统及乳腺疾病诊断中各具优势和限度,宜根据具体情况进行选择。

一、X 线检查

(一)生殖系统

观察节育器时一般选用盆腔平片;不孕症检查需行子宫输卵管造影(hysterosalpingography,HSG);了解盆腔肿块血供和拟行介入治疗时选用盆腔动脉造影。HSG 是经子宫颈口注入对比剂显示子宫和输卵管内腔的检查方法,用于观察宫腔大小、形态及输卵管是否通畅等。

(二)乳腺

钼靶 X 线摄影可以显示乳腺结构、微钙化、乳腺内肿瘤及皮肤结构,主要用于乳腺疾病的普查、诊断和随访。常规以双侧乳腺的侧斜位和轴位(或称头尾位)为主,辅以局部压迫点片及全乳或局部压迫点片放大摄影等。

二、CT 检查

(一)生殖系统

盆腔 CT 检查时需空腹、膀胱充盈状态下进行检查,检查前口服等渗甘露醇充盈肠管以便于识别。对于肿瘤性或血管性病变应做增强扫描。

（二）乳腺

CT 一般作为乳腺疾病 X 线和超声检查的补充手段。在观察致密型乳腺内的病灶，发现胸壁异常改变，检出乳腺尾部病变及腋窝和内乳淋巴结肿大等方面优于 X 线检查。

三、MRI 检查

（一）生殖系统

盆腔 MRI 检查前嘱患者饮水充盈膀胱，扫描方式为平扫和增强，扫描方位可采用轴位、冠状位及矢状位。平扫常规行自旋回波序列 T1WI 和快速自旋回波序列 T2WI 检查，扫描层厚 8mm 或 4mm，其中 T2WI 序列尤为重要，不但能显示子宫各部解剖结构，还能显示卵巢，有助于确定盆腔病变的起源部位和范围。矢状面具有显示阴道及子宫颈与子宫体之间关系的优点，矢状位 T2WI 序列能明晰见到高信号的子宫内膜。平扫发现病变后，通常需行增强扫描。近年来，弥散加权成像（diffusion weighted imaging，DWI）在女性盆腔病变中已普遍应用，主要用于良、恶性病变的鉴别，恶性肿瘤的分期，淋巴结的检出和性质判断，恶性肿瘤疗效评价，以及鉴别疾病复发与治疗后改变。在前列腺增生及癌变的诊断中，MRI 有较大的优势，应列为首选。

（二）乳腺

患者俯卧于检查床上，双乳自然下垂于乳腺相控阵表面线圈的双孔内。扫描方位可采用轴位、矢状位及冠状位，范围包括全部乳腺至腋窝顶部。乳腺 MRI 最常用的序列包括自旋回波序列、快速自旋回波序列、梯度回波序列、脂肪抑制脉冲序列等。MRI 平扫除能对囊、实性病变做出可靠诊断外，在定性诊断方面仍需要行增强扫描。MRI 对微小钙化不敏感，而微小钙化往往是诊断乳腺癌的可靠依据，所以仍需结合乳腺钼靶 X 线摄影进行诊断；良恶性病变的 MRI 表现存在一定的重叠，因此对于表现不典型的病变 MRI 不能取代病理活检。

📖 知识拓展

乳腺癌影像检查方法的比较与选择

影像学检查在乳腺癌的早期检出中占重要地位：①超声检查不受致密乳腺组织的影响，适用于所有年龄的患者，缺点是难以显示乳腺癌病灶中的微小钙化；②MRI 检查，能较好地鉴别手术或放疗后的瘢痕组织和癌肿，并能显示致密型乳腺中的肿瘤，对乳腺癌做出准确的分期诊断；③CT 检查有助于乳腺癌的临床分期，一般不作为乳腺普查和常规诊断；④乳腺钼靶 X 线摄影，对乳腺癌钙化灶的检出最具优势，是目前唯一能查出早期的临床无症状的隐匿性乳腺癌的检查方法。

第二节　正常影像表现

一、X 线表现

（一）生殖系统

由于其均为软组织密度，X 线平片一般不能显示。HSG 可显示子宫及输卵管的内腔及通畅情况。正常子宫腔呈倒三角形，边缘光整，子宫颈管腔长 3~4cm，宫颈管内口与宫腔交界处往往是最狭窄的部位。正常输卵管呈迂曲柔软的细线状，自子宫角向两侧伸展，其壶腹部管腔最粗。对比剂顺利进入腹腔后可涂布于肠管、卵巢或子宫的表面，则提示输卵管通畅。

（二）乳腺

在 X 线片上表现为半圆形，底部位于胸壁上，尖端为乳头，乳晕呈圆盘状，位于乳头周围，厚度一般 1~5mm；乳腺皮肤呈线样阴影，厚度均匀为 0.5~1.5mm；皮下脂肪层介于皮肤和浅筋膜浅层之间，可见到静脉影及部分钙化动脉影；发育良好的悬韧带则表现为狭长三角形阴影，底部位于浅筋膜浅层上，尖端指向乳头方向；乳腺腺体呈斑片样致密影，老年期时退化消失残留纤维结缔组织和脂肪；乳腺内淋巴结一般不显示，可见腋前及腋窝环形或半环形淋巴结影；有时可见到起自乳头下方较大的乳导管影，乳导管造影显示正常的导管类似放射状自然地向乳腺深部走行。

二、CT 表现

（一）生殖系统

子宫位于膀胱后方、直肠前方，呈边缘光整的卵圆形或三角形影，肌层密度均匀，中心低密度区为宫腔；增强时子宫肌层明显强化，与子宫腔形成明显对比。子宫颈位于子宫体下部，呈圆形，穹窿部略呈扁平形。卵巢位置不定，大多在子宫两侧，髂外动脉的内侧，呈软组织密度，育龄期有滤泡形成，密度可以不均。正常输卵管在 CT 上不能显示。前列腺紧邻膀胱下缘，横断面上呈椭圆形软组织密度影，周围为低密度脂肪组织包绕。大小随年龄而增大，年轻人前列腺平均上下径、前后径和横径分别为 3cm、2.3cm 和 3.1cm，而老年人则分别为 5cm、4.3cm 和 4.8cm。但 CT 不能分辨前列腺腺性组织及分区。

（二）乳腺

乳腺脂肪组织呈低密度，腺体组织则表现为片状致密影，其内可见或多或少斑点状脂肪岛。增强扫描可以观察乳腺的血运情况，正常腺体增强后 CT 值增加 10~20HU。

三、MRI 表现

（一）生殖系统

T1WI 上子宫呈中低信号，内部结构显示不清。T2WI 子宫中央高信号带为子宫腔及内膜，内膜厚度平均 3~7mm，内膜外方为低信号的连接带，平均厚约 5mm，再外方是子宫肌层呈等信号，最外层为薄的低信号线状浆膜结构。正常子宫颈横断面呈圆形或扁椭圆形，中央高信号为含黏液的子宫颈内腔及黏膜皱襞，其外为肌纤维间质层。成人卵巢位于卵巢窝内，卵巢每月有部分发育成熟的囊状滤泡，T2WI 呈高信号影。绝经后滤泡减少，纤维组织增多。T1WI 前列腺呈均一类似肌肉稍低信号，但不能分辨各区，周围是高信号的脂肪组织，其中可见具有流空低信号的蚯蚓状静脉丛。T2WI 中央区和移行区呈低信号，周围区为较高信号，周边可见前列腺被膜，因含水量少而呈低信号环影。

（二）乳腺

通常在 T1WI 及 T2WI 上脂肪组织均呈高信号，在脂肪抑制序列上呈低信号，增强后几乎无强化；腺体组织在 T1WI 及 T2WI 上呈低或中等信号。动态增强 T1WI 扫描，正常乳腺实质表现为轻度、渐进性强化且不超过增强前信号强度的 1/3。MR 乳导管造影可以清晰显示乳导管形态及管腔内结构。

第三节 基本病变的影像表现

一、生殖系统基本病变的影像表现

(一)卵巢肿块

CT 和 MRI 检查可以显示肿块的形态学特征,还能推断其性质。例如:类圆形或椭圆形肿块,壁薄,呈均匀一致水样密度或信号强度,常为各种类型囊肿;边缘不规则或分叶状肿块,呈多房状,同时含液性和实性成分,多为囊腺瘤或囊腺癌;肿块呈混杂密度或信号,其中有脂肪性密度或脂肪性高信号灶,常提示畸胎瘤。

(二)子宫肿块

见于良、恶性病变,常伴有子宫大小和形态的改变,有时也可仅有子宫增大而无形态改变。如子宫肌瘤常表现为边界清楚,含有钙化、呈低信号的肿块;恶性肿瘤则多表现为境界不清,无包膜,呈中等信号的肿块。

(三)前列腺肿块

前列腺增大并信号异常,可见于前列腺增生和前列腺癌。在 T2WI 上,前列腺增大显示以移行区为主,而周围区表现受压变薄,并仍维持正常较高信号时,提示为前列腺增生。在 T2WI 上,当增大前列腺周围区内出现低信号灶或低信号结节,常为前列腺癌所致,若低信号灶范围较广并侵犯前列腺周围脂肪和邻近结构,说明前列腺癌已有被膜外延伸。

二、乳腺基本病变的影像表现

(一)肿块

肿块可见于良、恶性病变。如肿块呈分叶状、不规则形、边缘模糊、毛糙,与正常组织分界不清,在 CT 和 MRI 上显示出血、液化坏死、囊变,增强后病灶强化明显,多提示恶性病变。

(二)钙化

钙化的大小、形态和分布是鉴别良恶性病变的一个重要依据。良性病变的钙化多较粗大,呈条状、新月形或环形,密度较高,比较分散;而恶性病变的钙化大多呈细砂粒状,常密集成簇分布,粗细、密度不均,可位于肿块内或外。大多数隐性乳腺癌亦多凭钙化做出诊断。

(三)结构扭曲

乳腺实质与脂肪之间界面发生扭曲、变形、紊乱,可能是浸润性癌导致反应性纤维组织增生,亦可为慢性炎症反复刺激、术后瘢痕、近期活检或放疗后瘢痕等所致。

(四)皮肤局限性增厚、回缩和 / 或乳头凹陷

多见于恶性肿瘤,为肿瘤与表面皮肤之间的浸润,导致皮肤局限性增厚并向肿瘤方向回缩,形成酒窝征;中央区乳头后方的癌瘤与乳头之间有浸润时,可致乳头内陷,形成漏斗征。上述表现也可见于术后瘢痕形成或先天性乳头发育不良。

MRI 平扫加动态增强扫描对于肿块及其周围组织、乳后间隙、淋巴结的显示,尤其是良恶性鉴别,明显优于 X 线,而 X 线对于微小钙化的显示具有不可替代的优势。

第四节　常见疾病的影像诊断

一、子宫肌瘤

【临床与病理】

子宫肌瘤（hysteromyoma）又称子宫平滑肌瘤，是女性生殖器官中最常见的良性肿瘤，多发生于中年妇女，育龄妇女发生率为20%~25%。病理上，肿瘤由排列呈漩涡状的平滑肌细胞组成，并有不等量的胶原、间质纤维组织。子宫肌瘤可发生于子宫的任何部分，多见于子宫体部。根据子宫肌瘤与肌壁的关系可分为：①肌壁间肌瘤，位于子宫肌层内，最多见；②浆膜下肌瘤，大部分或完全突出于子宫外，表面仅覆盖一层浆膜；③黏膜下肌瘤，大部分或完全突向宫腔内，肌瘤表面仅覆以子宫内膜。较大肌瘤血供不足时可以继发各种变性。常见临床表现有月经过多、腹部肿块、压迫症状以及进行性贫血等，部分患者无症状。

【影像学表现】

1. CT表现

（1）形态：子宫增大、变形可呈分叶状，肌壁不规则增厚、宫腔变形。

（2）密度：一般均匀并与子宫肌层相似，发生变性、出血、钙化等改变后可呈混杂密度。

（3）边界：病灶多有清晰边界，形态规则（图10-1）。

（4）增强扫描有利于明确病灶的性质、数目、范围及与周围结构的关系，并显示肌瘤内的变性、坏死、囊变。一般肌瘤的强化程度及均匀性与瘤体的大小相关，小的肌瘤多均匀明显强化，密度高于子宫肌层，较大的肌瘤多呈边缘强化，内部囊变、坏死区不强化，肌瘤边缘的假包膜，为其定性诊断的可靠依据。

2. MRI表现

（1）形态：子宫体积常增大，可见局限性隆起，黏膜下肌瘤突向宫腔，宫腔变形，子宫内膜连续性存在，结合带可受压扭曲。

（2）信号特点：典型者T1WI呈等或略低信号，T2WI呈均匀低信号（图10-2）；当肌瘤发生变性时，信号表现不一：囊性变时T2WI呈明显均匀高信号；红色变时，T1WI呈周边

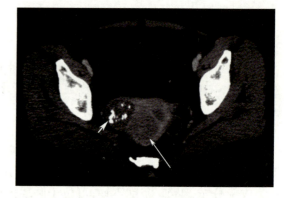

图10-1　子宫肌瘤（CT增强）

子宫体积增大，边缘呈分叶状，内见多发大小不等稍高密度强化结节（长箭），部分病灶内见斑块状钙化（短箭）

或弥漫高信号，T2WI信号多变，周边可见低信号环；钙化时，T1WI及T2WI均呈低信号。

（3）边缘：T2WI病灶周围可见高信号或等信号带，高信号带可能与病灶周边小静脉、淋巴管扩张水肿有关，等信号带可能为病灶周围的网状结构或压缩的肌组织；病灶边缘可见小血管断面流空信号，为扩张的供血血管。

（4）增强扫描有助于细胞型和退变型肌瘤的鉴别，前者早期有显著均匀强化，后者仅有轻度、不规则或周边强化。

【鉴别诊断】

1. 子宫腺肌瘤　临床上有痛经病史，肌瘤边界不清，内部密度较低且不均匀，T2WI可见囊样及斑片样低信号。

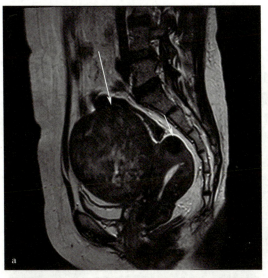

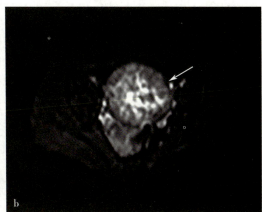

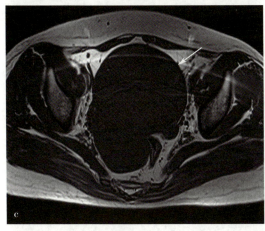

图 10-2 子宫肌瘤（MRI）

a. 矢状位 T2WI；b. 横断位脂肪抑制 T2WI；c. 横断位 T1WI

子宫增大，浆膜下、肌壁间分别见大小不等结节（箭），T1WI 呈等信号，T2WI 呈高低混杂信号

子宫肌瘤影像歌诀

2. 子宫肌瘤恶变　短期内病灶迅速增大，伴有出血及坏死，病灶边界模糊，包膜不完整。盆腔可见淋巴结肿大。

3. 子宫内膜癌　多见于绝经期妇女，绝经后阴道流血，子宫体不规则增大，子宫腔消失，见形态不规则肿块影，边界不清，易发生坏死、侵犯邻近组织和远处转移。盆腔可见淋巴结肿大。

二、子宫内膜异位症

【临床与病理】

子宫内膜异位症（endometriosis）是指子宫内膜的腺体和间质出现在其正常解剖位置以外的组织、器官，分为内在性和外在性。内在性子宫内膜异位症又称子宫腺肌病，即子宫内膜异位至子宫肌壁间；外在性子宫内膜异位症最常见于卵巢，其次见于子宫浆膜面、子宫骶骨韧带、子宫直肠陷窝、输卵管、膀胱等，亦有异位于四肢和肺的报道。病理上异位的子宫内膜受雌激素的影响，发生周期性增生、分泌和出血，异位的内膜组织和周围增生的纤维结缔组织构成囊壁，形成内含陈旧性出血及瘢痕的结节、包块或粘连。本病好发于 30~40 岁妇女，临床表现随病变部位及范围而有所不同，常有痛经、月经异常、不孕、性交痛、大便坠胀及膀胱症状。妇科检查子宫腺肌病者子宫常增大；外在性子宫内膜异位症常扪及双侧附件增厚、盆腔不活动的囊肿以及后穹窿处不规则、触痛明显的硬结。

【影像学表现】

1. CT表现　①内在性：子宫体积增大，宫壁增厚，呈不均匀软组织密度，其内可见点状高密度，无钙化，增强后呈斑片状、点状强化，无明确边界；②外在性，常见于双侧，也可单侧，呈圆形、椭圆形囊肿，可呈单囊或大囊周围伴小囊的"卫星囊"状，盆腔内多个小囊肿聚集，彼此紧贴可呈三角形或半月形，囊液密度可呈低密度、高密度、高低混杂密度、低密度囊内局限性高密度，并可见液平，囊壁多厚且毛糙，囊肿与邻近结构常分界不清，增强扫描囊壁强化，部分可见分隔，液性部分不强化。

2. MRI表现

(1)内在性：子宫体积增大，结合带弥漫性均匀或不均匀增厚超过12mm，并与肌层分界不清，病灶T1WI呈等信号，部分病灶内见点状高信号，T2WI呈低信号，内见多发点状高信号，病灶边界不清（图10-3）。

(2)外在性：部位及形态表现同CT，因囊肿周期性出血、新旧出血病灶相混，使得MRI信号表现多样，囊肿内亚急性出血，T1WI及T2WI均呈高信号；新鲜出血，T1WI高信号，T2WI低信号；陈旧性出血，T1WI高或略高，T2WI等或低信号（图10-3）；囊壁T1WI及T2WI呈低信号，可能与囊壁含铁血黄素沉着有关；囊肿常与邻近组织粘连，分界面模糊。

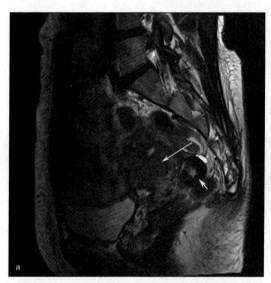

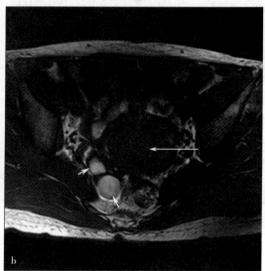

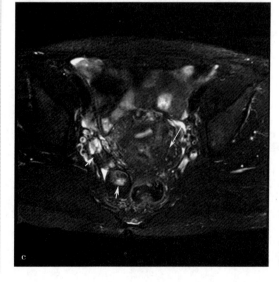

图10-3　子宫腺肌症合并子宫内膜异位症（MRI）

a.矢状位T2WI；b.横断位T1WI；c.横断位脂肪抑制T2WI

子宫增大，后壁明显增厚，T1WI呈等信号，内见点片状高信号区（长箭）；T2WI呈低信号，内见点片状高信号（长箭）；右侧卵巢内多发囊性异常信号，T1WI呈高信号（短箭），T2WI呈高低混杂信号（短箭）

病案分析：
巧克力囊肿

【鉴别诊断】

1. 子宫肌瘤　多引起子宫形态及轮廓的改变，病灶形态规则，瘤周有假包膜，边界清晰，瘤体呈均匀实性密度，T1WI 呈等低信号，T2WI 多呈典型的低信号，且无结合带增厚。

2. 卵巢囊腺瘤　肿瘤较大，呈单房或多房，多房多见，囊壁及分隔薄而均匀，厚度多在 3mm 以下。

3. 卵巢畸胎瘤　囊壁厚薄不均，可有钙化、骨骼或牙齿，囊内可见脂肪密度 / 信号。

三、输卵管阻塞性不孕症

【临床与病理】

输卵管阻塞是女性不孕症最常见的原因，一般由输卵管慢性非特异性炎症或结核所致，以前者为主，主要病因为生产或引产、流产、宫腔手术后，经期卫生不良及邻近器官炎症的直接蔓延等。多为双侧性，以间质炎为主，感染控制转为慢性炎症后，输卵管管腔粘连，可为不完全或完全性梗阻。输卵管积脓治疗后脓液吸收，浆液性液体自管壁渗出，充满管腔后形成输卵管积水。输卵管结核，病变由伞部向间质部进展，输卵管内膜破坏、管壁内纤维组织增生及肉芽肿形成，使管壁增厚、管腔不规则狭窄至闭塞。如发生干酪样坏死，管壁有溃疡形成，甚至形成瘘管。病变愈合常遗留钙质沉着。临床上表现为下腹部隐痛、腰痛或月经异常，亦有患者除不孕外无任何症状。

【影像学表现】

输卵管阻塞性不孕症的诊断主要依赖 HSG 检查。

1. 输卵管非特异性炎症

（1）慢性输卵管炎：因粘连程度不同，输卵管可形成完全性或部分性梗阻；完全性梗阻时 HSG 示输卵管在梗阻部呈截然中断状，油剂对比剂 24 小时后、水剂对比剂 20 分钟后延迟造影片未见盆腔内散在对比剂（图 10-4）；输卵管各部均可发生梗阻，间质部梗阻应与正常该部括约肌收缩区别，峡部或壶腹部梗阻，梗阻近端可扩大，伞部梗阻多伴输卵管积水；部分性梗阻，延迟片有部分对比剂排入盆腔，量常不多，对比剂常聚集于伞端。

（2）输卵管积水：输卵管管腔扩大，多位于壶腹部，呈囊袋状，碘油进入积水囊肿时呈油珠状，延迟片油剂对比剂仍潴留于积水囊袋中。

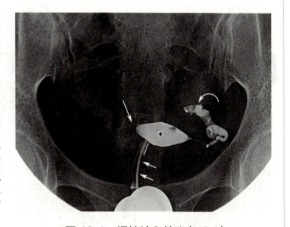

图 10-4　慢性输卵管炎（HSG）

右侧输卵管峡部梗阻（长白箭），左输卵管壶腹部梗阻（弯白箭）；子宫腔大小如常，轮廓光滑（*）；另可见造影导管（短白箭）

双侧输卵管梗阻（视频）

2. 输卵管结核

（1）骨盆平片：可见生殖系统钙化，输卵管钙化多呈不规则条状、颗粒状、棒状，子宫钙化多呈斑点状，卵巢钙化呈不规则团块状，位于盆腔两侧，盆腔淋巴结改变呈大小不等类圆形，密度不均。

（2）HSG：早期壶腹部中度扩大，黏膜增粗，黏膜溃疡形成，输卵管壁不规则，边缘毛糙，内可见充盈缺损；管壁纤维化，多发不规则狭窄时，输卵管腔呈串珠状改变；整个输卵管纤维化时，管壁僵直呈棒状；输卵管梗阻闭塞时，闭塞近端膨大，可见输卵管积水，程度较输卵管化脓性炎症轻。

【鉴别诊断】

1. 输卵管间质部正常括约肌收缩　收缩处边缘光整,肌注平滑肌松弛药物后重复造影可见输卵管显影。

2. 输卵管非特异性炎症与结核间的鉴别　后者输卵管梗阻近端膨大及输卵管积水程度较前者轻;输卵管多发狭窄呈串珠状,晚期僵直呈棒状;骨盆平片可见生殖系统及淋巴结钙化。

四、卵巢囊肿与卵巢癌

(一) 卵巢囊肿

【临床与病理】

卵巢囊肿是临床最常见的良性卵巢占位性病变,主要包括卵泡囊肿、黄体囊肿、黄素囊肿、子宫内膜异位性囊肿(巧克力囊肿)、多囊性卵巢以及炎症性卵巢囊肿等。卵泡囊肿、黄体囊肿、黄素囊肿与卵巢功能密切相关,经过月经周期部分可自行消退。临床早期一般无明显症状,有时可有腹胀或下腹坠胀感,若囊肿破裂或扭转,可有腹痛。

【影像学表现】

1. CT表现　一侧或双侧卵巢区或子宫直肠窝内可见类圆形薄壁的单囊或多囊,边缘光滑,囊内呈偏液性低密度,无实质成分及分隔,增强扫描实质无强化(图10-5),囊壁少见强化。巧克力囊肿由于病灶内反复出血,囊内密度不均匀,近期出血可出现分层现象。囊肿伴有炎症时,囊壁可有增厚,与周围组织分界不清。

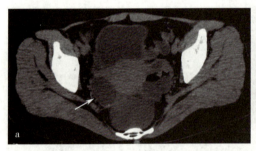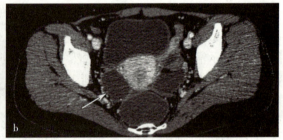

图 10-5　卵巢囊肿(CT)

a. 平扫;b. 增强扫描

右侧附件区类圆形囊性水样密度影,密度均匀,边界清晰(长箭),增强扫描病灶无强化(长箭)

2. MRI表现　形态上与CT表现相似,囊液信号与水相似,含有蛋白质时信号稍高于水,内有出血时可呈血肿样信号改变。巧克力囊肿表现较为复杂,由于反复出血,MRI信号依据出血时间而表现为高低不同信号,但主要是亚急性和慢性出血为主,所以以T1WI和T2WI高信号多见。

(二) 卵巢癌

【临床与病理】

卵巢癌是卵巢最常见的恶性肿瘤,来源于上皮、生殖细胞或间质细胞。其中来自上皮者占85%~90%,包括浆液性囊腺癌、黏液性囊腺癌、子宫内膜样癌、未分化癌和透明细胞癌;来源于生殖细胞的肿瘤有无性细胞瘤、内皮窦肿瘤和胚胎癌;来源于间质的以颗粒细胞癌多见。转移方式为种植性转移、淋巴系统转移为主,血行转移罕见。临床主要表现为腹部不适或疼痛,腰围增大和阴道流血。

【影像学表现】

1. CT 表现　①盆腔肿块,是最常见的表现,为实性或囊实性,也可多囊样,多见壁结节,钙化少见;②常伴有腹水;③大网膜转移,典型表现为横结肠与前腹壁间或前腹壁后方的扁平状软组织影,密度不均或呈蜂窝样;④腹膜腔转移,轻者为肠壁边缘模糊不清,重者可见不规则软组织肿块,有时表现为子宫直肠窝或结肠旁沟或右下腹、左下腹肠系膜旁的小结节影;"腹膜假性黏液瘤"表现为盆腔或下腹部低密度肿块,密度与水接近,有明显分隔和不同厚度的囊壁,或表现为肝脏外侧有分隔的囊样影;⑤钙化性转移,表现为围绕肠管的钙化斑;⑥其他淋巴结转移及肝脏转移等。

2. MRI 表现　表现为实性或囊实混合性肿块,肿瘤实性成分 T1WI 呈等或略低信号,T2WI 呈不均匀的等或略高信号,DWI 呈明显高信号,表观扩散系数(apparent diffusion coefficient,ADC)常低于 1.0×10^{-3}mm^2/s。增强扫描可显示肿瘤实质部分或附壁结节强化,对于鉴别肿瘤囊、实性成分及多房性,确定有无坏死及出血,估计肿瘤包膜的厚度等有较高的临床应用价值。

【鉴别诊断】

1. 囊腺瘤　单房或多房,以多房常见,囊壁及分隔薄而均匀,厚度多在 3mm 以下,囊壁光滑,多无实性结节,实性成分少,囊性成分多。

2. 皮样囊肿　囊壁厚薄不均匀,可有钙化,囊内可见脂肪密度 / 信号。

3. 卵巢转移瘤　有原发病史,多数有消化道肿瘤病史。

五、前列腺增生与前列腺癌

【临床与病理】

前列腺增生(hyperplasia of prostate)是中老年人常见病变,60 岁以上发生率高达 75%。病理上增生主要发生在移行区,表现腺体组织和基质有不同程度增生并形成结节。临床表现尿频、尿急、夜尿及排尿困难。

前列腺癌(prostate cancer)是老年人常见恶性肿瘤,肿瘤主要发生在前列腺的周围区。早期临床表现类似前列腺增生,晚期出现膀胱和会阴部疼痛及转移体征。肛诊检查可触及前列腺硬结,表面不规则。化验检查前列腺癌特异抗原(PSA)明显增高。

【影像学表现】

1. CT 表现

(1)前列腺增生:前列腺均匀对称性增大,径线超过正常值 5cm,上缘常突入膀胱底部,边缘清楚、密度均匀(图 10-6),增强扫描呈不均匀斑状强化。

(2)前列腺癌:早期不易被 CT 发现,一旦前列腺肿瘤突破被膜并侵犯邻近结构时,CT 检查显示前列腺非对称性增大,呈分叶状改变。平扫内部出现异常低密度灶,增强为高或低密度改变;其中精囊角消失是周围组织受累的常见表现,另见盆腔内淋巴结肿大;晚期还可见骨转移。

2. MRI 表现

(1)前列腺增生:T1WI 上为均一略低信号;T2WI 上各区信号不一:移行区和中央区增大并呈高低混杂信号,分别代表增生的腺体与基质组织,周围区仍为高信号,并显示受压变薄。

(2)前列腺癌:典型表现为周围区 T2WI 高信号内出现低信号结节影;周围脂肪和邻近结构受累时,其信号随之改变;其中精囊角消失提示精囊和膀胱已受累,此时常可发现盆壁处淋巴结转移及骨转移病灶;与良性前列腺组织相比,前列腺癌有明显较低的 ADC 值(图 10-7)。

卵巢癌 CT
(视频)

卵巢囊肿与
癌影像歌诀

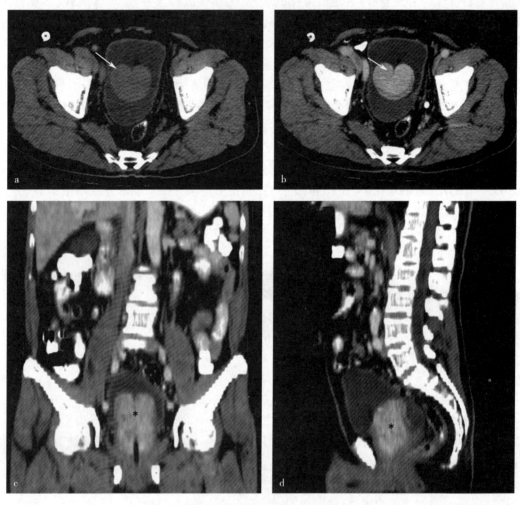

图 10-6　前列腺增生（CT）

a. 轴位平扫；b. 增强扫描；c. 冠状位；d. 矢状位

前列腺体积增大（*），上缘突入膀胱底部，边缘清楚、密度均匀（长箭）

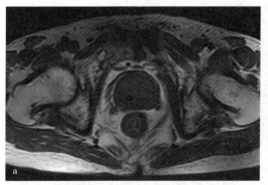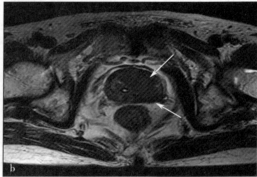

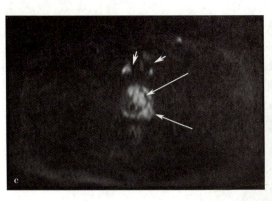
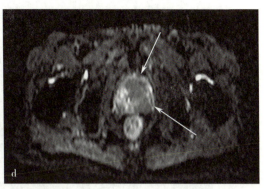

图 10-7 前列腺癌（MRI）

a. 轴位 T1WI；b. 轴位 T2WI；c. 轴位 DWI；d. 轴位 ADC 图

前列腺中央带及左侧周围带多发癌变结节影（长箭），另见双侧耻骨多发转移瘤（短箭）

ER-10-9
前列腺增生
与癌影像
歌诀

【鉴别诊断】

前列腺癌与前列腺增生鉴别，MRI 应作为首选的影像检查方法，结合肛诊检查和 PSA 有助于鉴别。

六、乳腺增生与乳腺癌

（一）乳腺增生病

【临床与病理】

乳腺增生病为最常见的女性乳腺疾病，发病高峰年龄在 30~40 岁，可单侧或双侧发病。以乳房胀痛和乳腺内多发性肿块为主诉，与月经周期有关。本病的病理诊断标准及分类尚未取得一致。目前，世界卫生组织（World Health Organization，WHO）将乳腺增生病描述为一类以乳腺组织增生和退化性变化为特征的病变，伴有上皮和结缔组织的异常组合，包括囊性增生病、小叶增生、腺病和纤维性病。

【影像学表现】

1. X 线表现 通常表现为乳腺内局限性或弥漫性片状、絮状或大小不等结节状阴影，边界不清。

2. CT 表现 与 X 线表现基本相同。伴囊肿形成时，呈圆形或椭圆形水样密度，一般囊壁无强化，少数可有强化。

3. MRI 表现 在 T1WI 上增生的导管腺体组织呈低或中等信号，与正常腺体组织信号相似；在 T2WI 上信号强度依赖腺体组织内含水量的程度，含水量越高信号强度越高。动态增强扫描时，增生腺体组织的强化程度与增生的严重程度成正比。

【鉴别诊断】

1. 乳腺纤维腺瘤 边缘线样钙化是囊性增生病的特征性表现，而纤维腺瘤的钙化多呈颗粒状或融合型，位于肿块内。

2. 乳腺癌 可见致密肿块影，有毛刺和恶性钙化，还可出现皮肤增厚、酒窝征、漏斗征、阳性导管征以及彗星尾征等。

（二）乳腺癌

【临床与病理】

近年来，乳腺癌的发病率呈上升趋势，已成为女性首位或第二位常见的恶性肿瘤。好发于绝经期前后 40~60 岁女性，偶见于男性。临床症状常为乳房肿块，疼痛，乳头回缩，乳头血性溢液。肿瘤广泛浸润时可出现整个乳房质地坚硬、固定,腋窝及锁骨上淋巴结肿大。

【影像学表现】

1. X线表现 主要征象包括小于临床触及的肿块,局限性致密浸润影,毛刺和恶性钙化;次要征象包括酒窝征、漏斗征,血运增加,阳性导管征以及彗星尾征等(图10-8)。

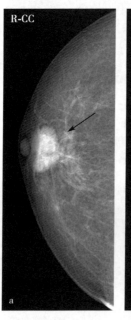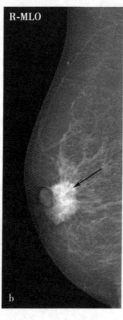

图10-8 乳腺癌(钼靶X线片)

a.轴位;b.侧斜位

右乳头后方肿块(黑箭),边缘呈分叶状,周围见有毛刺,乳头回缩凹陷

2. CT表现 与X线表现基本相同,但在某些征象的显示方面,各有优势。如在致密型乳房中,CT发现癌灶与毛刺征、皮肤增厚、乳头内陷、乳房后间隙及胸大肌侵犯等的显示较X线更明确和可靠。CT增强扫描乳腺癌明显强化。

3. MRI表现 乳腺癌在T1WI上呈低信号,肿块边缘不规则,可见毛刺或呈放射状改变(图10-9);在T2WI上的信号强度取决于肿瘤内部胶原纤维与细胞及水含量的构成情况,胶原纤维占比例大,呈低信号;反之,呈高信号。MRI对病变内外的钙化显示不佳。增强MRI有助于乳腺癌的诊断和鉴别,一般乳腺癌的增强信号趋于快速增高、快速减低。

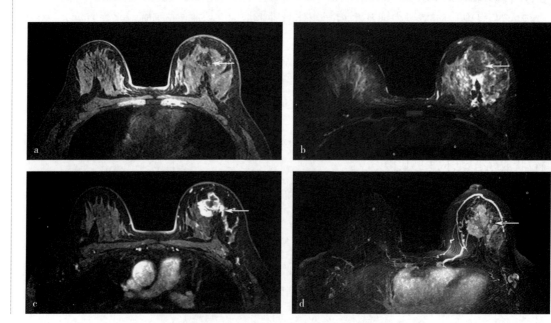

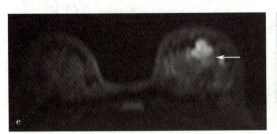

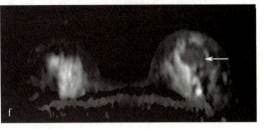

图 10-9 乳腺癌（MRI）

a. T1WI；b. T2WI；c. T1WI 增强；d. 增强 MIP；e. DWI（b=800）；f. ADC
左侧乳腺见不规则肿块影，T1WI、T2WI 呈中央低信号影，增强呈不均
匀边缘强化，DWI 弥散受限，ADC 呈低信号

【鉴别诊断】

1. 乳腺硬化性腺病 一般前者的病变边缘较模糊，也缺乏毛刺等恶性征象。

2. 局限性乳腺增生 通常无血运增加、皮肤增厚及毛刺等恶性征象，若有钙化，亦多散在分布，动态增强 CT 或 MRI 显示呈持续性强化，浸润型乳腺癌呈快速强化快速廓清的特征。

3. 乳腺纤维腺瘤 多为 40 岁以下年轻女性，肿块为类圆形，边缘光整，可有较粗大钙化，无毛刺，无酒窝征和漏斗征。

（王 琳 叶成斌 曾 亮）

ER-10-10

乳腺增生与
癌影像歌诀

复习思考题

1. 生殖系统影像学检查方法如何选择？
2. 子宫肌瘤的 CT、MRI 表现有哪些？
3. 子宫内膜异位症的 CT、MRI 表现有哪些？
4. 试述卵巢肿瘤的影像学表现与鉴别诊断。
5. 试述前列腺增生与前列腺癌的鉴别诊断要点。
6. 试述乳腺增生与乳腺癌鉴别诊断要点。

扫一扫
测一测

笔记栏

PPT 课件

◆◆◆ 第十一章 ◆◆◆

中枢神经系统与头颈部

学习目标

通过本章的学习,掌握脑外伤、脑血管疾病的影像学特征,各种影像学检查方法的优势和优选;熟悉颅脑和椎管内常见肿瘤的影像学特征;了解中枢神经系统与头颈部常用的影像学检查方法,眼耳鼻喉与甲状腺常见病的典型影像学特征。

中枢神经系统包括脑和脊髓,位于颅腔和椎管内,由骨性结构包绕,一般物理学检查和普通 X 线检查都不能直接显示。CT、MRI 能清晰显示脑和脊髓结构,为中枢神经系统疾病的定位、定性诊断带来了革命性的飞跃,已成为临床首选和主要的影像检查技术。

头颈部包括颅底到胸廓入口之间的区域,含眼、耳、鼻与鼻窦、咽、喉、口腔、颌面、涎腺、甲状腺、甲状旁腺等诸多结构器官,分布紧凑,结构精细,功能重要,毗邻关系复杂。在 X 线检查和超声检查的基础上,CT、MRI 的应用大大提高了头颈部疾病的诊断能力。

第一节　检查方法的选择

一、X 线平片

X 线平片在中枢神经系统和头颈部的应用十分有限。可用于观察椎管、椎间孔和鼻咽气道等,也可用于异物定位、骨折的初步诊断和鼻窦病变的初步观察。

二、造影检查

DSA 是显示脑血管疾病的金标准,在中枢神经系统和头颈部的应用包括颈动脉造影和椎动脉造影等,主要用于诊断动脉瘤、血管发育异常和血管闭塞等;此外,颅脑病变的介入治疗也离不开 DSA 技术。

三、CT 检查

CT 平扫是颅脑检查的常规手段,是诊断颅脑外伤和急性出血性脑血管病变的首选方法,是颅脑和椎管内肿瘤的初查方法,能清晰显示肿瘤引起的颅骨或椎管的骨质异常。CT 在头颈部的应用也很普遍,对多数病变能给予定位诊断和定性诊断。CT 扫描一般采用横断面,鞍区病变常用冠状面。方法包括平扫、增强、CTA 及 CT 灌注成像等。颅脑和头颈部病变如考虑肿瘤、炎症或血管性病变等,均需在常规 CT 平扫的基础上补充 CT 增强扫描,以帮助明确诊断。CTA 是通过静脉团注碘对比剂后快速扫描,经图像后处理得到清晰的二维、三维血管图

180

像,主要用于脑血管疾病检查,显示脑动脉主干及主要分支的狭窄、闭塞或动脉瘤等。CT灌注成像通过静脉团注碘对比剂后快速动态扫描,主要用于显示脑实质的微循环和血流灌注情况。

四、MRI 检查

MRI 因其优良的软组织分辨力、丰富的成像技术以及无辐射等诸多优点,在多数中枢神经系统疾病的诊断中较 CT 更具优势,也已广泛应用于头颈部,是显示眼部、内耳、颈部、口腔颌面与颅底等复杂结构以及进行病灶定位、定性诊断的理想手段。

MRI 检查方法包括平扫、增强、MRA、特殊序列如水抑制成像(FLAIR)、磁敏感加权成像(SWI)、MR 功能成像等。MRI 常规平扫包括 T1WI、T2WI 等序列,发现病变敏感,并可提供病变的组织学信息,MRI 还具备脂肪抑制、血管成像、功能成像等一些特殊技术。MRI 增强扫描用于对肿瘤、炎症或血管性病变等的进一步观察。MRA 即磁共振血管成像,用或不用对比剂,可提供头颈部血管的清晰图像,与 CTA 相比具有无辐射的优点,但目前图像的可靠性稍逊于 CTA。

五、超声检查

除在婴幼儿囟门闭合前可观察脑结构外,超声技术在中枢神经系统应用很少。超声是无创性观察颈部血管形态的有效方法,经颅多普勒超声可以得到脑动脉血流动力学信息。超声检查对眼球、甲状腺、甲状旁腺、涎腺以及面颈部各种浅表软组织病变诊断具有重要价值。详见第十三章。

> **知识链接**
>
> **中枢神经系统和头颈部影像检查方法的比较选择**
>
> 总体而言,MRI 对颅脑、脊髓的显示能力明显优于 CT,但脑外伤和急性脑出血的诊断仍应首选 CT。CTA 显示头颈部血管较 MRA 更可靠,金标准仍是 DSA。磁共振水成像可以取代 X 线和 CT 脊髓造影。外耳、中耳、乳突病变的诊断首选颞骨薄层 CT,内耳迷路、前庭蜗神经病变首选 MRI。咽部病变首选 MRI,而喉部病变首选 CT,MRI 作为补充。眼眶与眼球病变 CT、MRI 都适用,视网膜母细胞瘤首选 CT,脉络膜黑色素瘤 MRI 信号有特征性,眼球和眼眶前部病变超声有重要价值。鼻骨、鼻窦多数时候应首选 CT。观察颌面口腔偏重骨结构时以 CT 为宜,偏重软组织病变则首选 MRI。甲状腺的影像检查首选超声,CT、MRI 对甲状腺肿瘤定量有重要帮助。超声、CT、MRI 对涎腺病变的诊断都有较强的能力。颅底骨下方深部结构的病变 MRI、CT 均适宜。

第二节　正常影像表现

一、脑脊髓 CT 表现

(一)脑部

1. 颅骨　呈高密度,骨性结构宜用骨窗观察,可以显示颅骨内外板、颅缝。颅底孔道、乳突和鼻窦的气腔部分呈低密度,脑组织呈等密度。

2. 脑实质　分大脑额叶、顶叶、枕叶、颞叶、岛叶及脑干、小脑;脑实质又分白质(髓质)和灰质(皮质),白质分布于皮质下方广泛的脑实质中,灰质分布于皮质和髓质内的灰质核团。髓质内的灰质核团有尾状核、丘脑、豆状核等。尾状核头部位于侧脑室前角外侧,体部沿丘脑和侧脑室体部之间向后下走行。丘脑位于第三脑室两侧。豆状核位于尾状核和丘脑的外侧,呈楔形,分内侧的苍白球和外侧的壳核两部分。豆状核外侧近岛叶皮质下的带状灰质为屏状核。尾状核、丘脑和豆状核之间的带状白质结构为内囊,分为前肢、膝部和后肢,豆状核与屏状核之间的带状白质结构为外囊。白质和灰质两者有一定的密度差异,白质密度低于灰质,可以分辨(图11-1)。CT增强扫描后脑实质因存在血脑屏障仅轻度强化,而无血脑屏障的区域如垂体、松果体、硬脑膜强化明显。

3. 脑室系统及蛛网膜下腔　脑池、脑沟、脑裂等含脑脊液组织呈较低密度,CT值0~20HU,包括双侧侧脑室、第三脑室、第四脑室、侧裂池、纵裂池、鞍上池、桥池、桥小脑角池、环池、四叠体池、枕大池、大脑大静脉池等。新生儿脑发育未完成,部分脑裂、脑池较宽,老年人脑组织萎缩,含脑脊液的诸腔隙均可扩大。松果体、脉络丛、缰联合、大脑镰、基底核及小脑齿状核中年起可以出现钙化,为生理性钙化。

(二)脊髓

脊髓位于椎管中央呈等密度,包绕于硬膜囊内,周围环绕的脑脊液呈较低密度。神经根从脊髓发出,向前外侧方走行,经侧隐窝穿出。椎管结构呈骨性高密度,椎间盘与终板软骨呈稍高密度。

二、脑脊髓 MRI 表现

(一)脑部

颅骨骨皮质呈低信号,板障因含脂肪组织呈高信号,正常颅底骨、乳突和鼻窦及其气腔均为低信号。MRI 显示脑实质、脑室系统图像分辨力均优于 CT,而且无颅骨伪影的干扰。脑实质信号呈中等信号,由于灰质的含水量较白质多,所以 T1WI 灰质信号低于白质,T2WI 则高于白质。脑室及脑裂、脑池内的脑脊液信号均匀,T1WI 为低信号,T2WI 为高信号(图 11-1)。脑血管可因血流速度较快的"流空效应"而无信号,也可因血液慢流在某些序列呈高信号。高场 MRI 还可以清晰显示脑神经,T1WI、T2WI 均呈等信号。MRI 颅脑增强扫描情况类似于 CT 增强。

(二)脊髓

脊髓(图 11-2)位于椎管中央蛛网膜下腔内,矢状位可显示其完整结构,T1WI、T2WI 呈等信号,灰质和白质信号有一定差异。脊髓周围环绕 T1WI 低信号、T2WI 高信号的脑脊液,对比鲜明。脊髓圆锥位于胸 11~12 椎体水平,末端发出马尾神经。脊髓发出的神经根和马尾神经 MRI 显示清晰,神经根和侧隐窝、椎间盘的位置关系显示良好。脊髓

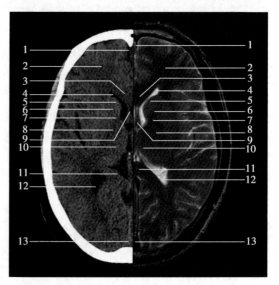

图 11-1　正常脑(基底节层面,左 CT,右 MRI)
1. 纵裂池;2. 额叶;3. 胼胝体膝部;4. 侧脑室前角;5. 尾状核头;6. 内囊前肢;7. 内囊膝部;8. 内囊后肢;9. 透明隔;10. 丘脑;11. 胼胝体体部;12. 侧脑室后角;13. 上矢状窦

MRI 可同时观察椎体、椎间盘等结构。

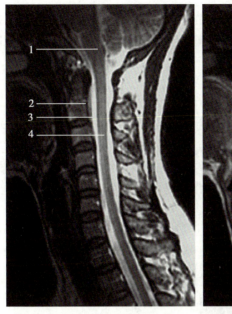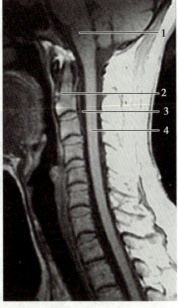

图 11-2　正常脊髓（MRI，左 T2WI，右 T1WI）
1. 延髓；2. 枢椎；3. 脑脊液；4. 颈髓

三、眼部 CT、MRI 表现

（一）CT 表现

一般用软组织窗观察眼部结构，外伤或疑有异物时用骨窗观察，必要时需行增强扫描。眼眶为骨性结构，内侧壁紧邻筛窦，眶内脂肪呈均匀低密度。眼球壁呈环形等密度，又称眼环，内部晶状体为致密凸透镜样影，前后房和玻璃体呈水样密度。眼外肌呈梭形等密度影，分布于眼球周边，构成肌锥。眼球外上方等密度类椭圆形影为泪腺，眼球后方视神经呈等密度经视神经管出眶入颅（图 11-3）。

（二）MRI 表现

常规行轴位、冠状位和沿视神经的斜矢状位扫描，T1WI、T2WI，应用脂肪抑制技术，必要时增强扫描。眼外肌、视神经、泪腺、眼环、晶状体均呈等信号，房水、玻璃体 T1WI 呈低信号，T2WI 呈高信号，眶内脂肪 T1WI、T2WI 均为高信号，脂肪抑制序列呈低信号（图 11-3）。MRI 可显示视神经与视神经鞘之间的蛛网膜下腔。

四、耳部 CT、MRI 表现

（一）CT 表现

高密度的骨性结构与极低密度的含气外耳道、鼓室、鼓窦及乳突气房构成良好的天然对比，含液低密度的耳蜗、前庭、半规管和含神经的面神经管等与骨性结构也构成较好的密度对比，内耳道、耳蜗管、前庭导水管与颅

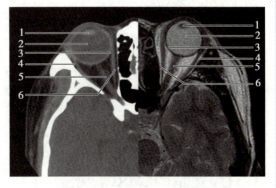

图 11-3　正常眼部（左 CT，右 MRI）
1. 晶状体；2. 玻璃体；3. 眼球壁；4. 外直肌；
5. 视神经；6. 内直肌

脑结构对比清晰(图11-4)。

(二) MRI 表现

内耳迷路和神经可以很好地显示,含液的耳蜗、前庭、半规管呈 T2WI 高信号。含神经的面神经管、内听道内部结构都可以显示,但骨组织和气体均信号极低,难以观察(图11-4)。

五、鼻与鼻窦部 CT、MRI 表现

(一) CT 表现

鼻和鼻窦、鼻咽基本两侧对称,鼻骨、鼻甲和鼻窦诸壁呈骨性密度,鼻甲有软组织围绕骨片结构,诸鼻窦腔呈透亮的低密度气体影,相互联通。额窦、筛窦、蝶窦及上颌窦均与眼眶毗邻。鼻咽腔与后鼻孔连续,鼻咽壁为软组织结构,侧面有咽鼓管咽口、咽鼓管圆枕、咽隐窝从前往后依次排列,邻近颞下窝、咽旁间隙等结构显示较好(图11-5)。

(二) MRI 表现

鼻骨、鼻窦骨壁观察不佳,但鼻甲和邻近结构如翼腭窝、眼眶显示清晰。鼻咽壁软组织结构及颞下窝、咽旁间隙等结构显示满意,肌肉为等信号,脂肪间隙呈高信号,骨与空气呈低信号,黏膜呈 T1WI 低、T2WI 等高信号,具有优良的组织对比(图11-5)。

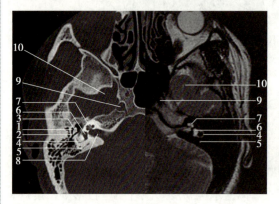

图 11-4　正常耳部(上鼓室层面,左 CT,右 MRI)
1. 鼓室上隐窝;2. 砧骨体;3. 锤骨头;4. 水平半规管;5. 后半规管;6. 前庭;7. 耳蜗;8. 内耳道;9. 颈动脉;10. 颞叶

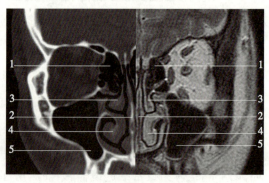

图 11-5　正常鼻与鼻窦部(左 CT,右 MRI)
1. 筛窦;2. 鼻中隔;3. 中鼻甲;4. 下鼻甲;5. 上颌窦

六、喉部 CT、MRI 表现

(一) CT 表现

肌肉、韧带、黏膜、血管、淋巴结等各种软组织均呈等密度,软骨的密度接近于软组织,随年龄的增长而钙化导致密度增高,各脂肪间隙呈透亮低密度。骨和增强后的血管呈高密度(图11-6)。

(二) MRI 表现

喉部黏膜呈 T1WI 等信号、T2WI 高信号,肌肉、韧带 T1WI、T2WI 均为等信号,脂肪间隙 T1WI、T2WI 均为高信号,软骨钙化前呈 T1WI 等信号、T2WI 等高信号,骨与钙化的软骨组织 T1WI、T2WI 均为低信号(图11-6)。

七、颈部 CT、MRI 表现

(一) CT 表现

因存在多处脂肪间隙,CT 显示颈部肌肉、血管、食管等软组织良好,甲状腺因富含碘而

呈高密度,与邻近结构对比清晰(图11-7)。

(二) MRI 表现

肌肉、甲状腺等均为等信号,颈部血管因"流空效应"为管腔无信号,脂肪呈高信号,骨组织为低信号(图11-7)。

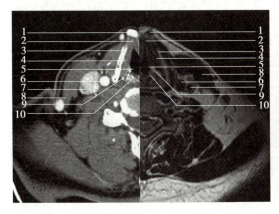

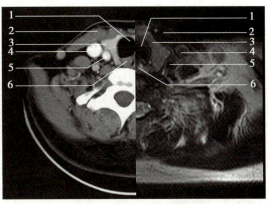

图 11-6 正常喉部(声带层面,左 CT,右 MRI)
1. 前联合;2.融合的甲状软骨板下部;3.甲状软骨板;4.真声带;5.声门;6.颈总动脉;7.颈总静脉;8.胸锁乳突肌;9.杓状软骨;10.环状软骨

图 11-7 正常颈部(甲状腺中心层面,左 CT,右 MRI)
1. 气管;2.胸锁乳突肌;3.甲状腺;4.颈内静脉;5.颈总动脉;6.食管

第三节 基本病变的影像表现

一、病灶显示

以正常组织为参照,病灶在 CT 图像上呈高密度、等密度、低密度或混杂密度,在 MRI 图像上则呈高信号、等信号、低信号或混杂信号。

(一) CT 密度

高密度病变见于新鲜出血、部分实性肿瘤(如脑膜瘤)和病灶含有钙化成分等情况。等密度病变见于多数实性肿瘤、慢性出血等。低密度病变见于各种原因引起的组织水肿、变性、坏死、囊变(如外伤、梗死、炎症、肿瘤),以及囊性病变(如囊肿、脓肿)、含脂病变(如脂肪瘤、表皮样囊肿)等。混杂密度病变见于多种组织成分并存时(如胶质瘤、颅咽管瘤)。

(二) MRI 信号

T1WI、T2WI 均为高信号见于脂肪、一定蛋白质浓度的液体(如黏液囊肿)及亚急性期、慢性期血肿等。T1WI、T2WI 均为低信号见于钙化灶、骨性组织(如骨瘤)、成熟的纤维化(如硬化性纤维瘤)、不含水的异物(如玻璃、木片等)。T1WI 较低信号、T2WI 较高信号见于各种原因引起的组织水肿、变性(如炎症、缺血灶)和多数实性肿瘤。T1WI 低信号、T2 高信号见于水或水样成分(如囊肿)、囊变坏死组织(如脑软化灶)。T1WI 高信号、T2WI 低信号较少见,见于部分黑色素瘤、一定浓度的蛋白质液。T1WI、T2WI 混杂信号见于多种组织成分并存时(如胶质瘤)。

另有比较特殊的两种情况:其一是血肿,其信号随出血时间的变化呈现不同的改变,若为同一位置多次发生的出血其信号更为复杂;其二是血管,流速快者因流空效应表现为T1WI、T2WI低信号,流速慢者T1WI低信号、T2WI高信号。

(三) CT、MRI增强扫描特征

颅内病变的强化说明血脑屏障的破坏,或异常血管增生的存在,强化方式和程度对定性诊断有较大帮助。CT、MRI对比剂强化原理不同但强化表现相似,强化方式可大致分为均匀强化、斑片样强化、环状强化及不规则强化。均匀强化多见于脑膜瘤、生殖细胞瘤等,斑片样强化见于血管畸形、炎症、脱髓鞘病变、某些弥漫性星形胶质细胞肿瘤等,环状强化见于脓肿、转移瘤、弥漫性星形胶质细胞肿瘤、神经鞘瘤囊变等,不规则强化见于高级别胶质瘤等。还有一种脑回样强化见于脑梗死,具有特征性。

二、脑结构改变

(一) 占位效应

因肿瘤、出血、脑水肿等各种原因导致的脑沟、脑裂、脑池受压变形以及脑中线结构向对侧移位的现象。

(二) 脑积水

脑室系统普遍或整体扩大,可伴或不伴脑池增宽。根据脑室和蛛网膜下腔之间是否通畅,分交通性脑积水和梗阻性脑积水两类。

(三) 脑萎缩

脑体积缩小导致脑回萎缩、脑沟脑裂扩大,甚至脑池增宽、脑室系统扩大,可为局限性或弥漫性。

三、椎管、脊髓改变

X线平片可见椎管、椎间孔扩大或缩小,也可见椎体后缘和椎弓根的骨性改变。CT、MRI可见椎管、椎间孔扩大或缩小,也可观察脊髓及神经根形态、密度或信号改变以及椎管内是否存在病灶。

📖 **知识拓展**

MRI脑功能成像技术

弥散加权成像(diffusion weighted imaging,DWI)、磁共振波谱成像(magnetic resonance spectroscopy,MRS)和灌注加权成像(perfusion weighted imaging,PWI)三者从不同角度提供人体器官的分子生物学和组织学信息。其中DWI对早期发现急性脑梗死具有超强的敏感性,也为病变良恶性的判断提供重要的参考。MRS通过对化学谱线的分析为病灶定性提供依据。PWI可以观察病变微循环和血流灌注情况。此外血氧饱和依赖的脑功能成像测量脑活动时相关区域的血液循环变化正处于研究阶段。功能性磁共振成像技术的价值在于通过观察组织生理、病理和血供的改变,描述活体脑的功能状态,为疾病的早期发现、不典型疾病的鉴别诊断提供依据,也为神经生理代谢、脑功能机制、神经心理学等提供了新的研究手段。

第四节　常见疾病的影像诊断

一、脑外伤

【临床与病理】

一般有明确外伤史,常表现为头疼、头晕、步态不稳及神经定位症状,有颅底骨折时可伴耳鼻流血,严重者意识障碍甚至昏迷。由于所受外力的类型、大小、方向不同形成不同的损伤类型,包括颅骨骨折、颅内血肿和脑挫裂伤,颅内血肿根据发生部位分硬膜外血肿、硬膜下血肿、蛛网膜下腔出血和脑内血肿,脑损伤有脑挫裂伤和弥漫性轴索损伤,常伴发脑出血。

【影像学表现】

1. 硬膜外血肿　好发于颞顶区,常伴发颅骨骨折。血液聚集在硬膜外间隙,硬膜与颅骨内板粘连紧密,故血肿局限呈梭形。CT 表现为颅板下凸透镜样或半圆形血肿,新鲜血肿呈高密度,常位于骨折线下方,边界清晰锐利,不跨颅缝,可伴脑室受压变形、中线移位等占位效应(图 11-8)。MRI 形态学改变与 CT 相仿,其信号强度随时间不同而呈现出不同的特点。

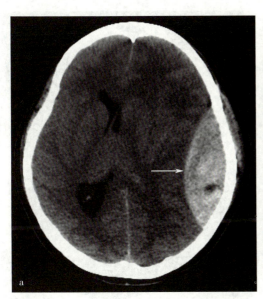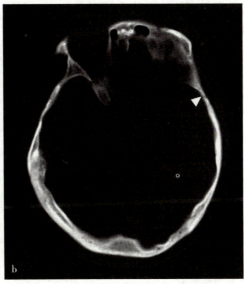

图 11-8　急性硬膜外血肿(CT 平扫)

a. 脑组织窗:示左侧颅骨内板下方边缘光滑的凸透镜样高密度区(白箭),中线结构
受压移位;b. 骨窗:示左侧颞骨局部骨质不连续(箭头),提示颅骨骨折

2. 硬膜下血肿　常发生于额颞顶区,血液聚集在硬膜下腔,沿脑表面广泛分布。CT 表现为新月形或半月形等密度或高密度影,范围可超越颅缝,常伴脑挫裂伤,占位效应明显,若双侧力量相互抵消则不表现中线移位(图 11-9)。MRI 形态学改变与 CT 相仿,其信号强度随时间不同而呈现出不同的特点。

3. 蛛网膜下腔出血　出血多位于大脑纵裂和基底池。CT 表现为脑沟、脑池内线样或窄带状高密度影,易漏诊(图 11-10)。

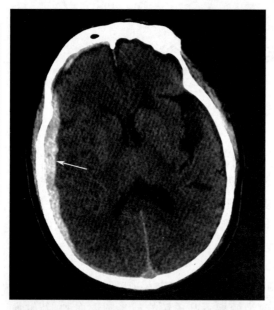

图 11-9 急性硬膜下血肿（CT 平扫，脑组织窗）
右侧颞部可见新月形高密度影（白箭），
提示硬膜下出血

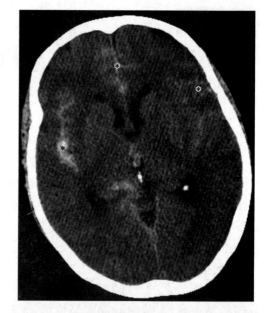

图 11-10 蛛网膜下腔出血（CT 平扫，脑组织窗）
侧裂池、大脑纵裂池、脑沟及第三脑室内可见高密
度影，提示积血（*）

4. 脑挫裂伤和脑内血肿 常同时发生，CT 见低密度的脑组织水肿区内夹杂高密度出血，损伤范围较大时可有占位效应，严重时可伴有蛛网膜下腔出血及其他外伤征象，后期可转化为软化灶，边界清晰，CT 呈低密度灶（图 11-11）。脑挫裂伤和脑内血肿 MRI 形态常不规则，常表现为 T1WI 低信号、T2WI 高信号伴不同时期不同的出血信号。

5. 弥漫性轴索损伤 为脑剪切伤，症状危重，CT 检出率低，有时可见灰白质交界处散在斑片状稍低密度，可以伴点状高密度出血灶。MRI 多见灰白质交界处散在斑点样不对称 T1WI 低信号、T2WI 高信号，可以伴有灶性脑出血。

【鉴别诊断】

由于有明确外伤史，一般诊断不难。有时患者外伤继发于脑血管病变，应结合颅脑损伤的部位予以区别。脑挫伤和脑内血肿常位于受力点附近或对冲方向的脑表面，而高血压性脑出血则好发于基底节区或丘脑。

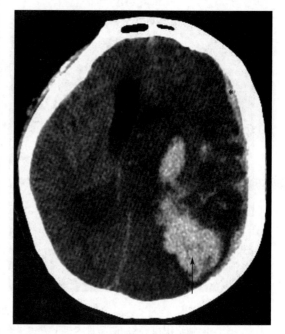

图 11-11 脑挫裂伤（CT 平扫，脑组织窗）
左侧额颞部枕部硬膜下出血（*），脑挫裂伤、脑内血
肿（黑箭），中线结构向对侧移位

二、脑血管疾病

脑血管疾病主要有脑出血（intracerebral hemorrhage）、脑梗死（cerebral infarction）、动脉瘤和血管畸形等。

(一) 脑出血

【临床与病理】

临床表现为突发剧烈头痛,可伴偏瘫、失语、一侧肢体瘫痪等。自发性脑出血见于高血压、动脉瘤、血管畸形和出血性脑梗死,以高血压和脑动脉硬化性脑出血最为常见,多位于基底节区、丘脑、脑干、小脑,易破入脑室。血肿伴发脑水肿,可引起脑组织受压、软化和坏死。

【影像学表现】

1. CT 表现　血肿密度随时间而演变。急性期(≤ 3 天)可呈肾形、圆形或不规则形的高密度,伴宽窄不一的水肿带,可伴占位效应(图 11-12a)。亚急性期(3 天 ~4 周)血肿密度逐渐下降,体积缩小,边界变模糊,灶周水肿由明显到逐步减轻(图 11-12b)。慢性期(>4 周)血肿可完全吸收或残留低密度囊腔(图 11-12c)。

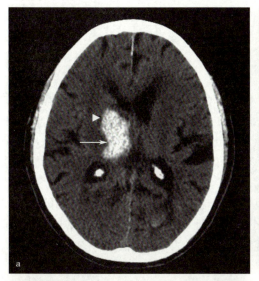

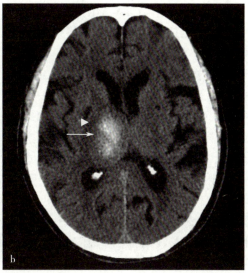

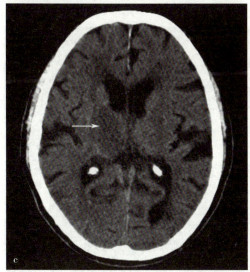

图 11-12　脑出血(CT 平扫,脑组织窗)
a. 急性期:右侧基底节区类圆形高密度影(白箭),出血灶周围环形低密度水肿带(白箭头);b. 亚急性期:血肿密度减低、边缘模糊(白箭),周围水肿带增宽(白箭头);c. 慢性期:出血 1 个月后形成低密度软化灶(白箭)

2. MRI 表现　血肿形态与 CT 相似,不同时期表现为复杂的信号改变,超急性期 T1WI 等信号、T2WI 略高信号,急性期 T1WI 为等低信号,T2WI 上信号在红细胞出现大量去氧血红蛋白但是细胞尚未破裂的特定时间段内呈明显低信号,随后信号逐渐升高,亚急性期和慢性期 T1WI、T2WI 均呈高信号,晚期可见类似脑脊液信号的软化灶,并可见软化灶周围低信号的含铁血黄素环绕。

【鉴别诊断】

新鲜出血因其高密度并有临床突然发病不难诊断。亚急性期、慢性期脑出血因部分降解吸收密度可不均匀下降,有时需要与脑肿瘤、脑梗死鉴别。CT 增强对鉴别诊断有帮助。

(二) 脑梗死

【临床与病理】

脑梗死按病因可分脑动脉闭塞性脑梗死、脑栓塞和低流量灌注三种类型,按病理分缺血性脑梗死、出血性脑梗死和腔隙性脑梗死。根据发生的部位、范围的不同,临床表现可从无明显症状到头疼、头晕、步态不稳、神志不清甚至昏迷。

脑动脉闭塞性脑梗死和脑栓塞的分布范围、大小与形态与责任血管供血范围一致,以大脑中动脉为好发部位,CTA、MRA、DSA 均可以显示血管闭塞的确切部位。腔隙性脑梗死是脑穿支小动脉闭塞引起的脑深部组织斑点状小面积梗死,一般直径 5~15mm,主要见于基底节区、丘脑、小脑、大脑深部脑白质。

【影像学表现】

1. CT 表现 24 小时内可无阳性发现;24 小时后表现为低密度灶,范围与闭塞血管供血区一致,多为扇形,占位效应较轻(图 11-13a,图 11-14a);脑梗死后血脑屏障破坏可出现不均匀脑回样、条状强化,以 2~4 周明显,此期有时继发出血,表现为低密度梗死灶区域出现新鲜出血灶,称出血性脑梗死(图 11-13b,c)。CT 灌注可发现早期脑梗死,并判断梗死区和功能区的界限。

2. MRI 表现 梗死灶形态改变与 CT 所见一致。在发病半小时内 DWI 序列即可发现信号增高,为最敏感的早期诊断方法;发病 6 小时后病灶 T1WI 呈低信号、T2WI 呈高信号影(图 11-14b~d)。后期脑组织坏死软化区呈现类似脑脊液的 T1WI 低信号、T2WI 高信号。MRI 灌注扫描与 CT 灌注相似。

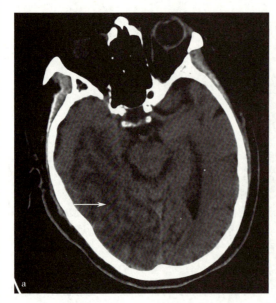
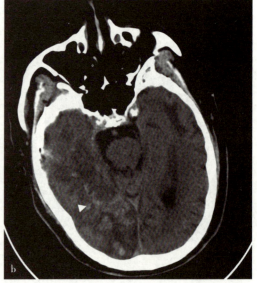

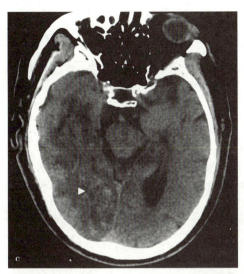

图 11-13 出血性脑梗死（CT 平扫，脑组织窗）

a. 右侧颞枕叶大面积低密度影（白箭），提示急性期脑梗死；b. 入院 3 周后复查，梗死区内出现高密度影（白箭头），提示梗死后出血；c. 入院 4 周后复查，出血灶较前密度减低（白箭头），提示出血灶有吸收

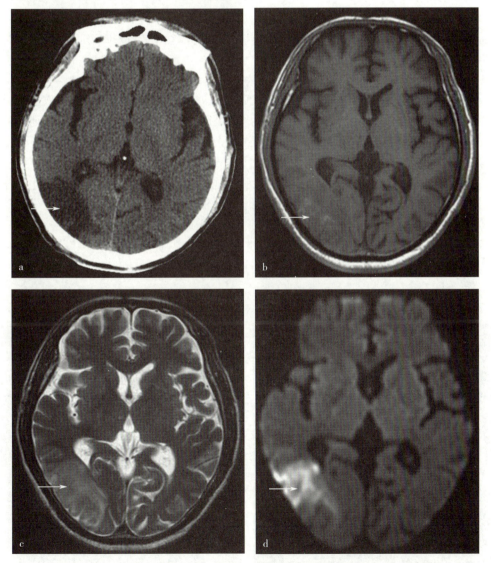

图 11-14　急性脑梗死（CT、MRI）

a.CT 平扫：右侧枕叶见斑片状低密度影（白箭）；b~d.MRI 平扫：示右侧枕叶斑片状异常信号（白箭），T1WI 呈稍低信号（b），T2WI 呈高信号（c），DWI 呈高信号（d）

脑梗死影像
诊断顺口溜

病案分析：
脑出血

【鉴别诊断】

CT对早期腔隙性脑梗死不敏感,容易漏诊。梗死后遗改变为点状、小斑片状低密度软化灶,类似血管周围间隙。MRI对早期脑梗死非常敏感,不易漏诊,后期软化灶周围因有脑胶质增生可与血管周围间隙鉴别。

三、颅内肿瘤

颅内肿瘤按组织学分类发病率最高的依次是神经上皮瘤、脑膜肿瘤、垂体肿瘤和转移瘤,症状、体征与肿瘤所在部位、病理类型和生长速度有关。脑肿瘤无特征性临床表现,可有颅高压的一般症状和局部体征,主要为头痛、呕吐、视力障碍、复视、癫痫、意识障碍等,局部体征对推测肿瘤部位有一定价值。影像检查的目的在于确定肿瘤有无、位置、范围,乃至提供定性诊断。

(一)弥漫性星形胶质细胞肿瘤

【临床与病理】

弥漫性星形胶质细胞肿瘤是神经上皮组织肿瘤中最常见的类型,成人好发于大脑,恶性多见。又按恶性程度分不同级别:弥漫性星形细胞瘤(Ⅱ级)、间变性星形细胞瘤(Ⅲ级)和胶质母细胞瘤(Ⅳ级)。

【影像学表现】

1. CT表现　病变主要位于白质,Ⅱ级通常呈低密度病灶,境界清晰,占位效应轻,增强后无或轻度强化(图11-15a)。Ⅲ~Ⅳ级可因出血、坏死呈混杂密度,形态常不规则,境界不清,占位效应和瘤周水肿明显(图11-16a),增强后呈环形、不规则形或不均匀强化。

2. MRI表现　T1WI呈稍低或混杂信号,T2WI呈均匀或不均匀高信号,恶性程度越高,其信号在T1WI越低,T2WI越高,增强后强化越明显,多呈不规则、不均匀强化,有时见壁结节样强化(图11-15,图11-16)。

【鉴别诊断】

弥漫性星形细胞瘤有时需要与脑梗死、炎症吸收期、胶质细胞增生、单发无强化转移瘤等区别,高级别星形细胞瘤需与急性脑梗死、脑膜瘤、转移瘤、脑脓肿鉴别,有钙化时需与动静脉畸形鉴别。

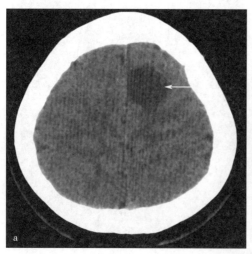
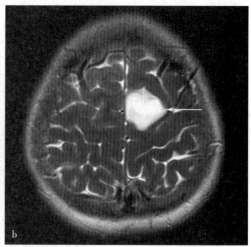

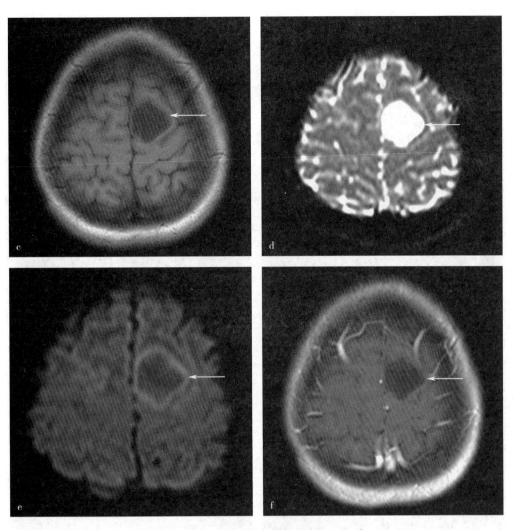

图 11-15 弥漫性星形细胞瘤（CT、MRI）

a. CT 平扫：示左侧额叶类圆形低密度影（白箭）；b~f. MRI 影像，左侧额叶可见类圆形异常信号（白箭），T2WI 呈高信号（b），T1WI 呈低信号（c），ADC 呈均匀高信号（d），DWI 呈低信号（e），增强扫描未见明显强化（f）

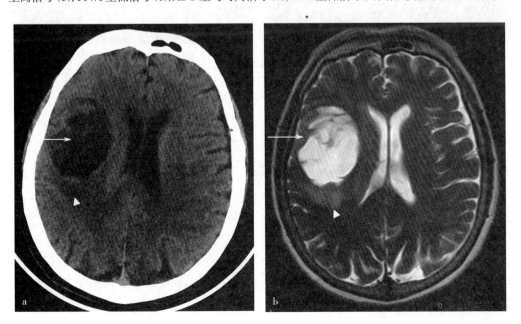

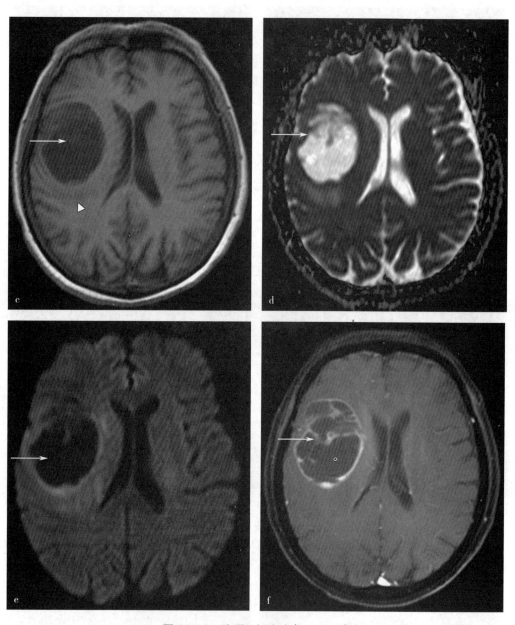

图 11-16　胶质母细胞瘤（CT、MRI）

a. CT 平扫：示右侧额顶叶混杂低密度影（白箭），瘤周可见水肿带（白箭头）；b~f. MRI 影像，右侧额顶叶见一类圆形异常信号影（白箭），T1WI 呈混杂低信号（b），T2WI 混杂高信号内见分隔（c），ADC 呈混杂高信号（d），DWI 示囊壁及分隔均呈高信号（e），增强扫描病灶边缘及内部分隔呈明显强化（f）

（二）脑膜瘤

【临床与病理】

脑膜瘤（meningioma）多见于中老年女性，起源于蛛网膜颗粒细胞，多位于脑外，与硬脑膜相连。好发部位有矢状窦旁、大脑半球凸面、蝶骨嵴、颅底等处，少数位于脑室内。肿瘤包膜完整，血供丰富，常有钙化。

【影像学表现】

1. CT 表现　平扫见等或略高密度肿块，常见斑点状钙化，多以广基与硬脑膜相连，边界清楚，瘤周水肿无或轻度，静脉窦或静脉受压时水肿可明显（图 11-17a），邻近颅骨可有增生或破坏;增强扫描肿瘤呈明显均匀强化。

2. MRI 表现　T1WI、T2WI 均呈等或稍高信号,增强后强化均匀,邻近脑膜强化呈"脑膜尾征",有一定的特征性。脑表面受肿瘤压迫,局部蛛网膜下腔增宽,受压的脑组织出现"白质塌陷征",提示脑外肿瘤(图 11-17)。

【鉴别诊断】

典型脑膜瘤具有脑外生长的特征,中等密度,增强后强化均匀,容易做出诊断。不同部位的脑膜瘤需要与相应部位的其他肿瘤鉴别:大脑凸面脑膜瘤需要鉴别弥漫性星形胶质细胞肿瘤、脑转移瘤和脑脓肿,重点在定位于脑内还是脑外;鞍上脑膜瘤需要与垂体瘤鉴别,主要看正常垂体是否可见;蝶骨嵴、中颅凹底与鞍旁脑膜瘤需要与起源于颅底的肿瘤如软骨瘤、神经鞘瘤、动脉瘤鉴别;发生于侧脑室者需要与脉络丛乳头状瘤、弥漫性星形胶质细胞肿瘤、室管膜瘤鉴别。

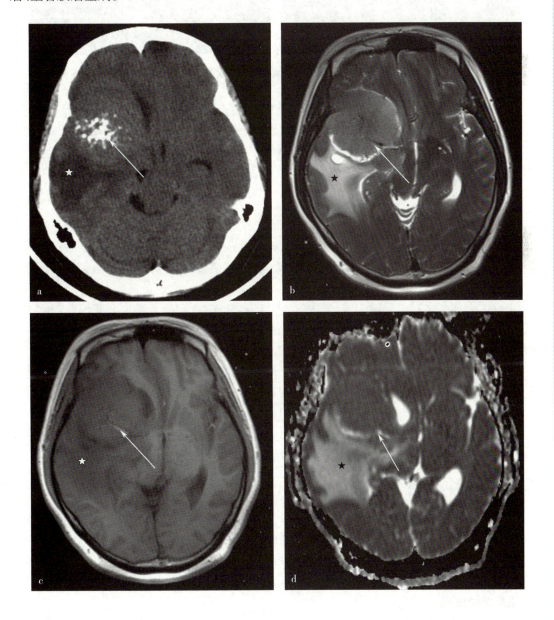

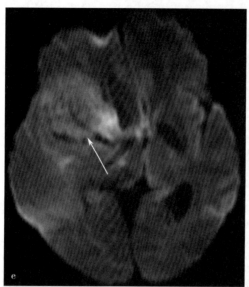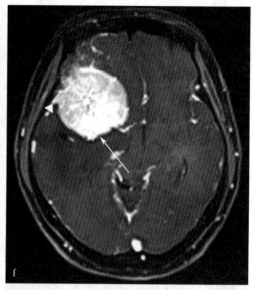

图 11-17　脑膜瘤（CT、MRI）

a. CT 平扫：示右侧颞部稍高密度肿块（白箭），内见多发钙化灶，瘤周低密度区提示水肿（★）；b~f. MRI
影像，示右侧颞部异常信号肿块（白箭），T2WI 稍高信号（b），T1WI 稍低信号（c），ADC 呈稍低信号（d）、
DWI 呈稍高信号（e），提示肿瘤弥散轻度受限，增强扫描肿瘤明显强化（f），并见脑膜尾征（白箭头），
瘤周见 T2WI 高信号水肿带（★），中线结构向左移位

（三）垂体腺瘤

【临床与病理】

垂体腺瘤（pituitary adenoma）为最常见的脑外肿瘤，可发生于任何年龄，按是否分泌激素
分有功能性腺瘤和无功能腺瘤两类，以直径 10mm 为界分垂体微腺瘤和大腺瘤。临床症状和
体征主要表现为视力下降、视野异常和内分泌功能障碍，最常见的内分泌异常为泌乳素增高。

【影像学表现】

1. CT 表现　微腺瘤一般为等、低密度，CT 不易发现；大腺瘤为鞍区类圆形等密度或稍
高密度肿块，密度可均匀，也可因囊变、出血而不均匀，增强后强化不均，可见蝶鞍扩大、鞍底
下陷，肿瘤向上突入鞍上池，少数向两侧侵入海绵窦。

2. MRI 表现　常见垂体增高，向上膨隆，垂体柄向一侧偏斜，病灶平扫 T1WI 信号稍
低，T2WI 等或稍高信号，增强后肿瘤强化程度低于正常垂体组织（图 11-18）。

【鉴别诊断】

MRI 和 CT 显示鞍区肿块，结合内分泌检查多数可明确诊断。较大腺瘤有时需与颅咽
管瘤、鞍区脑膜瘤、鞍区囊肿、鞍旁动脉瘤相鉴别。

四、椎管内肿瘤

【临床与病理】

椎管内肿瘤（intraspinal tumors）可分为髓内、髓外硬膜下和硬膜外肿瘤三类。髓内肿瘤
以室管膜瘤和星形细胞瘤多见，髓外硬膜下以神经源性肿瘤和脊膜瘤多见，硬膜外肿瘤多数
为转移瘤。首发症状一般为疼痛，逐渐出现感觉及运动功能障碍。

【影像学表现】

1. CT 表现　髓内肿瘤一般表现为脊髓局部膨大，密度减低，病灶境界不清，增强后强
化不均。髓外肿瘤常见椎管和神经孔扩大，伴骨质吸收或增生，转移瘤骨破坏明显，脊髓受

压移位,强化程度因肿瘤性质而异。

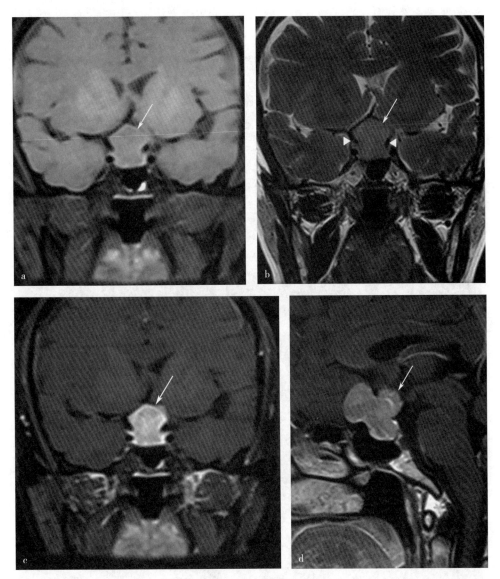

图 11-18 垂体大腺瘤(MRI)

a. T1WI;b. T2WI;c~d. MRI 增强扫描

显示垂体内异常信号结节(白箭),可见"束腰征"(箭头),T2WI 呈稍高信号,T1WI 呈等信号,
增强扫描可见明显持续性均匀强化

2. MRI 表现 病灶显示清晰,与正常脊髓分界较清楚,定位准确。一般 T1WI 呈等或
稍低信号,T2WI 呈等或稍高信号(图 11-19),增强后易于区分肿瘤本身和水肿。MRI 能清
晰显示肿瘤与神经孔、神经根之间的关系,判断硬膜外肿瘤的部位、范围、脊髓是否受累更为
准确,为椎管内病变的首选检查方法。

【鉴别诊断】

肿瘤定位对定性诊断有较大帮助,部分肿瘤有一定特征:

1. 髓内肿瘤 室管膜瘤好发于脊髓两端;星形细胞瘤好发于脊髓颈胸段,范围较室管
膜瘤广泛,囊变倾向明显;血管母细胞瘤见附壁结节强化显著,可伴发后颅凹血管母细胞瘤。

2. 髓外硬膜下肿瘤 神经鞘瘤常伴椎间孔扩大,典型者肿瘤呈哑铃形,常见囊变;脊膜瘤好发于女性,明显均匀强化,可有钙化。

3. **髓外硬膜外肿瘤** 转移瘤宜结合原发肿瘤病史确立诊断,有时需与慢性肉芽肿炎鉴别,后者有感染史,常无强化。

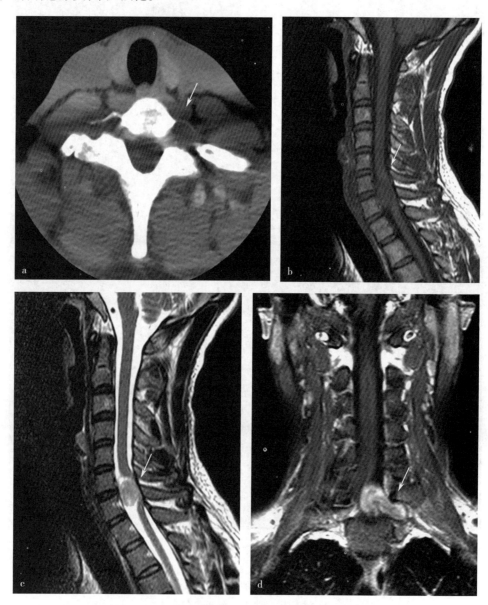

图 11-19 椎管内髓外硬膜下神经鞘瘤(CT、MR)

a. CT 轴位平扫;b. MRI T1WI 矢状位;c. MRI T2WI 矢状位;d. MRI T1WI 增强冠状位
显示 C6/7 平面髓外硬膜下类圆形肿块影(白箭),T1WI 呈稍低信号,T2WI 呈稍高信号,增强
扫描明显强化,肿块沿左侧椎间孔延伸,呈"哑铃状",伴椎间孔扩大

五、眼部疾病

包括眼部外伤、眼球病变、眼眶病变、眼部附属结构的病变等。

(一) 视网膜母细胞瘤

【临床与病理】

视网膜母细胞瘤(retinoblastoma,RB)为婴幼儿最常见的眼内肿瘤,起源于视网膜的神经元细胞或神经节细胞。病理特征为瘤细胞菊花团形成,95% 瘤组织中可发现钙质。临床特征性表现为"白瞳征"。

【影像学表现】

1. CT 表现　显示眼球内不规则形肿块,常见钙化,可呈团块状、片状或斑点状,是本病的特征性表现。CT 显示钙化敏感,为本病首选检查(图 11-20a)。

2. MRI 表现　呈结节样肿块,T1WI 呈等低信号、T2WI 呈等高信号,钙化部分 T1WI、T2WI 均为低信号,增强扫描肿块呈不同程度强化(图 11-20b~f)。MRI 观察视神经转移及颅内侵犯更敏感,可作为 CT 的补充。

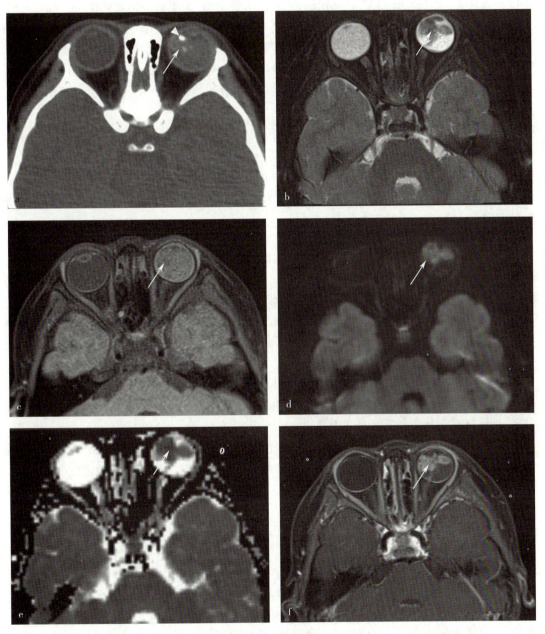

图 11-20　视网膜母细胞瘤(CT、MR)

a. CT 平扫:示左侧眼球混杂稍高密度结节,球内见斑点状钙化灶(箭头);b~f. MRI 扫描,左侧眼球可见形态不规则异常信号结节(白箭):T1WI 呈混杂稍高信号(b),T2WI 呈等低信号(c),DWI 呈高信号(d)、ADC 呈低信号(e)提示肿瘤弥散受限;T1WI 增强肿瘤明显强化(f)

影像学分期:分期对治疗方法的选择及判断预后具有重要意义。Ⅰ期(眼球内期):病变局限于眼球内;Ⅱ期(青光眼期):病变局限于眼球内,同时伴有眼球增大;Ⅲ期(眶内期):病变局限于眶内;Ⅳ期(眶外期):病变同时累及颅内或远处转移。

【鉴别诊断】

1. 渗出性视网膜炎　眼球大小正常,单眼发病,球后部分或全部玻璃体密度异常增高但不存在钙化,MRI 显示视网膜下积液或积血,信号因其所含成分比例不同而异。增强后病灶无强化,而脱离的视网膜呈线样明显强化。

2. 原始永存玻璃体增生症　单眼发病,眼球小,玻璃体密度高,晶状体后见三角形略高密度至视乳头,呈"高脚酒杯"形,MRI 较 CT 显示更清晰,无明确肿块和钙化。

3. 脉络膜恶性黑色素瘤　CT、MRI 主要在于明确病变范围和有无眼球外扩散。影像表现为:①眼球壁局限性肿块,没有钙化;②肿瘤明显均匀强化;③常伴视网膜剥离而显示"双密度征",即实质性肿瘤组织密度和浆液密度。MRI 可显示为特征性的 T1WI 高信号和 T2WI 低信号,与一般恶性肿瘤的信号特点刚好相反,增强时强化明显,也可显示出双信号征。

(二)海绵状血管瘤

【临床与病理】

海绵状血管瘤(cavernous hemangioma)是成年人眼眶最常见的良性肿瘤。多单侧发病,有完整包膜。临床表现缺乏特异性,最常见的为轴性眼球突出,呈渐进性,晚期可引起眼球运动障碍。

【影像学表现】

1. CT 表现　表现为眶内肿块,呈圆形或椭圆形,密度均匀,钙化少见。病灶边缘清晰,眶尖常因留有正常脂肪形成三角形低密度区,称"空三角征"。增强扫描有特征性的"渐进性强化"表现。继发征象有眼外肌、视神经、眼球受压移位、眶腔扩大等。

2. MRI 表现　T1WI 呈略低或等信号,T2WI 呈高信号。多回波序列中,随 TE 时间的延长,肿瘤信号强度也随之增加。多期增强 MRI 呈"渐进性强化",与 CT 相似。

【鉴别诊断】

1. 眼眶炎性假瘤　CT 表现多样,可分肿块型、弥漫型、眼外肌型、泪腺型等,病灶等密度,多数境界不清。MRI 信号因病灶内含纤维组织的多少而不同,T1WI 低信号,T2WI 信号可高可低,MRI 显示眶外蔓延较 CT 好。

2. 眼眶神经鞘瘤　典型表现 CT 呈等密度、内部有低密度区,MRI 呈等信号伴 T1WI 低信号、T2WI 高信号区,偶见出血区 T1WI 高信号。增强后病灶实性成分呈渐进性明显强化,囊性成分强化不明显。

六、耳部疾病

(一)先天性耳畸形

【临床与病理】

耳的先天畸形包括外耳、中耳及内耳发育异常,常见的外、中耳畸形有外耳道狭窄闭锁、鼓室狭小、听骨链畸形,常见的内耳畸形有 Michel 畸形、Mondini 畸形、共腔畸形、耳蜗未发育、大前庭导水管综合征(LVAS)、大内淋巴囊、神经发育异常等。临床表现主要是先天性听力障碍和 / 或进行性听力下降,可伴有眩晕、耳鸣等症状。

【影像学表现】

HRCT 可明确显示颞骨各部位骨性结构异常。MRI 可显示内耳及神经形态。CT 结合

MRI有助于全面显示外中内耳畸形,但仍有部分先天性听力障碍影像学未见结构异常。

【鉴别诊断】

影像所见结合病史和体征一般可以明确诊断。

(二)胆脂瘤型中耳乳突炎

【临床与病理】

胆脂瘤型中耳乳突炎继发于慢性中耳乳突炎,角化鳞状上皮脱落堆积形成胆脂瘤,常伴有肉芽组织,可混有胆固醇成分,对骨质的破坏较为严重,症状为耳长期流脓,有时可见白色鳞片或豆渣样物流出,症状持续或间歇性发作,听力减退。可侵蚀中耳甚至内耳结构,引起混合性耳聋、骨膜下脓肿、眩晕呕吐,甚至引起颅内外并发症,需要手术治疗。

【影像学表现】

1. CT表现　乳突气化不良,鼓膜松弛部胆脂瘤显示上鼓室肿块伴盾板破坏,听小骨受压移位,鼓膜紧张部胆脂瘤见鼓室、鼓窦入口和鼓窦扩大,骨壁光整清晰有硬化,面神经隐窝受累,听小骨受压外移,有时见水平半规管、鼓室天盖、乙状窦破坏,增强后胆脂瘤无强化或边缘强化(图11-21)。CT冠状位显示鼓膜松弛部胆脂瘤最佳。

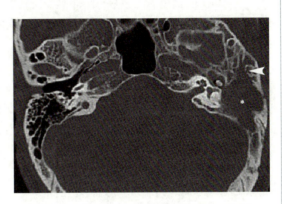

图 11-21　胆脂瘤型中耳乳突炎(CT,骨窗)
显示左侧鼓窦明显扩大(*),邻近骨质破坏(箭头),边缘清晰

2. MRI表现　中耳乳突结构显示不佳,胆脂瘤呈T1WI等低信号,T2WI等高信号。MRI适用于怀疑中耳炎有迷路瘘或颅脑并发症时。

【鉴别诊断】

1. 单纯型化脓性中耳乳突炎　炎症浸润局限于黏膜,CT见乳突气化不良,鼓室、鼓窦、乳突气房密度增高,听小骨完整,无移位,一般无需MRI检查。

2. 肉芽肿型化脓性中耳乳突炎　CT见乳突气化不良,鼓室、鼓窦内见斑块样条索状软组织密度影,听骨链完整或轻度破坏。MRI见T1WI等信号,T2WI高信号,增强后有强化。

七、鼻部疾病

(一)鼻窦炎

【临床与病理】

鼻窦炎(sinusitis)为临床常见病,由各种原因引起的一个或多个鼻窦内炎性改变,常见症状有鼻塞、流涕、失嗅、头痛等,也可无明显症状。通常为鼻甲肥大、鼻窦黏膜增厚、窦内分泌物潴留。

【影像学表现】

1. X线表现　平片示鼻窦部分密度增高或普遍混浊,有时见清晰的气体、液体密度分界。

2. CT表现　平扫见鼻窦黏膜增厚呈环壁均匀的条状软组织,窦内分泌物呈等低密度,液性分泌物潴留可见气液平面。伴有骨质吸收时窦壁密度下降,慢性炎症长期刺激也可导致窦壁增生硬化,一般CT检查足以明确诊断。

3. MRI表现　增厚的黏膜呈T1WI等低、T2WI高信号,增强后黏膜强化明显。窦内分泌物信号因其内容物的不同而变化。MRI对骨质改变不如CT敏感。

【鉴别诊断】

1. 鼻窦囊肿　黏膜下囊肿表现为上颌窦底部的半圆形、球形结节影，不引起窦腔扩大。黏液腺囊肿有时形态类似于炎性息肉。黏液囊肿，窦腔膨大、骨质压迫吸收甚至破坏缺损，但边缘光滑，其CT密度较其他鼻窦囊肿高，MRI信号强度依据囊液内蛋白与水的比例和水化状态的不同有很大差异。

2. 鼻窦恶性肿瘤　为不规整的软组织肿块，边缘毛糙，窦腔正常或有扩大，窦壁蚕食样破坏，边缘不整，与邻近结构分界不清，增强扫描呈不同程度的强化。

（二）鼻窦癌

【临床与病理】

鼻窦癌包括鳞癌、腺癌、腺样囊性癌、囊腺癌等，以鳞癌最多见，上颌窦是最好发部位，筛窦次之。症状为鼻塞、涕中带血、面部麻木、肿胀、疼痛等，晚期可有眼部、口腔继发症状。

【影像学表现】

主要征象为窦腔内软组织肿块伴窦壁及邻近结构的侵犯。

1. X线表现　早期类似鼻窦炎表现，晚期有明显骨质破坏时可提示诊断。

2. CT表现　一般病灶呈等、低密度，内部可有坏死和钙化而见低密度和高密度区，因常伴出血或感染，平扫不易分辨肿瘤的确切大小，增强后肿瘤轻中度不均匀强化，易于与积液出血区分。肿瘤呈浸润性生长，邻近骨壁常见虫蚀状骨破坏，晚期累及邻近组织如眼眶、翼腭窝、颅内等。腺样囊性癌具有向周围孔道蔓延的特点，可伴有面颈部淋巴结转移。

3. MRI表现　癌肿呈等信号，有坏死、出血时呈混杂信号，钙化灶均为低信号。MRI显示病变侵犯周围复杂结构的能力优于CT，增强后显示细节更清晰，但对骨的变化不如CT敏感。

【鉴别诊断】

1. 乳头状瘤　是最常见的鼻窦鼻腔良性肿瘤，呈息肉样或乳头样，鼻窦、鼻腔受压膨大，CT密度较高，内部可有点状钙化，增强有不同程度的强化。病灶表面不光整，"小泡征"有一定的特征性，强化不均匀呈脑回状表现。邻近骨质受压变形，吸收或破坏，与恶性肿瘤有时鉴别困难。MRI表现为T1WI等低信号、T2WI等高或混杂信号，缺乏特征性。

2. 息肉　多数发生在慢性炎症的基础上，常多发、带蒂，CT见均匀低密度肿块影，增强后无强化，常伴鼻窦阻塞性炎症而无骨质破坏。

3. 血管性肿瘤　包括毛细血管瘤、海绵状血管瘤、静脉性血管瘤和血管内皮瘤，起源于鼻腔、鼻窦黏膜。多见于青壮年，临床反复鼻出血。CT见软组织密度肿块，边缘可光滑或欠规则，密度较均匀，伴钙化或静脉石为特征性表现，MRI表现为T1WI等低信号、T2WI等高信号，CT、MRI增强后均强化显著，可因内部血流缓慢、血栓形成而强化不均，渐进性强化为海绵状血管瘤特点，钙化或静脉石MRI表现为低信号。早期骨质无改变，肿块较大时可有窦腔膨大扩张，骨壁压迫吸收。

八、咽和喉部疾病

仅选择鼻咽癌进行讲述。

【临床与病理】

鼻咽癌（nasopharyngeal carcinoma）占头颈部恶性肿瘤的80%，与遗传、环境和EB病毒感染等因素有关，以鳞癌最多。最常发生于鼻咽顶壁，其次是侧壁。早期可以无任何症状，仅见黏膜粗糙或轻微隆起,进展期除向腔内突起外,主要沿黏膜下生长,造成邻近结构的广泛侵犯,从而引起多种症状如血涕、鼻塞、耳闷、听力下降、突眼、斜视、头痛、脑神经症状等,其中以回缩性涕血最为常见。常见颈部淋巴结转移。

【影像学表现】

1. CT 表现　咽隐窝变浅、消失,鼻咽侧壁增厚、不光整,咽鼓管圆枕变形,咽鼓管咽口狭窄闭塞(图 11-22a)。肿块为等密度,增强后轻中度强化,坏死区为低密度,肿瘤边界不清,可向各个方向侵犯邻近结构,也可沿自然孔道入颅,侵犯咽鼓管可继发分泌性中耳炎。淋巴结增大出现早,常见咽后组和颈部淋巴结增大。

2. MRI 表现　肿瘤呈 T1WI 低信号、T2WI 高信号,强化显著(图 11-22)。MRI 较 CT 能更早发现病变,并准确显示病变部位、大小、范围及浸润深度;对颅底神经和骨质的侵犯远比 CT 敏感;MRI 还可区分颅内肿瘤转移和放疗后改变。

【鉴别诊断】

青少年鼻咽纤维血管瘤,多见于男性青少年,有反复大量鼻出血病史,镜检见红色肿物,属侵袭性生长的良性病变。CT、MRI 可见鼻咽部软组织肿块,沿间隙和孔道蔓延。MRI 的 T2WI 上信号较高,见 "胡椒盐" 征,增强后强化明显。邻近骨质受压为主,破坏较轻,可有骨缝开大。

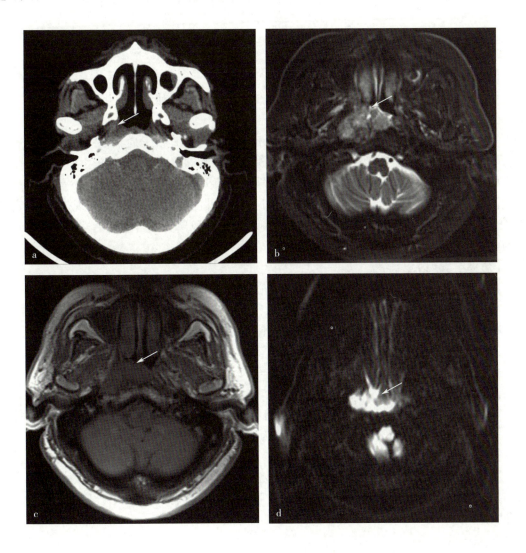

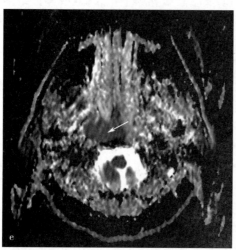
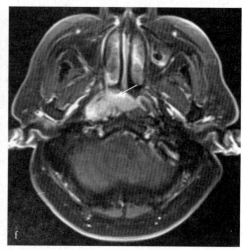

图 11-22　鼻咽癌（CT、MR）

a. CT 平扫：示右侧鼻咽后壁软组织肿块，右侧咽隐窝变浅（白箭）；b~f. MRI 示右侧鼻咽后壁软
组织肿块（白箭）：T2WI 脂肪抑制相（b）呈高信号影；T1WI 呈等信号影（c）；DWI 病灶明显高信
号（d）；ADC 明显低信号（e），提示病灶弥散受限；T1WI 增强扫描病灶明显强化（f）

九、甲状腺疾病

【临床与病理】

甲状腺疾病主要分甲状腺肿和甲状腺肿瘤两类。甲状腺肿好发于中青年女性，多为因
缺碘继发的甲状腺增生，无明显症状。

甲状腺肿瘤多数为腺瘤，良性，好发于中青年女性，无明显自觉症状，肿瘤增大时可引起
声音嘶哑、呼吸困难，部分伴有甲状腺功能亢进。恶性肿瘤多为甲状腺癌，主要病理类型有
乳头状癌、滤泡状癌、髓样癌和未分化癌。不同类型甲状腺癌的好发年龄、生长速度、预后各
不相同。临床表现常为无痛性甲状腺肿块，可伴颈部淋巴结增大，晚期可出现疼痛、声音嘶
哑、呼吸和吞咽困难，及肺、骨、脑等处转移。髓样癌可分泌降钙素等生物活性物质而出现相
应的内分泌症状。

【影像学表现】

1. CT 表现　①甲状腺肿表现为甲状腺轮廓增大，因常有囊变、钙化而密度不均；②腺
瘤表现为高密度的甲状腺内见圆形、类圆形低密度影，边界清楚，增强后不强化或轻度强化；
③甲状腺癌表现为高密度的甲状腺内见形态不规则的不均匀低密度影，边缘模糊，形态欠光
整，可伴出血、钙化、囊变，增强后强化不均匀，转移淋巴结可表现与原发灶类似的影像特点，
常环状强化。甲状腺癌一般缺少特征性，其中乳头状囊腺癌多呈囊实性肿块，以囊壁见乳头
状实性结节伴斑点样钙化为特征，轻中度强化（图 11-23）。

2. MRI 表现　甲状腺肿和甲状腺腺瘤的信号因内部组织成分的不同而表现为多种多
样。甲状腺癌呈 T1WI 等低信号，T2WI 一般为高信号。

【鉴别诊断】

甲状腺病变较小时良恶性不易区分，除部分乳头状囊腺癌有特征外，若伴发内分泌症状
为髓样癌特点。腺瘤、结节性甲状腺肿与甲状腺癌常需要鉴别，应密切结合病史，定期复查，
或穿刺活检以确诊。

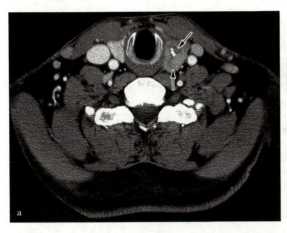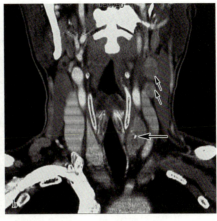

图 11-23 左侧甲状腺乳头状癌（CT 增强）

a. 轴位：左侧甲状腺肿块（黑箭）内有不规则钙化；b. 冠状位：显示甲状腺肿块（大黑箭）
及两枚转移淋巴结（小黑箭）

（谭文莉　曾　亮　詹松华）

扫一扫
测一测

复习思考题

1. 简述急性硬膜外血肿、硬膜下血肿的 CT 征象及鉴别要点。
2. 简述蛛网膜下腔出血的 CT 表现。
3. 急性脑血管病变诊断的步骤是什么？
4. 简述急性脑出血的 CT 表现。
5. 简述急性脑梗死的 CT、MRI 表现。
6. 试述脑膜瘤和星形细胞瘤的鉴别诊断要点。
7. 简述鼻咽癌的影像检查方法及影像学特征。

第三篇

超 声 诊 断

◆◆◆ 第十二章 ◆◆◆

超声诊断概述

第一节 超声医学及进展

超声医学是研究超声波在医学领域的应用，融医学、声学和电子工程技术于一体的新兴学科。涵盖超声诊断学、超声治疗学和生物医学超声工程等内容，其中超声诊断学是其最重要的组成部分。

超声诊断是指根据超声波的某些物理特性，利用超声诊断仪（图 12-1）检查人体、诊断疾病的非创伤性检查方法及诊断技术。

一、超声成像基本知识

超声波的概念、物理性质、超声成像原理及超声图像的特点，简列如表 12-1，并请参阅本教材第二章第四节（超声成像）。

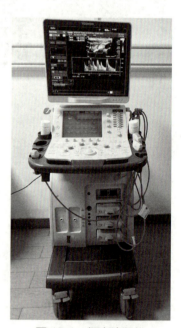

图 12-1 超声诊断仪

表 12-1 超声成像的基本知识

内容纲要	内容详解要点
超声波的概念	超过人耳听觉阈值上限的声波，即频率 >20 000Hz
超声波物理性质	方向性，反射、折射和散射，吸收与衰减，多普勒效应等
超声成像原理	根据超声波反射、折射、散射、吸收与衰减、多普勒效应等物理特性，当组织的声阻抗存在一定差异时，其界面就会产生反射和散射回波，将回波信号接收，经检波、放大等处理后即形成图像、曲线、频谱等。
超声图像的特点	液性物质：无回声，皮下脂肪：低回声，实质脏器：中等回声，包膜、瓣膜：高回声，骨骼表面、钙化、结石：强回声，含气(肺、胃、肠)：极强回声

二、超声医学进展

超声诊断的应用近 80 年的历史,时间虽不算长久,但发展很快,其发展趋势表现在以下几个方面:

(一) 探头

由体外用的长形、圆形、凸形探头,发展到腔内探头、管内探头。

(二) 色彩

由黑白显示、灰阶显示、彩阶显示发展到彩色显示。

(三) 时间

由慢速扫查发展到快速扫查。

(四) 空间

由一维、二维超声诊断发展到三维、四维实时动态显示。

(五) 成像方式

由最初 A 型到经典 B 型,发展到 C、D 型及目前新技术 E 型超声声像。

(六) 声学造影

由右心造影发展到左心和心肌灌注造影;由肝造影发展到脾、肾脏、胰腺、子宫输卵管以及小器官等多脏器声学造影。

(七) 介入性超声

由介入诊断到介入消融治疗等。

(八) 新技术方面

从常规超声到腔内超声等特殊检查及能量多普勒、组织多普勒、三维超声、声学造影、弹性成像、介入超声等新技术。

> **知识拓展**
>
> 超 声 造 影
>
> 　　超声造影(CEUS)的基本原理是将超声造影剂注入周围血管内,直接或经血液循环到达周围脏器或病变处,利用造影剂与机体组织间较大的声特性阻抗的差值,人为增大含造影剂的血流(或组织)与相邻组织间的声阻抗差异,使获得的相关超声图像反差加大,便于诊断。适应于心脏、大血管及增强肝、肾、乳腺、子宫等脏器小血管和微血管显像。目前超声造影技术的临床应用仍处于早期发展时期,多数应用仍然处于探索和经验积累阶段。

颈动脉斑块
造影动态图
像(视频)

第二节　超声检查技术及图像分析

一、超声检查技术

(一) 检查前准备

为取得清晰的图像,超声检查前应做好准备工作。腹部消化系统及腹腔大血管检查一

笔记栏

般应在空腹时进行,经腹妇产科、盆腔部位及泌尿系统检查应适度充盈膀胱,以避免气体干扰。由于某种原因不能憋尿或者需要观察子宫或前列腺内细微结构时,可选择经阴道或经直肠的腔内探头(经阴道超声检查只适用于已婚女性);心脏超声检查需要观察有无左心耳血栓或房间隔有无缺损时,可选择经食管腔内超声检查。

（二）检查体位

常规采取仰卧位,也可根据需要取侧卧位、俯卧位、半卧位或站立位。露出皮肤,涂布耦合剂,探头紧贴皮肤进行扫查。

（三）常规超声检查

包括二维超声检查、频谱多普勒超声、彩色血流多普勒、腔内超声等(腔内超声也称特殊检查)。

（四）超声成像新技术

能量多普勒成像、组织多普勒成像、三维超声、声学造影以及声学定量与彩色室壁运动分析、斑点追踪超声心动图、超声弹性成像、介入超声等新技术。

二、常规超声图像分析

（一）二维声像图

超声观察应当包括以下内容:

1. 外形 是否有肿大、缩小或形态异常,异常团块的形态、大小及部位。
2. 边界 是否清晰,有无包膜,有无"暗环"征和"边缘强化"征等。
3. 内部结构 呈无回声、低回声、强回声或混合回声,分布均匀或不均匀。
4. 后方回声 增强、衰减或者无变化。
5. 毗邻关系 有无压迫、粘连或浸润、抬高、移位、扩张等。
6. 脏器活动情况 如心脏瓣膜活动、心肌运动、胃肠蠕动等。
7. 量化分析 包括测量病变所在位置、数量、范围、大小等。
8. 功能性检测 如胆囊收缩、膀胱排空、左心功能测定等。

（二）频谱多普勒和彩色多普勒

频谱多普勒和彩色多普勒技术联合应用主要用于观察血流的定量和定性分析,以及反映组织器官的血流灌注。

通过以上内容的观察与分析,以达到对病变进行定位、定量以及对部分病变进行定性诊断的目的。

（车艳玲 邬颖华）

超声图像分析顺口溜

扫一扫 测一测

复习思考题

1. 简述超声波的物理性质。
2. 简述超声波的成像原理。
3. 简述人体正常组织器官声像图的特点。

第十三章

常见疾病的超声诊断

学习目标

掌握各脏器正常声像图表现及肝硬化、肠套叠、肾盂积水、子宫肌瘤、二尖瓣狭窄、玻璃体混浊、甲状腺功能亢进、甲状腺癌、乳腺癌、囊肿、结石等具有特异性表现的常见病超声诊断；熟悉需要掌握的各类疾病以外的其他疾病的超声诊断；了解超声诊断的新技术及其常见疾病的鉴别诊断。

PPT 课件

第一节 消化系统

【肝胆脾胰正常声像图】

1. 肝脏 正常肝脏呈楔形，右叶厚而大，向左渐小而薄，表面光滑锐利。右叶前后径为 8~10cm，最大斜径为 10~14cm，左叶厚度不超过 6cm，长度不超过 9cm。肝实质表现为均匀一致的弥漫细小点状中等强度回声。肝内血管壁回声较强，血管腔内无回声。肝门区可见门静脉及左右分支，胆总管与门静脉并行，位于门静脉前方。门静脉壁较厚，回声强；肝静脉壁比较薄，回声比较低，平直走向汇入下腔静脉。左右肝管内径多 ≤ 0.2cm，胆总管内径 ≤ 0.6cm。门静脉内径 1.0~1.4cm，肝静脉内径 0.6~0.9cm。

2. 胆囊 正常胆囊形态个体差异较大，多数纵切呈梨形，轮廓清晰，囊腔内无回声，囊壁呈光滑线状强回声，厚 0.2~0.3cm，后方回声增强。超声测量长径一般不超过 9.0cm，前后径不超过 4.0cm。

3. 脾 正常脾脏纵切面略呈半月形，轮廓清晰，膈面呈整齐光滑的弧形高亮回声。脾实质表现为均匀的点状中低回声，脾门血管呈树枝状向实质内延伸。成年人脾厚径正常值：女性 <3.8cm，男性 <4.0cm；长径正常值：男性 (10.0 ± 1.0) cm，女性 (9.5 ± 1.0) cm。

4. 胰腺 正常胰腺声像图最多见为蝌蚪形（胰头粗，体尾逐渐变细），其次为哑铃形（头、尾粗，体部较细）及腊肠形（头、体、尾粗细大致相等）。胰腺内部呈均匀细小光点回声，多数稍强于肝。胰腺长轴切面上，胰头厚度一般小于 2.5cm，胰体、尾厚度在 1.5cm 左右；正常胰管内径为 0.1~0.2cm（图 13-1，见文末彩插）。

【肝胆脾胰常见疾病】

肝脏疾病众多，包括弥漫性病变（如脂肪肝、肝炎、肝硬化等）和占位性病变（囊性或实性），实性占位又分良性和恶性；胆道疾病包括胆囊和胆管疾病；脾脏疾病相对较少，却是腹部最易受伤破裂的器官；胰腺疾病亦可分为弥漫性病变及占位性病变。本节仅选取肝胆胰脾部分最常见的疾病进行介绍。

一、脂肪肝

【临床与病理】

正常肝脏脂肪含量低于 5%,超过 5% 则为肝脏脂肪浸润(fatty infiltration),简称脂肪肝(fatty liver),是弥漫性肝病中最常见的一种,可分为弥漫性和非均匀性脂肪肝。患者多无自觉症状,或有轻度食欲不振、腹胀、易疲劳等一般症状。

【超声表现】

1. 二维声像

(1)弥漫性脂肪肝:肝脏大小正常或轻、中度增大,肝实质呈弥漫性密集、细小点状增强回声(图 13-2a),肝区回声分布不均,近场回声增强,远场回声衰减,依衰减程度可分为轻度、中度、重度,中度及重度者肝内管系结构显示不清,严重者呈"消失状"。

(2)非均匀性脂肪肝:肝内脂肪堆积,局限于肝的一叶或数叶,呈不规则分布,可呈相对稍高回声,也可呈相对低回声区,边界较清楚但不定形,后方无衰减,周围无声晕(图 13-2b)。

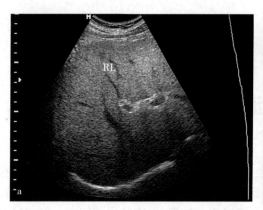
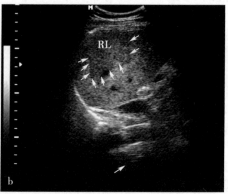

图 13-2 脂肪肝
a. 肝右叶(RL)轻度弥漫性脂肪肝;b. 肝右叶(RL)非均匀性脂肪肝(白箭)

2. 彩色多普勒 显示肝内血流信号较正常明显减弱,出现门静脉、肝静脉血流颜色变暗、变少甚至消失,而脉冲多普勒的血流曲线形态仍为正常。

3. 超声造影 主要针对非均匀性脂肪肝,注射对比剂后,肝内不均匀脂肪区域出现与周围肝实质同步强化和同步减退,动脉期和门脉期均呈等回声改变。

【鉴别诊断】

非均匀性脂肪肝需与肝癌和肝血管瘤鉴别,常规超声鉴别较困难,超声造影有助于鉴别诊断。

二、肝硬化

【临床与病理】

肝硬化(hepatic cirrhosis)是由多种原因所致的肝细胞变性坏死、纤维化和增生,最后导致肝小叶和血管结构混乱排列、假小叶形成的慢性疾病。我国最常见的是肝炎性肝硬化。早期可无明显症状和体征,晚期最重要的临床表现与门静脉高压(portal hypertension)有关,可出现脾大、腹水、肝性脑病、食管静脉曲张出血等。

【超声表现】

1. 二维声像 肝脏体积缩小,左右叶均缩小或左叶代偿性增大,肝包膜呈锯齿状,边缘角变钝或不规则。肝实质回声弥漫性增粗增强,分布不均,以及呈纤维条索状或颗粒状、结节状(可为低回声或高回声),多在 0.5~2.0cm。肝内血管显示肝静脉变细,门静脉增宽。脾大、胆囊壁增厚、腹水(图 13-3)。

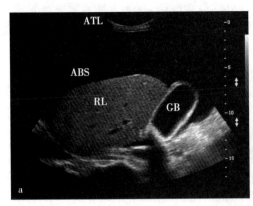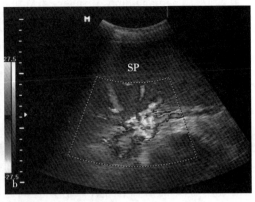

图 13-3 肝硬化

a. 肝右叶(RL)萎缩,肝包膜呈锯齿样回声,实质回声增粗增强,肝周可见液性暗区,
提示腹水(ABS),胆囊(GB)壁见"双边"征;b. 脾(SP)肿大

2. 彩色多普勒 门静脉血流彩色颜色变淡,流速减慢,部分呈双向甚至反向离肝血流;肝静脉变细,颜色变淡,可见脐静脉重新开放。

【鉴别诊断】

1. 弥漫型肝癌 当肝硬化出现多发小结节时,与弥漫型肝癌在声像图上容易混淆。

2. 血吸虫性肝炎 有接触史。典型超声表现为地图肝。

三、肝囊肿

【临床与病理】

肝囊肿(hepatic cyst)是肝脏最常见的囊性病变,可单发或多发,大小不一,小者仅数毫米,大者可达 20cm 以上。其临床表现与囊肿的位置、大小、数目以及有无邻近器官的压迫和有无并发症有关,当囊肿增大到一定程度时可引起上腹部膨胀不适、隐痛等。

【超声表现】

1. 二维声像 肝内出现一个或多个圆形的无回声区,囊壁清晰、光整、囊内透声佳,囊肿后方呈回声增强改变(图 13-4)。若有出血或感染时,囊壁可增厚,欠光滑,囊内透声欠佳,可见点状及条状回声。

2. 彩色多普勒 肝囊肿多无彩色血流信号,个别可在囊壁上显示彩色血流信号,且多为静脉血流。

3. 超声造影 呈无回声团块,未见强化。

【鉴别诊断】

1. 肝脓肿 脓肿壁一般较厚且内壁常不光滑,结合临床可以确诊。

2. 肝包虫病 显示双层囊壁,结合免疫学诊断综合分析有助于鉴别。

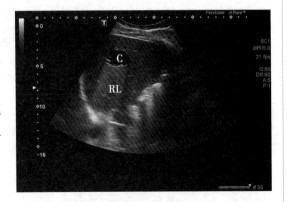

图 13-4 肝囊肿

肝右叶(RL)内可见肝囊肿(C),呈圆形无回声暗区,
囊内透声佳,后方回声增强

四、肝血管瘤

【临床与病理】

肝血管瘤（hemangiomas of liver）是肝脏最常见的良性肿瘤，属先天性血管发育异常，占良性肿瘤的 42%~70%，可发生于任何年龄，女性多于男性。肝血管瘤大多属海绵状血管瘤。患者多无症状，少数有上腹部不适，肿瘤较大时可出现压迫症状。

【超声表现】

1. 二维声像　肝内可见单个或多个大小不等圆形或椭圆形团块，边界多清晰，内部回声以高回声型多见，少部分呈低回声及混合回声型，无回声型极少见。典型者可在肿瘤周围见带状高回声环绕，呈"花瓣状"改变，这一征象在肝血管瘤中具有较高的特异性，此外，有时可见肝血管瘤边缘有小管道进入，呈现"边缘裂开征"（图 13-5）。

2. 彩色多普勒　常不易测及其血流信号，如有血流信号，多位于肿瘤的边缘部。

3. 超声造影　肝血管瘤在动脉期呈周边部环状强化，并逐渐呈结节样向中央延伸，在门脉期或延迟期全部填充呈高回声或等回声均匀团块。如肿瘤较大，病灶不完全填充，则病灶中央呈不规则形的无回声区。

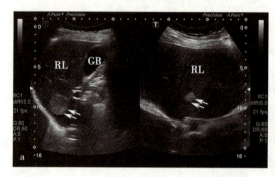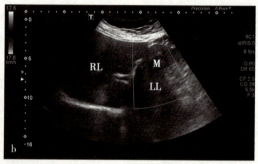

图 13-5　肝血管瘤

a. 肝右叶（RL）内可见多发高回声型血管瘤（白箭）；b. 低回声型血管瘤（M）

【鉴别诊断】

需与肝癌相鉴别，详见后续肝癌的表述；与肝脏常见疾病的鉴别见表 13-1。

表 13-1　肝脏常见疾病声像图特点及鉴别诊断

声像图	脂肪肝	肝硬化	肝囊肿	肝血管瘤	肝癌
二维	肝实质回声增强，光点细腻，前场增强，后场衰减。	体积缩小，肝表面呈波浪或锯齿样改变，实质回声分布不均匀，弥漫性增粗增强，可呈条索状及小结节样改变，门静脉内径增宽、脾大等；可伴腹水、门静脉高压、侧支循环建立等征象	圆形或椭圆形无回声暗区，囊壁光滑，囊内透声佳，后方回声增强	圆形或椭圆形，稍高或等、低回声，边界清晰，后方无明显声学改变	圆形类圆形或不规则形，低回声及混合回声，内部不均匀，后方可伴衰减，并可出现"声晕"（原发性肝癌多见）；多发低回声或高回声团块，"牛眼征"（转移性肝癌多见）
彩色多普勒	轻度无明显改变；中-重度，血流信号显示减少	血流信号正常或减少	囊内无血流信号，囊壁偶见少许血流信号	内部及周边可见少许血流信号	内部及周边可见血流信号

续表

声像图	脂肪肝	肝硬化	肝囊肿	肝血管瘤	肝癌
超声造影	脂肪区域与周围肝实质同步强化和同步减退,动脉期和门脉期均呈等回声改变	结节性肝硬化三个时相均表现为均匀一致的增强模式	肝囊肿未见强化,呈无回声团块	动脉期周边环状强化,逐渐呈结节样向中央延伸,门脉期或延迟期全部填充呈高或等回声	原发性肝癌"快进快出",部分病灶至延迟期才呈低回声改变;转移性肝癌呈快速环状强化或整体增强和快速消退,出现消退时间比原发性早

五、肝癌

（一）原发性肝癌

【临床与病理】

原发性肝癌（primary hepatic carcinoma,PHC）是由肝细胞或胆管上皮细胞发生的恶性肿瘤,发病年龄多在中年以上,男多于女。发病隐匿,早期无临床症状,发现时多已为中晚期。分为肝细胞性肝癌、胆管细胞性肝癌和混合性肝癌,其中肝细胞性肝癌约占 90%。本节主要描述肝细胞性肝癌。

【超声表现】

1. 二维声像

（1）巨块型:常以单发较大团块多见,呈类圆形或不规则形,多为低回声和混合回声型（图 13-6a）,部分团块周边可见窄暗环——"声晕",且易发生"癌栓"——常于门静脉、肝静脉内可见低、中等回声的实性团块。

（2）结节型:内部以低回声型常见（图 13-6b）,周边可有细薄包膜。

（3）弥漫型:常在一叶、数叶或全肝发生,其声像图特异性较差,主要为肝脏明显肿大,肝实质回声弥漫性增粗增强似呈小结节样声像,门静脉内易见癌栓（图 13-6c）。

2. 彩色多普勒　原发性肝癌多呈富血供型,多数癌结节内均可出现线状、分支状彩色血流（图 13-6d）,脉冲多普勒测及动脉血流,RI>0.6,少数癌结节呈少血供型,内部无明显血流信号。

3. 超声造影　呈典型的"快进快出"型表现,对诊断肝癌有较高的特异性和敏感性;但有部分病灶至延迟期才呈低回声改变,极少数病例门脉期和延迟期始终呈等回声改变。

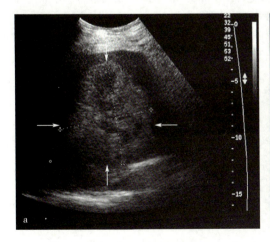
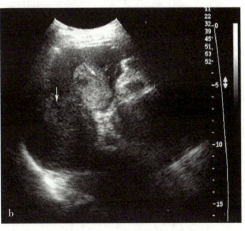

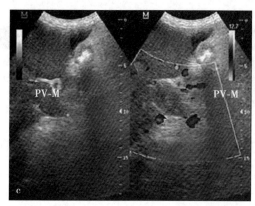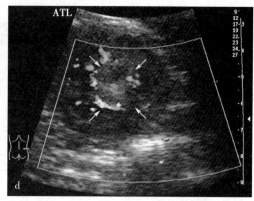

图 13-6　原发性肝癌

a. 肝内不均质稍高回声团块(白箭);b. 多发结节型团块(白箭);c. 门静脉内癌栓(PV-M);
d. CDFI 示病灶周边及内部点线状、环状血流信号(白箭)

(二) 转移性肝癌

【临床与病理】

转移性肝癌(metastatic hepatic carcinoma,MHC)多来自乳腺、胃肠道、肺、卵巢等脏器,大小不定,数目不等,可呈 1~2 个孤立结节或全肝弥漫性分布大小不等的结节。早期多无明显症状,晚期可出现上腹胀痛、发热、腹水等表现。

【超声表现】

1. 二维声像　以多发结节型团块多见,团块周边常可见声晕,内部回声不等,与其原发病来源有关,多呈"牛眼征"——团块中央高回声伴周边低回声环(图 13-7,见文末彩插),常见于乳腺及胃肠道转移;门静脉常无癌栓。

2. 彩色多普勒　由于转移性肝癌的来源不同,肿瘤内血供表现不一,通常显示少量点线状血流信号或无明显血流信号,较原发性肝癌显示率为低。

3. 超声造影　病灶呈快速环状强化或整体增强和快速消退,消退时间比原发性肝癌为早。

【鉴别诊断】

1. 肝脓肿　二维超声图像上常呈单发或多发圆形或椭圆形团块,依脓肿不同阶段内部回声表现不同,可呈高低不等、点状或斑片状杂乱回声,夹杂无回声区;脓肿壁可增厚,厚薄不一或凹凸不平,脓肿后方可有增强改变。CDFI 多无彩色血流信号,但部分可见内部有少量彩色血流信号,PW 可测及动脉血流频谱,RI 多小于 0.6。常规超声肝脓肿与肝癌鉴别诊断有一定的困难,超声造影显示肝脓肿病灶呈蜂窝状图像,对诊断有肯定作用。

2. 肝血管瘤和不均匀性脂肪肝　常规超声鉴别有一定困难,超声造影有较高的敏感性和特异性。参见表 13-1。

六、胆囊结石

【临床及病理】

胆囊结石(gallbladder stone)的典型症状为胆绞痛,可突然发作又突然消失,也可在进食油腻后出现,疼痛开始于右上腹部,常放射至后背及右肩胛下角。有 20%~40% 患者可无症状。胆囊结石分为胆固醇结石、胆色素结石、混合性结石三类。

【超声表现】

1. 二维声像

(1)典型结石:胆囊腔内可见强回声,大小不等,后方伴声影,随体位改变可移动(图 13-8a)。

(2)充满型结石:胆汁透声消失,胆囊前壁、结石强回声及后方声影构成特征性"WES"三联征(图13-8b)。

(3)泥沙样结石:胆囊腔内可见细沙样强回声,后方伴声影,体位改变时强回声带大小和形态均可以发生变化(图13-8c)。

(4)壁间结石:胆囊壁间可见数个直径数毫米的强回声光斑,后方出现"彗星尾"样声像,不随体位改变移动位置(图13-8d)。

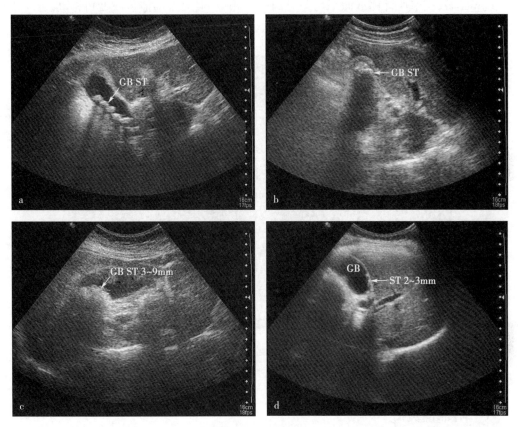

图 13-8　胆囊结石

a. 典型结石;b. 充满型结石,WES 三联征;c. 泥沙样结石;d. 壁间结石

2. 彩色多普勒　无彩色血流信号。

【鉴别诊断】

1. 肠道内气体　肠道内气体呈强回声,后方也伴有声影,但气体回声活跃,易改变位置和形状。

2. 胆囊息肉、凝血块　胆囊内稍高回声团,不伴声影,改变体位时移动缓慢或无移动性,彩色多普勒示较大息肉内部可见血流信号。

3. 胆囊内回声伪像　改变体位,不同切面多角度扫查,可资鉴别。

七、胆固醇贮积病

【临床与病理】

胆固醇贮积病(cholesterosis)属于胆囊隆起样病变的一种最常见类型,是由于胆固醇局部代谢不平衡使胆汁中胆固醇含量增高,沉积于胆囊黏膜固有层的巨噬细胞内,逐渐形成向黏膜表面突出的黄色小结节,由于结节呈息肉样,故又称胆固醇性息肉。

【超声表现】

1. 二维声像 胆囊形态、大小一般正常,囊壁毛糙,囊壁上可见单个或多个乳头样或桑葚样结节凸向囊腔内,基底较窄,可有蒂与囊壁相连。息肉一般不超过 1.5cm,不随体位改变而移动(图 13-9)。直径大于 1.0cm 可作为手术指征。

2. 彩色多普勒 较大息肉可显示血流信号。

【鉴别诊断】

胆囊结石、稠厚胆汁团或脓团可与息肉回声相似,但前者随体位改变可移动,且不能检出内部血流信号。与胆囊腺瘤常规超声不易鉴别。

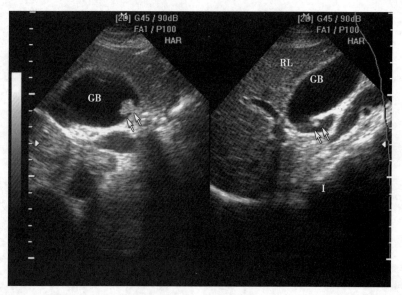

图 13-9 胆固醇性息肉
胆囊(GB)壁上凸向腔内稍高回声,不随体位改变而移动(白箭)

八、阻塞性黄疸

【临床与病理】

阻塞性黄疸(obstructive jaundice)可由胆管结石(bile duct calculi)、胆管肿瘤、胆道蛔虫、胰头癌、壶腹癌、胆总管炎性狭窄及胆管外压迫等引起,其中以胆管结石、胆管癌(bile duct carcinoma)和胰头癌最常见,约占 90% 以上。胆管结石多数为胆色素结石,少数为混合性结石和脂肪酸钙结石,结石移动或嵌顿于胆管内可引起绞痛症状,结石停留引起胆管梗阻则产生黄疸。胆管癌以乳头状腺癌和黏液性腺癌最多见,好发于胆总管及肝门区左右肝管汇合部。

【超声表现】

1. 二维声像 直接征象为肝内、外胆管不同程度的扩张,根据扩张的范围可以提示阻塞发生的部位:胆总管扩张提示胆道下段阻塞;肝外胆管正常或显示不清,而肝内胆管或左右肝管仅一侧扩张,提示肝门部阻塞;肝内外胆管、胆囊及胰管均扩张提示壶腹部阻塞。

(1)胆管结石:胆管内见形态较稳定的强或稍强回声团,后方伴声影,梗阻部位以上胆管不同程度扩张,管壁增厚,回声增强(图 13-10a、b)。

(2)胆管癌

1)乳头型或团块型:在扩张的胆管远端可见肿块声像,呈乳头状或不规则的低回声至稍高回声(图 13-10c),肿块内回声分布不均匀,后方无声影,肿块与胆管壁分界不清。

2)狭窄或截断型:扩张的胆管远端突然狭窄或截断,但见不到有明确边界的肿块,考虑为胆管癌浸润所致(图 13-10d)。

(3)胰头癌:见本节"胰腺癌"。

2. 彩色多普勒　胆管结石内部无彩色血流信号,胆管癌、胰头癌肿块内可见血流信号。

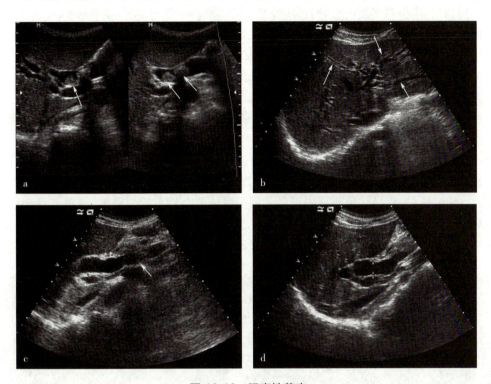

图 13-10　阻塞性黄疸

a. 胆管结石伴胆总管扩张(白箭);b. 肝内胆管扩张(白箭);c. 胆管癌伴胆总管扩张(白箭);
d. 胆管癌伴胆总管扩张(测量标识)

【鉴别诊断】

胆管内胆泥、淤血块等也可表现为胆管内的高回声团,但一般无声影,与管壁分界欠清,无移动性。胆道常见疾病的声像图特点及鉴别诊断参见表 13-2。

表 13-2　胆道常见疾病声像图特点及鉴别诊断

声像图	胆囊结石	胆固醇贮积病	胆道阻塞性黄疸
二维	典型结石:强回声后方伴声影,随体位改变可移动;充满型结石:WES 三联征;泥沙样结石:强回声形态位置均可随体位改变;壁间结石:壁间小强回声后方伴彗星尾征	胆囊壁内可探及单个或多个稍高回声团凸向腔内,直径多<1.0cm,后方无声影,不随体位改变而移动	梗阻以上胆管扩张。腔内强回声团后伴声影,考虑胆管结石;乳头样或不规则形低回声团与管壁分界不清,考虑胆管癌;伴有胰管扩张及胰头部低回声团块,考虑胰头癌
彩色多普勒	无血流信号	大者其内可见血流信号	结石无血流信号;肿瘤内部可见血流信号

九、脾破裂

【临床与病理】

脾破裂（rupture of spleen）可分为三种类型：①真性脾破裂，占85%，累及包膜，引起不同程度的出血，脾脏周围血肿或游离性出血，后者易致出血性休克；②中央型破裂，发生在脾实质内，引起实质挫伤和实质内血肿，包膜完整；③包膜下破裂，引起包膜下血肿。

脾破裂多有明显外伤史。其破裂类型、失血速度和失血量影响着临床表现，可有不同程度的腹痛、左上腹压痛和腹肌紧张，亦可表现为不同程度的生命体征改变。当破裂发生在脏面，尤其是脾蒂撕裂时，由于出血量大，可迅速出现休克，危及生命。

【超声表现】

1. 真性破裂　被膜线连续性中断，出现裂口。脾实质见不均匀性回声增强或减低区；脾周及腹腔可见不同程度的液性暗区（图13-11a）。超声造影可见对比剂沿包膜裂口渗至腹腔内。较小裂口或发生于上极的破裂，脾脏可无明显异常发现。

2. 中央型破裂　脾脏可正常或增大，轮廓清楚、光整。脾实质见不规则的回声增强或减低区。形成明显血肿后，脾实质内可见无回声区或混合性不均匀回声区（图13-11b）。

3. 包膜下破裂　脾增大、变形，但包膜完整；包膜下可见局限性无回声区，无回声区内透声欠佳，可见细点状及条索状回声（图13-11c）。

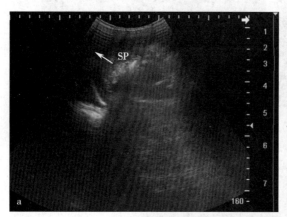
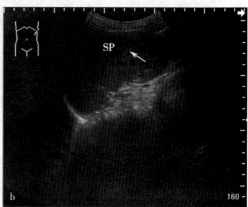
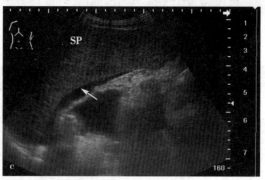

图 13-11　脾破裂

a.真性脾破裂，脾包膜连续性中断、实质内回声欠均、脾周无回声暗区（白箭）；b.中央型脾破裂，脾实质内混合回声团（白箭）；c.包膜下脾破裂，包膜完整、包膜下无回声暗区（白箭）

【鉴别诊断】

不典型脾破裂需与脾囊肿性病变和脾分裂畸形鉴别。

十、急性胰腺炎

【临床与病理】

急性胰腺炎(acute pancreatitis)是临床常见急腹症之一,多见于青壮年。其特点是起病急、发展快、血和尿淀粉酶升高。较重者临床可出现休克、脓毒症、多器官功能障碍等严重并发症。病理可分为急性水肿型及急性出血坏死型。急性水肿型多见,病理改变为胰腺肿大、充血、水肿,腹膜后组织水肿,腹腔可有少量渗液。急性出血坏死型少见,病理改变为胰腺实质的坏死、出血及炎症反应。急性胰腺炎继发感染可发展成脓肿,后期可形成胰腺假性囊肿。

【超声表现】

胰腺外形明显改变,多呈弥漫性肿大或局部肿大,内部回声明显减低,分布不均,继发实质的坏死、出血或脓肿时,可见胰腺周围有边界不规则的异常低回声或无回声区。可伴有胰腺假性囊肿形成。

【鉴别诊断】

与胰腺癌在声像图上有相似之处,单纯从常规超声上鉴别很困难,超声造影可以确诊,或者结合病史、血淀粉酶检查及超声引导下经皮细针穿刺活检等确诊。

十一、胰腺癌

【临床与病理】

胰腺癌(pancreatic carcinoma)的发病率虽不及肝癌及胃癌高,但仍然常见,近年来发病率有不断上升的趋势。胰腺癌以胰头癌多见,约占 2/3。病理学上胰腺癌分两型,一种来自胰腺导管,由柱状肿瘤细胞组成;另一种来自腺泡上皮,由圆形细胞或多角形细胞组成。腹痛或上腹部不适、食欲减退、乏力、体重减轻等是胰腺癌的初发症状,比黄疸出现为早。

【超声表现】

1. 二维声像　胰腺外形呈局限性增大,以胰头部肿大常见;其内可见实性团块,边界不规则,有时呈蟹足状向四周浸润,内部回声不均,多以低回声及混合回声为主;周围结构可出现不同程度的受压、移位和梗阻,多伴有胆总管及胰管扩张(图 13-12)。

2. 彩色多普勒　肿块内可见增多血流信号,可探及动脉血流。

【鉴别诊断】

胰头癌常需与壶腹癌及胆总管下段肿瘤鉴别。一般而言,胰头癌较易显示肿块,壶腹癌不易显示肿块,而胆总管下段肿瘤在胆管腔内而胰头大小及回声正常。胰腺癌与胰腺炎的鉴别见表 13-3。

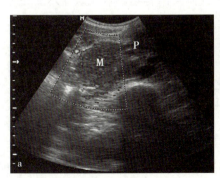

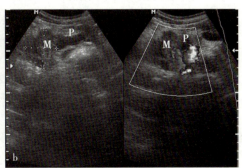

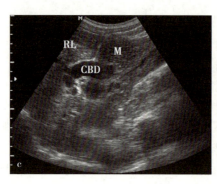
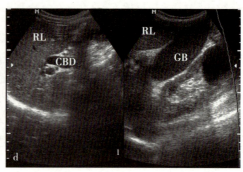

图 13-12 胰头癌

a、b. 胰头部低回声团(M),其内可见血流信号;c. 胆总管(CBD)扩张;
d. 胆总管(CBD)扩张及胆囊(GB)扩大

表 13-3 胰腺炎与胰腺癌的声像图特点与鉴别诊断

声像图	急性胰腺炎	胰腺癌
二维	外形多呈弥漫性或局部肿大,内部回声减低,分布不均;伴有继发出血、坏死时,可见胰腺周围不规则低或无回声区。后期还可伴有假性囊肿形成	不规则的团块,周边可呈蟹足样改变,以低回声为主,回声分布不均,可伴有胆管及胰管扩张
彩色多普勒	血流信号通常显示不明显	内部可见增多的血流信号

十二、胃肠病变

【胃肠正常声像图】

胃壁与胃腔:饮用助显剂后胃腔充盈,食道下端及贲门显像,其管壁回声清晰,管腔表面光滑,无狭窄;胃腔生理形态规则,胃壁结构自内到外依次为黏膜层(强回声)、黏膜肌层(低回声)、黏膜下层(强回声)、肌层(低回声)、浆膜层(强回声),壁层次间厚度匀称(图 13-13a)。充盈时胃壁厚度为 3~6mm。

胃蠕动起始于胃体部,向幽门方向运动。胃蠕动波形呈节律性和对称性的管壁收缩,无突然中断现象。胃腔助显剂顺利通过幽门。

十二指肠随幽门开放逐段充盈,球部形态呈三角形或椭圆形,边界规整、清晰,球壁黏膜面光滑,其大小形态随蠕动和幽门开放出现规律变化。十二指肠颈部和水平部肠腔充盈后不如胃壁边界清晰(图 13-13b),肠壁黏膜面可见细小黏膜皱襞。十二指肠壁结构回声也是五层,同胃壁结构回声。充盈时肠壁厚度为 3~4mm,肠内径通常小于 3cm。

空肠、回肠及结肠在无对比剂充盈时,受肠道气体及内容物影响无法显示肠壁分层,且测量困难。

(一)胃溃疡

【临床与病理】

胃溃疡(gastric ulcer)是消化道最常见疾病之一,它是指胃黏膜受损的深度超过黏膜肌层。多见于 20~50 岁的成年人。临床表现周期性上腹痛、反酸、嗳气等症状。可并发呕血、便血、幽门梗阻及胃穿孔等病变。

【超声表现】

1. 胃壁溃疡部位局限性增厚、呈低回声,一般小于 5.0cm×1.5cm,其黏膜面出现凹陷(图 13-14)。

2. 溃疡凹陷部位形态尚规整,边缘对称,不随蠕动变化而消失。

3. 溃疡凹陷处壁层次模糊,凹底光滑。

4. 多发性溃疡者可显示互不相连的多处胃壁增厚伴凹陷。

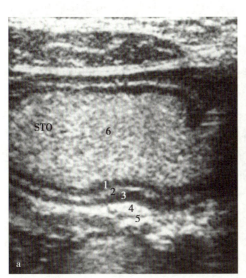
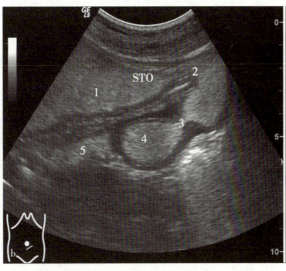

图 13-13　胃正常声像图

a. 正常胃壁层次:1. 黏膜层;2. 黏膜肌层;3. 黏膜下层;4. 肌层;5. 浆膜层;6. 胃腔;

b. 胃体、胃窦及十二指肠声像:1. 胃体;2. 胃角;3. 蠕动波;4. 胃窦;5. 十二指肠

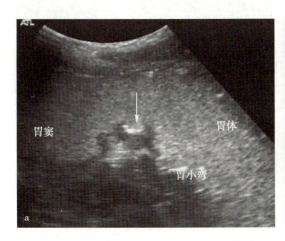
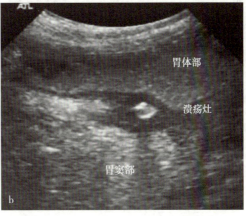

图 13-14　胃溃疡

胃小弯侧溃疡,增厚的胃壁内可见黏膜凹陷

(二) 胃癌

【临床与病理】

胃癌(gastric carcinoma)是源自胃黏膜上皮细胞的恶性肿瘤,占胃恶性肿瘤的 95%。早期无明显症状,当形成溃疡或梗阻时才出现明显症状。临床表现无节律性上腹痛、恶性呕吐、消瘦、黑便、乏力、食欲减退等,晚期胃癌可触及腹部肿块、出现腹水、淋巴转移、恶病质等。

【超声表现】

1. 二维灰阶超声

(1)早期胃癌:胃壁局限性低回声隆起或增厚,病变形态不一,边界不清,一般起始于黏膜层。

（2）进展期胃癌：胃壁异常增厚或隆起，形态不规则，内部回声较低、不均质，胃壁层次破坏，病变通常侵犯肌层或浆膜层，可表现胃壁结构紊乱、中断，浆膜回声线不完整。通常胃壁隆起最大范围大于 5.0cm×1.5cm。胃腔狭窄，胃蠕动跳跃、减弱或消失。根据进展程度，可分为肿块型、溃疡型和浸润型（图 13-15）。

2. 彩色多普勒　增厚的胃壁内显示多条线条状彩色血流。

3. 转移征象　可有胃旁淋巴结转移、血行转移及直接扩散等。

（三）肠梗阻

【临床与病理】

肠梗阻（intestinal obstruction）主要指肠管内容物下行发生了急性通过障碍。引起肠梗阻原因常见有小肠肿瘤、大肠肿瘤、炎症或腹部手术后粘连、肠套叠等。病理生理改变为梗阻以上肠管扩张、积液、积气，如不能及时解压，时间过长严重者可引起肠穿孔、肠壁坏死。

【超声表现】

1. 肠管扩张　扩张范围取决于梗阻部位的高低，扩张的肠管内可见无回声暗区内伴肠内容物形成的点状、条状高回声。

2. 肠壁黏膜皱襞水肿、增厚　部分形成鱼骨刺状排列（图 13-16）。

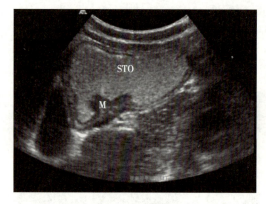

图 13-15　胃癌
M. 胃壁增厚隆起呈低回声，形态不规整，胃壁层次紊乱

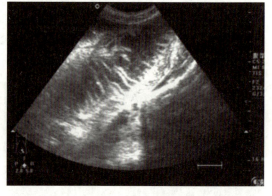

图 13-16　肠梗阻
肠管扩张、积液，黏膜皱襞水肿呈"鱼刺状"

（四）肠套叠

【临床与病理】

肠套叠（intussusception）为部分肠管及肠系膜套入临近肠腔所致的一种绞窄性肠梗阻，是婴幼儿时期最常见急腹症之一。以 4~10 个月婴儿最常见，2 岁以后逐减。

【超声表现】

1. 二维灰阶超声　肠管扩张、肠壁水肿增厚。横切位可见"同心圆"征（圆形团块，内回声杂乱）；纵切位可见"套筒"征（多层肠管平行套入）（图 13-17）。

2. 彩色多普勒　局部肠壁较正常血流增多，血流速度增快。

（五）急性阑尾炎

【临床与病理】

急性阑尾炎（acute appendicitis）是由各种原因引起的阑尾血液循环障碍，使阑尾黏膜受损后继发感染。病理上分为单纯性阑尾炎、化脓性阑尾炎和坏疽性阑尾炎。临床以转移性右下腹痛、右下腹压痛、反跳痛、白细胞增高和发热为主。

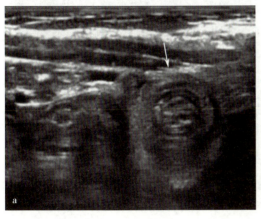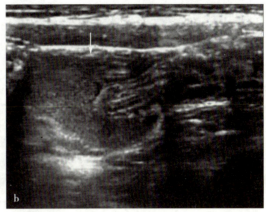

图 13-17　肠套叠

a.横切位呈"同心圆"征,箭头所示;b.纵切位呈"套筒"征,箭头所示

【超声表现】

1. 二维灰阶超声　早期可因肠壁水肿、肠管积气明显超声检查无阳性发现。典型者阑尾肿大,内径大于 6mm,壁水肿增厚或呈双层,盲肠壁也水肿增厚,阑尾腔内伴点状高回声或强回声(粪石),后方伴声影(图 13-18,见文末彩插)。当形成阑尾脓肿时表现右下腹一团混合性回声,阑尾腔通常显示不清;化脓性阑尾炎及阑尾穿孔时均可伴有局限性积液和周边肠系膜淋巴结肿大。

2. 彩色多普勒　充血水肿的阑尾壁内可显示条状血流,当形成脓肿时包块内见散在杂乱彩色血流。

第二节　泌尿系统

PPT 课件

【泌尿系统正常声像图】

泌尿系统包括肾脏、输尿管、膀胱和尿道。男性前列腺不属泌尿系统,但其位置紧邻膀胱及尿道,故列入本节一并讲述。

1. 肾脏　正常肾脏从外向内分别为周边的肾轮廓线、肾实质和中央的肾窦。肾包膜光滑、清晰,呈线状高回声;肾窦位于肾中央,宽度一般占肾的 1/3~1/2,通常表现为长椭圆形的高回声区,其回声强度高于胰腺;肾实质呈低回声,包含肾皮质和肾髓质(肾锥体)回声,肾锥体回声较肾皮质回声为低(图 13-19a)。男性肾长径 10~12cm,宽径 4.5~5.5cm,厚径 4~5cm,实质厚 1.5~2.0cm;女性肾超声测值略小于男性。CDFI 能清晰显示主肾动脉、段动脉、大叶间动脉、弓状动脉直至小叶间动脉及各段伴行静脉,呈树枝状分布红蓝血流信号。

2. 输尿管　正常输尿管超声一般不能显示,当大量饮水使膀胱充盈时,输尿管才能显示,表现为中间呈无回声的两条平行明亮条带状回声且有蠕动,正常输尿管回声分离一般为 0.1~0.3cm。输尿管开口处位于膀胱三角左、右两上角,稍向膀胱内隆起。CDFI 可显示输尿管开口处向膀胱内喷尿的红色信号。

3. 膀胱　正常膀胱形态随尿液充盈情况而变化,容量 250~400ml(图 13-19b)。充盈时,膀胱壁呈光滑带状回声,厚度 0.1~0.3cm,腔内尿液无回声。

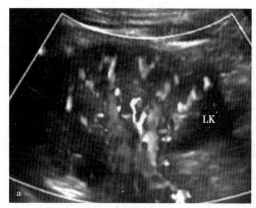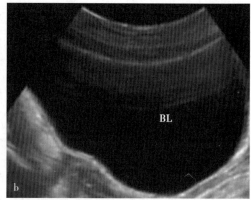

图 13-19　正常肾脏、膀胱声像图
a. 左肾(LK)冠状切面彩色多普勒血流图;b. 膀胱(BL)二维超声横切面

4. 前列腺　经腹壁检查显示正常前列腺横切面呈左右对称的栗子形,包膜呈光滑的高回声带,前方为低回声内腺,后方为回声偏强的外腺,两侧底部后上方可见呈无回声或低回声的精囊。纵切面前列腺呈椭球形,其尖部指向前下方,正中线见尿道口呈轻微凹入。CDFI 显示前列腺内部基本无血流信号或显示为稀疏的点状血流信号。

【泌尿系统常见疾病】

本节主要讲述肾囊肿、肾结石、肾癌、肾盂癌、慢性肾功不全、输尿管结石、输尿管肿瘤、膀胱肿瘤、前列腺肥大和前列腺癌,其中部分病例可导致尿路梗阻,出现肾盂积水、输尿管扩张及膀胱尿潴留等声像。

一、肾盂积水

【临床与病理】

肾盂积水(hydronephrosis)是指尿液异常潴留导致肾盂肾盏的病理性扩张。此乃各种原因所致尿路梗阻的必然结果。患者可出现腰部胀痛等症状。

【超声表现】

肾盂积水在声像图上分为轻、中、重三种程度。

1. 轻度　肾窦分离呈无回声暗区,肾盂肾盏均有轻度扩张,分离内径 1.0~2.0cm,肾实质厚度及肾血流不受影响(图 13-20a)。

2. 中度　肾盂肾盏扩张较明显,表现为形态各异的肾积水声像图,分离内径为2.0~3.0cm,如花朵样或烟斗样无回声区(图 13-20b)。

3. 重度　肾盂肾盏明显扩大,分离内径在 3.0cm 以上,肾窦回声被调色板样及巨大囊样无回声所取代,肾实质厚度明显变薄,肾实质内彩色血流明显减少或消失(图 13-20c)。

【鉴别诊断】

1. 生理性肾窦回声分离　膀胱过分充盈、大量饮水或利尿药的应用,可使肾盂内存有少量尿液,声像图出现肾窦回声分离,一般分离内径小于 1.0cm,在排尿后或利尿期过后,肾窦回声分离现象可消失。通常肾盂分离达 1.5cm 以上可确定肾积水,而 1.0cm 以下的分离可能为生理性。

2. 多囊肾或多发性肾囊肿　多囊肾表现为双侧发病,肾内充满大小不等的囊肿且彼此不相通,其间未见正常肾组织;多发性肾囊肿表现为单侧或双侧肾内多个囊肿,彼此不相通,其间可见正常肾组织;肾积水的无回声区则彼此相通,同时可伴有同侧输尿管扩张。

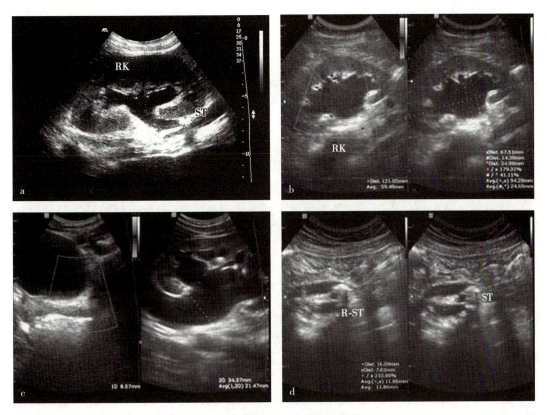

图 13-20　肾盂积水及输尿管结石

a. 轻度肾积水及输尿管上段结石(ST);b. 中度肾积水;c. 重度肾积水;

d. 输尿管第二狭窄处结石(ST)及以上段输尿管扩张

二、肾囊肿

【临床与病理】

肾囊肿(renal cyst)为肾的囊性病变之一,多指单纯性肾囊肿,广义上也包括肾盂旁囊肿
(peripelvic cyst)。肾囊肿病因尚不清楚,多数认为是先天性的。患者多无症状,常偶然发现。
囊肿内出血可使囊肿短时间内突然增大,患者可出现一侧腹部绞痛。

【超声表现】

1. 二维声像

(1)肾囊肿:肾实质内一个或多个圆形或椭圆形液性无回声区,囊壁薄而光滑,后方回声
增强,可出现侧壁回声失落现象,囊肿常向肾表面凸出。

(2)肾盂旁囊肿:肾窦内囊性无回声,容易压迫肾盂肾盏导致肾积水。

2. 彩色多普勒　囊内无血流信号,囊壁偶见少许血流信号。

【鉴别诊断】

肾多发囊肿需与多囊肾鉴别。

三、肾癌

【临床与病理】

肾癌病理上又称肾细胞癌(renal cell carcinoma),是成人肾脏恶性肿瘤中最多见的一种,
肿瘤组织一般分布比较均匀,但随着肿瘤的生长也会出现出血、坏死等变化。主要临床表现

笔记栏

为无痛性血尿、腰痛和胁腹部包块。参见第九章。

【超声表现】

1. 二维声像 肾实质内出现圆形或椭圆形实质性肿物,以低回声多见,其内部回声分布均匀或不均匀。当肿瘤侵犯周围组织时可表现为肾包膜连续性中断,肾活动度受限;肿瘤向内侵犯肾盂肾盏可造成肾盂积水;肿瘤血行转移时,肾静脉与下腔静脉可出现低回声栓子,肾门或腹主动脉旁出现低回声肿块则可能为肾癌淋巴结转移。

2. 彩色多普勒 肿瘤内部彩色血流信号显示丰富、稀少甚至无彩色血流信号,或呈周边血流信号丰富的抱球形彩色血流信号。

【鉴别诊断】

肾癌需与肾脓肿的鉴别。肾脓肿边界不如肾癌清晰,肾活动度通常明显受限;抗炎治疗后脓肿体积会逐渐缩小,而肾癌不会有这种动态变化。

四、慢性肾功能不全

【临床与病理】

慢性肾功能不全是由多种原因引起肾小球严重破坏,导致体内代谢及水、电解质、酸碱平衡等方面出现紊乱的一系列临床综合征。临床上分四期:代偿期、氮质血症期、尿毒症前期、尿毒症期。

【超声表现】

1. 二维声像 代偿期一般双肾结构没有明显改变;典型尿毒症期一般表现为双肾萎缩、肾实质变薄、回声增强、皮髓质界限不清直至肾结构显示不清(图13-21,见文末彩插)。氮质血症期及尿毒症前期超声表现介于两者之间。

2. 彩色多普勒 代偿期双肾血流没有明显改变;尿毒症期双肾血流灌注明显减少。

【鉴别诊断】

根据此病超声图像特点,结合肾功生化及尿常规检查不难诊断。

五、膀胱肿瘤

【临床与病理】

膀胱肿瘤(bladder tumor)是泌尿系统最常见的肿瘤,分为上皮性和非上皮性两类,其中上皮性肿瘤占95%~98%,最常见的是移行上皮乳头状癌,少数为鳞癌和腺癌。其病因可能与尿液中某些代谢产物的刺激、慢性炎症等有关。肿瘤多见于膀胱三角区,可呈乳头状向腔内生长,亦可以浸润方式生长造成膀胱壁局限性增厚。膀胱肿瘤好发于40~60岁男性,临床表现为无痛性血尿、尿痛和尿急等症状。

【超声表现】

1. 二维声像 膀胱壁局限性增厚,膀胱无回声区内可见一个或多个乳头状、菜花状低、中高回声向腔内凸出,肿瘤大小不一,表面不光滑,不随体位移动,基底部常较宽;肿瘤发生在输尿管口处可引起同侧输尿管及肾盂积水(图13-22)。

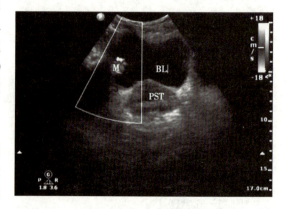

图13-22 膀胱肿瘤
膀胱(BL)壁凸向腔内菜花样低回声(M),不随体位移动,后方可见前列腺(PST)

2. 彩色多普勒　肿瘤基底部可见细条状血流信号,多为动脉频谱,RI>0.60。

【鉴别诊断】

根据声像图特点,膀胱肿瘤诊断通常不难。有时需与膀胱结石、凝血块相鉴别。可结合病变回声水平、移动性、后方声影及彩色血流等鉴别。

六、前列腺癌

【临床与病理】

前列腺癌(carcinoma of prostate)常见于老年男性。源于前列腺腺泡或导管上皮,好发于周围带即外区,95% 为腺癌,偶见鳞癌或移行细胞癌。早期无明显症状和体征,晚期可出现膀胱、输尿管梗阻症状,有时仅表现骨转移症状,以腰椎、骨盆多见。前列腺癌可以直接蔓延至膀胱、精囊、尿道以及经淋巴转移。

【超声表现】

1. 二维声像　前列腺形态不规整,左右不对称性增大,内部回声不均,外区出现结节呈低或混杂回声,但此表现不具有特异性。包膜粗糙,包膜亮线连续性可以中断。肿瘤浸润精囊腺、膀胱、直肠,出现相应的异常回声。

2. 彩色多普勒　结节内部、周围可有丰富血流信号。

【鉴别诊断】

1. 前列腺增生　前列腺增生合并前列腺癌的患者,因兼有两者的声像图表现,易遗漏后者。前列腺增生易发生在内腺,前列腺癌多发生在外腺,但是外腺也可出现良性增生结节,需要结合前列腺穿刺活检。

2. 膀胱肿瘤　膀胱底部癌可侵入前列腺使之增大变形,前列腺癌也可侵犯膀胱,向膀胱突入生长,此时两者鉴别相当困难,往往需要膀胱镜检查。

表 13-4　泌尿系统常见疾病声像图特点及鉴别诊断

声像图	肾盂积水	肾囊肿	肾癌	慢性肾功能不全	膀胱肿瘤	前列腺癌
二维	集合系统(肾窦)分离呈液性无回声暗区	实质内圆形囊性无回声暗区,囊内透声佳,后方回声增强	实质内可见低、混合回声不均质实性团块	各径缩小,实质变薄回声增强,皮髓质界限不清	膀胱壁乳头样、菜花样凸向腔内低、中高回声团	前列腺形态不规整,左右不对称性增大,可见低回声结节
彩色多普勒	液性暗区内无彩色血流信号	囊内未见血流信号	血流可以丰富、也可以稀少或无血流信号	双肾血流灌注减少	较大者基底部可见细条状血流信号	低回声结节内可见略增多血流信号

七、尿路梗阻性疾病

尿路梗阻性疾病主要包括肾结石、肾盂肿瘤、输尿管结石、输尿管肿瘤、泌尿系炎症、先天性输尿管狭窄及输尿管外压和良性前列腺增生等。直接征象是梗阻以上部位的输尿管扩张和 / 或肾盂积水。

(一) 肾结石

【临床和病理】

肾结石(renal calculus)病理成分主要有草酸钙、磷酸钙、尿酸钙等,病因主要是机体代谢异常(甲状旁腺功能亢进、维生素 D 中毒等)以及尿路梗阻。临床症状主要表现为腰痛、血尿和 / 或尿中排出砂石。超声能检出 X 线不能检出的"阴性结石",对小结石的分辨力也较高。

【超声表现】

1. 二维声像 肾窦内可见大小不等的强回声,其后方伴声影(图 13-23),小结石及一些结构疏松的结石后方可无声影或仅有较淡声影。结石引起梗阻时会出现肾积水的声像图改变。

2. 彩色多普勒 无彩色血流信号。

【鉴别诊断】

1. 肾内钙化灶 通常位于肾皮质或肾包膜下,呈不规则斑片状强回声。

2. 肾窦内灶性纤维化或管壁回声增强 声像图特点是肾窦内点状或短线状强回声,改变探头的探测角度后可转变成长线状或等号状。

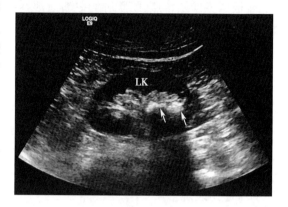

图 13-23 肾结石

左肾(LK))肾盂内强回声(箭头标识),后方伴声影

(二)肾盂肿瘤

【临床与病理】

肾盂肿瘤中肾盂癌较常见。肾盂癌(renal pelvic carcinoma)最常见的病理类型是移行上皮乳头状癌,病变发生于肾盂黏膜,发病率较肾实质肿瘤要低。临床表现为无痛性间歇性血尿。

【超声表现】

1. 二维声像 肾盏或肾盂内低回声肿块,边界欠清,可呈乳头形、椭圆形、平坦形等;肿瘤堵塞肾盏或肾盂引起积水时较易被发现,但如其沿肾盂呈地毯状浸润性生长时则容易漏诊。

2. 彩色多普勒 肾盂癌内一般彩色血流信号较稀少。

【鉴别诊断】

肾盂内凝血块,一般会随体位改变而移动或排出后消失,而肾盂癌不会出现这种现象,动态观察可以鉴别。

(三)输尿管结石

【临床与病理】

输尿管结石(ureteral calculus)多由肾结石下移进入输尿管形成,下降过程中因嵌顿可引起输尿管痉挛,出现肾绞痛,呈剧烈的放射性痛,伴有血尿、恶心、呕吐等症状。

【超声表现】

扩张的输尿管远端可见团状、弧形等强回声团,后方伴声影(见图 13-20a,d),尤其注意探查输尿管三个生理狭窄段。可继发同侧的输尿管、肾盂、肾盏不同程度积水的表现。

【鉴别诊断】

输尿管结石与输尿管肿瘤都可引起上尿路梗阻,当输尿管结石较为疏松或输尿管肿瘤伴有钙化时,超声影像上两者鉴别较困难,通常需结合临床症状来进行诊断。

(四)输尿管肿瘤

【临床与病理】

输尿管肿瘤发病率较低,良性病变多为输尿管息肉或腺瘤,恶性病变多为输尿管移行上皮乳头状癌。

【超声表现】

1. 二维声像 输尿管内可见实性团块,以低回声多见,团块处的输尿管增宽,团块以上的输尿管及肾盂多有积水的表现,位于输尿管膀胱开口处的肿瘤可表现为向膀胱内突出的低回声肿块。

2. 彩色多普勒 较大团块内可见少量血流信号。

【鉴别诊断】

输尿管结石于扩张的输尿管内可见强回声光团,且后方伴声影,一般临床多有下腹部绞痛症状。

(五) 良性前列腺增生

【临床与病理】

良性前列腺增生(benign prostatic hyperplasia,BPH)是老年男性的常见疾病之一,病因与性激素平衡失调有关。病理表现为腺体组织与平滑肌组织及纤维组织结节样增生,多发生于中央带,增生的腺体压迫尿道,使尿道阻力增加。临床表现为尿频、尿无力、缓慢、尿流变细、尿潴留、肾积水等梗阻症状。

【超声表现】

1. 二维声像 前列腺体积增大,尤以前后径增大为著;形态饱满,可向膀胱内突出;前列腺实质回声欠均匀,内可出现增生结节,多呈等回声或强回声;前列腺假包膜处易出现钙化强回声光斑;膀胱壁可以出现小梁、小房样增厚,膀胱过度充盈进而引起输尿管扩张及肾盂积水(图 13-24)。

2. 彩色多普勒 内腺血流信号略增多,增生结节周围可见略增多的血流信号环绕。

【鉴别诊断】

1. 前列腺癌 前列腺癌易发生在外腺,前列腺增生易发生在内腺,早期经腹扫查很难鉴别,可进一步采用经直肠超声鉴别,或在超声引导下穿刺活检及血清 PSA 检查。

2. 膀胱颈部肿瘤 见前列腺癌章节的鉴别诊断。

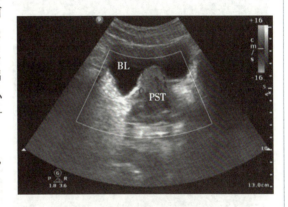

13-24 前列腺增生

前列腺(PST)各径增大,向膀胱(BL)内凸出,实质回声欠均匀,其内可见少许血流信号

表 13-5 尿路梗阻性常见疾病声像图特点及鉴别诊断

声像图	肾结石	肾盂肿瘤	输尿管结石	输尿管肿瘤	前列腺增生
二维	集合系统内可见大小不等强回声,后方伴声影,可伴有肾盂肾盏积水	肾盂内可见低回声团,可伴有肾盂肾盏分离	输尿管内可见强回声,后方伴声影,同时伴有同侧输尿管扩张及肾盂积水	输尿管内可见低回声且其以上段可见输尿管扩张及肾盂积水	各径增大,以中叶为主,实质回声欠均可伴钙化斑,部分向膀胱内凸入,尿潴留、双输尿管扩张、双肾盂积水
彩色多普勒	未见血流信号,大者偶见彩色闪烁	低回声内可见血流信号	强回声内未见血流信号	低回声团块内可见血流信号	其内可见少量血流信号

第三节　女性生殖系统

【女性生殖系统正常声像图】

女性生殖系统包括子宫、输卵管、卵巢、阴道,其中输卵管和卵巢被称为子宫附件,正常声像图见图 13-25。

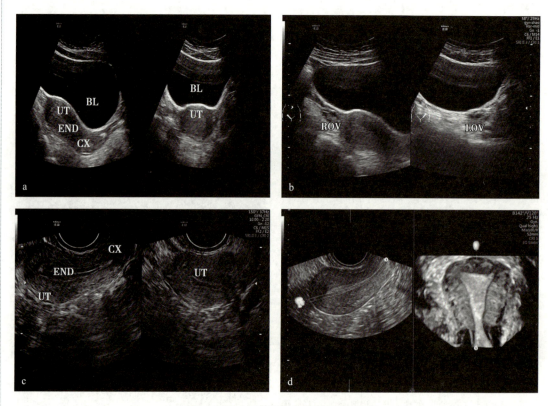

图 13-25　正常子宫、卵巢声像图

a. 经腹探查子宫纵切、横切面,可见适度充盈膀胱(BL)、子宫体(UT)、宫颈(CX)及子宫内膜(END);b. 经腹部探查右侧卵巢(ROV)、左侧卵巢(LOV),其内均可见数个小卵泡;c. 经阴道探查子宫纵切面、横切面;d. 经阴道探查宫腔三维成像

1. 子宫　子宫位于膀胱后方,纵切面上前倾或水平位及后倾位,子宫呈倒置梨形,肌层呈均匀低回声,居中的宫腔呈增强的线状高回声,宫腔线周围为内膜回声层,呈低回声或较高回声,内膜回声及厚度与月经周期有关,厚度小于 1.0~1.5cm。宫颈肌层回声高于宫体肌层回声。阴道内因有少量气体而呈片状高回声带。横断扫查,子宫底部呈三角形,体部为椭圆形。正常子宫大小随发育、未产、经产、绝经及体型而异。子宫体与子宫颈长度之比,在青春期约为 1:1,生育期约为 2:1,老年人又成为 1:1。育龄期妇女正常参考值:宫体长径 5.0~7.5cm,前后径 3.0~4.5cm,横径 4.5~5.5cm;宫颈长径 2.5~3.5cm,前后径 1.5~2.5cm。

2. 卵巢　位置变化较大,多位于膀胱的后外侧。卵巢呈扁椭圆形,中央部为回声略高的髓质,周围为皮质,其内可见大小不等、边界清楚、壁薄的圆形无回声区,为卵泡回声。卵泡大小随月经周期变化,成熟卵泡可突向卵巢表面。育龄期卵巢最大,正常值约为

4cm×3cm×2cm，（长径 × 横径 × 前后径），绝经后逐渐缩小。

3. 输卵管　正常声像图上输卵管不能清楚显示，当盆腔有积液或腹水时，输卵管被无回声的液体所衬托，可以清晰地显示出来，表现为边界呈稍高回声的弯曲管状结构。

【女性生殖系统常见疾病及妊娠】

女性生殖系统常见疾病主要有子宫肌瘤、卵巢囊性肿物及卵巢癌。妊娠分为正常妊娠和异常妊娠；正常妊娠又分早期妊娠和中晚期妊娠，声像图各有所同；异常妊娠包括数目异常、位置异常、胎儿发育及胎儿附属结构异常。

一、子宫肌瘤

【临床与病理】

子宫肌瘤（hysteromyoma）是女性生殖器官中最常见的良性肿瘤，主要由不成熟的平滑肌细胞增生所致，与长期过度雌激素刺激有关。根据子宫肌瘤与肌壁的关系可分为肌壁间肌瘤、浆膜下肌瘤和黏膜下肌瘤。临床症状与其部位、大小、数目密切相关，经量增多、经期延长是最常见的症状，常见于黏膜下肌瘤和较大的肌壁间肌瘤；腹部包块则多见于较大的浆膜下肌瘤或肌壁间肌瘤（参见第十章）。

【超声表现】

1. 二维声像

（1）肌壁间肌瘤：于子宫肌层探及一个或多个圆形及椭圆形低回声团，较大肌瘤及多发肌瘤常可见向子宫表面突出，使子宫体积增大、形态失常，部分肌瘤可有液化坏死、钙化等肌瘤变性（图 13-26a、图 13-26c、图 13-26d，见文末彩插）。

（2）浆膜下肌瘤：向子宫表面明显突出的低回声区，边界清、形态规则；或表现为完全位于子宫外但有蒂与子宫相连的低回声包块（图 13-26a、图 13-26b，见文末彩插）

（3）黏膜下肌瘤：宫腔内见低回声或中等回声区，宫腔内膜线偏向一侧或包绕肌瘤病灶。

2. 彩色多普勒　病灶周边的假包膜区域常可显示部分环状、条状及点状血流信号（图 13-26d，见文末彩插）。

【鉴别诊断】

1. 子宫腺肌瘤　两者均可表现为子宫肌层内局灶性低回声病灶，但子宫肌瘤边缘有假包膜，使其边界较清楚，团状感较强；而腺肌瘤边缘无包膜及假包膜，因而病灶边界不清，从病灶内部回声结构上，腺肌瘤内常见条索状高回声，有时还可见小囊性区域。

2. 卵巢肿瘤　带蒂浆膜下肌瘤可能与卵巢实性肿瘤相混淆。鉴别要点是弄清楚肿块与子宫的关系，如能找到浆膜下肌瘤与子宫相连的蒂，则可明确诊断。

二、卵巢囊肿

【临床与病理】

卵巢囊肿（ovarian cyst）是一个笼统的概念，指组织学表现相似的一组囊泡状病变，与卵巢功能密切相关，包括单纯性囊肿、滤泡囊肿、黄体囊肿、巧克力囊肿等。卵巢囊肿能自行消退，常无临床症状，也可使月经周期紊乱。

【超声表现】

1. 二维声像　典型滤泡囊肿可于单侧或双侧附件区探及囊性无回声团块，壁薄光滑，内部透声佳，后方回声增强，一般大小不超过 5cm。肿物较小时其一侧周边可见正常卵巢结构。

笔记栏

2. 彩色多普勒 囊肿内部无血流信号,于囊壁偶见少量血流信号。

【鉴别诊断】

包裹性积液:若双侧卵巢均清晰可见,便可排除卵巢囊肿;若一侧或双侧卵巢显示不清,单纯从超声影像上诊断较困难,须结合临床及病史等。

三、卵巢癌

【临床与病理】

卵巢癌是女性生殖器官常见的恶性肿瘤,以囊腺癌最多见。早期常无症状,晚期可出现盆腔肿块和腹水。卵巢囊腺癌来源于上皮,多由囊腺瘤恶变而来。浆液性囊腺癌(serous cystadenocarcinoma)较黏液性囊腺癌(mucinous cystadenocarcinoma)多见。约 50% 浆液性囊腺癌双侧发生,瘤体较小,切面有多房,有外生乳头或囊内乳头,常伴出血、坏死,囊液混浊。

【超声表现】

1. 二维声像 盆腔内可见囊性、囊实性或实性团块,类圆形,形态不规整,可与子宫分界不清;囊壁不规则增厚,有乳头状突起或团块;内部回声不均呈多房样液性暗区;腹腔内常见腹水及淋巴结转移征象。

2. 彩色多普勒 实性部分及囊壁分隔可见血流信号。

【鉴别诊断】

卵巢囊腺瘤:囊壁一般清晰光滑,囊壁分隔及乳头样突起较光整,无腹水和淋巴结转移等声像。

四、正常妊娠

妊娠是胚胎和胎儿在母体子宫内发育成长的过程,卵子受精是妊娠的开始,胎儿及附属物自母体排出是妊娠的终止。妊娠分 3 期:12 周以前称早期妊娠,13~27 周末称中期妊娠,28 周以后称晚期妊娠。

产前超声检查三个重要的时机(产前超声检查指南推荐):11~13 孕周 +6 天(测量 NT 最佳时期);20~24 孕周(筛查胎儿畸形最佳时期);28~34 孕周(筛查晚发畸形时期)。

【超声表现】

1. 早期妊娠 ①子宫增大,外形圆隆;②一般孕 5 周左右(经腹式 5~5.5 周,经阴式 4~4.5 周)开始可见妊娠囊(gestational sac),即宫腔内可见环状囊性无回声暗区,囊壁完整;6~7 周囊内可见胎芽及原始心管搏动,即胎芽呈芽状稍高回声,CDFI 可见原始心管搏动呈红、蓝闪烁血流信号,妊娠囊内可见胎芽及原始心管搏动时可确诊妊娠;5~11 周时妊娠囊内可见较小薄壁的卵黄囊,卵黄囊的出现和形态变化可判断妊娠的预后(图 13-27)。

2. 中、晚期妊娠 ①胎头、胎儿的脊柱、肋骨可见(图 13-28);②孕 12 周左右可分辨心脏的房室结构并可见瓣膜活动;③孕 20 周可大致分辨腹腔各脏器;④孕 28 周时可见胎盘下缘到达子宫内口以上。

五、异位妊娠

多胎妊娠、异位妊娠、流产、胎盘前置、胎盘早剥、胎儿畸形等是比较常见的异常妊娠,其中异位妊娠(ectopic pregnancy)是异常妊娠中最危险的一种。异位妊娠是指受精卵种植在子宫体腔以外的部位发育,以输卵管妊娠最多见。短暂停经后不规则阴道出血伴反复发作性腹痛为常见临床症状。异位妊娠破裂可引起剧烈的腹痛、休克。

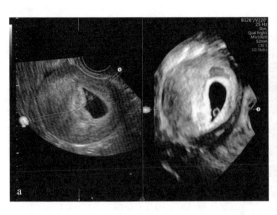
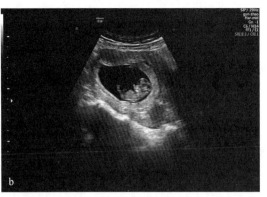

图 13-27　早孕

a. 孕 38 天,妊娠囊内可见卵黄囊及胎芽囊(左图二维,右图三维);

b. 妊娠 11 周,胎头、躯干及胎体隐约可见

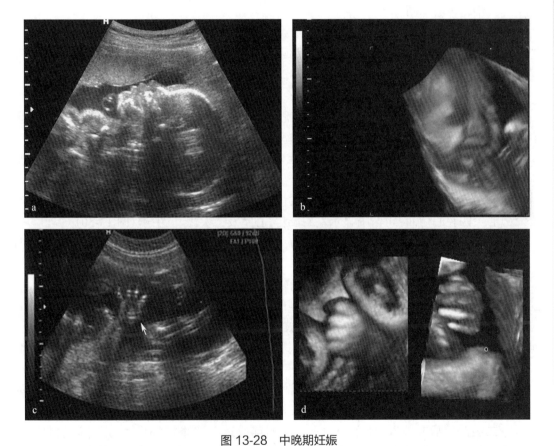

图 13-28　中晚期妊娠

a. 胎儿颜面部二维成像;b. 胎儿颜面部三维成像;c. 胎儿手部二维成像;d. 胎儿手部三维成像

【超声表现】

1. 二维声像　子宫体略大或正常大小,宫腔内无妊娠囊,子宫内膜可略增厚,回声杂乱;附件区可见肿块,其未破裂时肿块呈类圆形,内可见完整的妊囊及囊内胎体(图 13-29,见文末彩插);肿块破裂后,其形状不规则,回声杂乱,常伴有不规则形液性暗区。

2. 彩色多普勒　妊娠囊未破裂时,可见原始心管呈红蓝闪烁血流信号。

235

> **知识拓展**
>
> 子宫输卵管超声造影
>
> 　　子宫输卵管超声造影（HyCoSy）是将造影剂经置入宫腔的导管注入子宫宫腔和输卵管管腔，显示子宫腔和输卵管管腔的形态、位置，发现宫腔和输卵管内病变、畸形以及评估输卵管通畅度的一种检查方法。应用新型微泡造影剂和特异性超声造影成像技术，经阴道途径进行子宫输卵管超声造影，评估输卵管通畅度。采用阴道三维 HyCoSy 可获得清晰的输卵管空间立体走形图像，可连续动态的观察输卵管造影的全过程。

第四节　心脏和血管

【心脏正常声像图】

1. 二维超声心动图

（1）胸骨旁左室长轴切面：自前向后依次为右室前壁、右室腔、前室间隔（室间隔前部）、左室流出道和左室腔、二尖瓣前后叶及其腱索与乳头肌和左室后壁。于心底部分则为右室流出道、主动脉根部、主动脉瓣和左心房。

（2）主动脉瓣短轴切面：舒张期瓣膜呈 Y 字形关闭，瓣膜后方为左、右心房及房间隔。

（3）二尖瓣口短轴切面：可观察左、右室腔、室间隔与二尖瓣口，二尖瓣于舒张期呈鱼口样张开，收缩期关闭，前后叶呈镜像运动，左室收缩期一致性向心性运动。

（4）乳头肌短轴切面：可显示位于左室腔内时钟 3 点和 8 点位置的前外侧与后内侧乳头肌，收缩期随心壁增厚而增厚。

（5）心尖短轴切面：可以观察到左室心尖向心性收缩、舒张。

（6）心尖四腔心切面：可清晰显示左右心房、心室及二尖瓣、三尖瓣（图 13-30）。

（7）心尖五腔心切面：在心尖四腔心切面的基础图像上，将探头略向心底部上抬可同时显示左室流出道与主动脉根部。

2. M 型超声心动图　在二维超声心动图胸骨旁左室长轴观的引导下，超声束由心尖向心底作弧形扫描可获得以下 5 个标准探测区的运动曲线：心尖波群（1 区）、腱索水平波群（2a 区）、二尖瓣前后叶波群（2b 区）、二尖瓣前叶波群（3 区）和心底波群（4 区）。

（1）心尖波群：声束依次通过右室前壁、右室腔、室间隔、左室腔、后内乳头肌及左室后壁。此区通常不作为特殊测量的部位。

（2）腱索水平波群：声束依次通过右室前壁、右室腔、室间隔、左室腔及左室后壁。该区系测量左心室内径、室间隔、左室后壁厚度及搏动幅度的标准区。

（3）二尖瓣前后叶波群：左室腔内见二尖瓣前叶运动曲线呈"M"型，后叶运动曲线似"W"型，前后叶呈镜像运动曲线。此区主要用于测量右心室内径及观察二尖瓣前后叶的运动关系。

（4）二尖瓣前叶波群：声束依次通过右心室前壁、右心室腔、室间隔、左室流出道、二尖瓣前叶、左房及左房后壁。二尖瓣前叶舒张期呈"M"型双峰曲线。第一峰称 E 峰，代表舒张期快速充盈期；第二峰称 A 峰，代表舒张期缓慢充盈期。E 峰为二尖瓣前叶在舒张期快速开放所致；A 峰为左房收缩，二尖瓣再开放所致。CD 段为收缩期二尖瓣运动曲线；FG 段代表舒张期二尖瓣前叶处于半关闭状态。

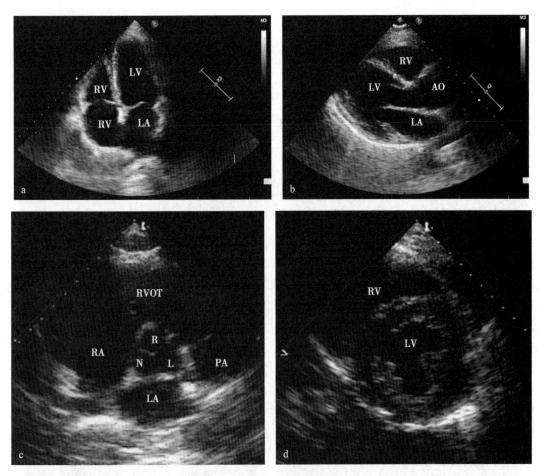

图 13-30　正常心脏二维超声心动图

a. 心尖四腔心切面；b. 左室长轴切面；c. 主动脉根部短轴切面；d. 乳头肌短轴切面

右室流出道（RVOT），左室流出道（LVOT），右室腔（RV），左室腔（LV），右房（RA），左房（LA），肺动脉（PA），主动脉（AO）

　　（5）心底波群：声束依次通过右心室流出道、主动脉根部和左心房。此区主要用于测量和观察主动脉瓣搏幅、主动脉和左房的宽度（图 13-31）。

　　3. 多普勒超声心动图

　　（1）左室流入道：呈红色血流束。左房内红色血流持续整个心动周期，而二尖瓣口血流仅在舒张期可见。二尖瓣口血流呈窄带中空双峰频谱，前峰出现于舒张早期的左室快速充盈期，后峰出现于舒张末期左房收缩，此频谱与二尖瓣前叶"M"型曲线一致。

　　（2）左室流出道：心尖探查时，收缩期见背离心脏流向主动脉的蓝色血流束，此血流频谱为位于零基线下方的窄带中空三角形频谱。

　　（3）右室流入道：与左室流入道相似，呈红色血流束，其色彩较二尖瓣口血流束暗淡。三尖瓣口血流频谱与二尖瓣口血流频谱形态相似，幅度较小。

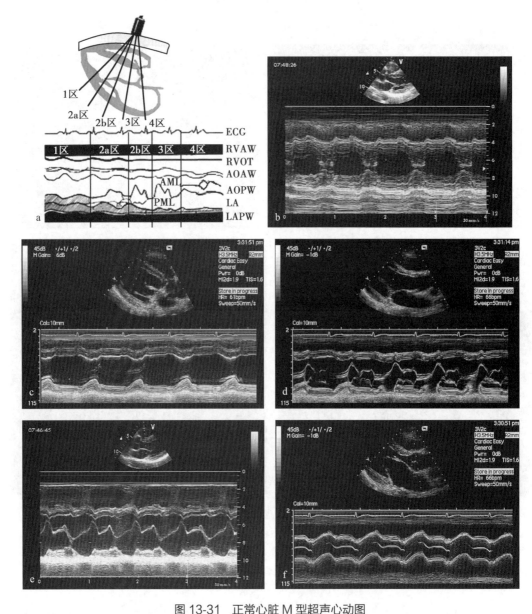

图 13-31　正常心脏 M 型超声心动图

a. M 型超声心动图各区示意图；b. 心尖波群（1 区）；c. 腱索水平波群（2a 区）；
d. 二尖瓣前后叶波群（2b 区）；e. 二尖瓣前叶波群（3 区）；f. 心底波群（4 区）

（4）右室流出道：心尖探查时，与左室流出道相似，见收缩期蓝色血流束，其频谱为位于零基线下方的窄带中空三角形频谱。因为肺循环具有低压、低阻力的特点，所以频谱曲线较圆钝，流速峰值较低，出现也较迟（图 13-32，见文末彩插）。

4. 左心功能测定　心脏功能的测定包括左、右心室的收缩及舒张功能的测定。心室的收缩功能主要指心室收缩期的射血能力，即心室的泵血功能；心室的舒张功能主要指心室的舒张期扩张功能。超声可实时显示心脏的解剖结构、室壁运动和血流动力学信息，已成为临床测量心脏功能的最常用的技术。应用 M 型、二维及多普勒超声可以较全面地定量检测或定性分析心功能，有助于估计心脏病变的程度，对于了解病情、指导治疗、评价疗效及估测预后均有重要的意义。下面简要介绍左心功能的超声测定。

（1）左心收缩功能测定：通过对左室容量测定，计算出舒张末期心室容量（EDV），收缩末期心室容量(ESV),每搏量(SV),进一步推算出每分搏出量(CO)、心脏指数(CI)、射血分数(EF)、左室短轴缩短率(FS),以评价左心收缩功能(图13-33)。其中,左室容量测定可分别在M型超声心动图、二维超声心动图和三维超声心动图上测量完成。

1)M型超声心动图:获取M型超声心室波群,测量左室舒张末期短轴内径(Dd)、左室收缩末期短轴内径(Ds),立方体法:假设左室为立方体,其长轴短轴之比为2:1,计算公式 $V=(\pi/6) \times 2D \times D^2=1.047D^3$,可以简化为 $V=D^3$,根据Teichholz校正公式计算 $V=7.0 \times D^3/(2.4+D)$,以此算出左室容量。

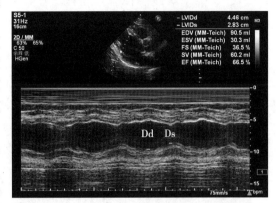

图 13-33　正常成人心脏 M 型超声心动图及左心收缩功能测定

左室舒张末期短轴内径(Dd)、左室收缩末期短轴内径(Ds)

2)二维超声心动图:取心尖二腔或心尖四腔观,勾画左室舒张末期和收缩末期心内膜,对心腔形状做几何形状假设,根据Simpson法计算左室容量。

3)三维超声心动图:不依赖几何形状假设,调整相交的角度以获得最佳显示图像,勾画左心室舒张末期及收缩末期心内膜,从而计算左室容量。是目前相对准确的左心室容量测定。

4)左心收缩功能指标算法及正常值:每搏量(SV)=舒张末期心室容量(EDV)－收缩末期心室容量(ESV),正常值:60~120ml;心输出量(CO)=SV·HR(HR为心率),正常值:3.5~8.0L/min;心脏指数(CI)=CO/BSA(BSA为体表面积),正常值:2.2~5.0L/(min·m²);射血分数(EF)=SV/EDV×100%,正常值:55%~75%;左室短轴缩短率(FS)=(Dd–Ds)/Ds×100%,正常值:34%±5%。

5)左心收缩功能降低的表现:左心室扩大;左心室容积增大;左心室整体或局部心肌收缩运动不协调;EF降低(<50%);FS降低(<25%)。

(2)左心舒张功能测定:左心室舒张包括心肌的主动扩张和被动充盈两个过程,主动扩张是一个主动耗能过程,被动充盈是代表与心室顺应性有关,是一个被动过程。影响左心舒张功能的因素很多,超声技术能够较好地评价左心舒张功能,一般通过二尖瓣口频谱多普勒和二尖瓣环组织多普勒测量完成。

1)二尖瓣口舒张期血流频谱(图13-34,见文末彩插):观察测量内容包括E峰峰值速度(VEmax):二尖瓣口舒张早期最大血流速度(E峰);A峰峰值速度(VAmax):二尖瓣口舒张晚期最小血流速度(A峰);E/A:二尖瓣口舒张期血流频谱E峰与A峰速度的比值,正常:E/A>1,左室松弛异常:E/A<1,假性正常:1<E/A<2,限制性充盈:E/A>2。

E峰减速时间(EDT):从E峰峰值下降至零线的时间。

左室等容舒张期时间(IVRT):从主动脉瓣关闭到二尖瓣开放所经历的时间。

2)二尖瓣环舒张期组织多普勒(图13-35,见文末彩插):观察测量内容包括收缩期S峰值,舒张早期e'及舒张晚期a'峰值和E/e'。

舒张功能异常情况:e'(侧壁)<8.5cm/s或(室间隔)<8cm/s提示心肌松弛受损。E/e'<8时,可排除左心室舒张功能异常;E/e'>15时,考虑存在舒张功能不全,左室充盈压增高;8≤E/e'≤15,为灰色区域,需要结合其他超声指标诊断(结合E/A、DT时间、Valsava动作等)。

【外周血管正常声像图】

1. 颈动脉正常声像图

(1)二维图像:左右对称,颈总动脉分叉处稍膨大,随后分为颈内、颈外动脉。颈动脉管壁为三层结构,内膜呈线状弱回声带,内缘平整,内-中膜厚度小于1.0mm,分叉处小于1.2mm,此值随年龄增加而增大。

(2)彩色多普勒:颈动脉腔内血流为层流,中央为明亮的高速血流,靠近管壁为暗淡的低速血流。颈总动脉分叉处可见轻度紊乱的彩色血流信号。

(3)频谱多普勒:颈内动脉阻力小,收缩期频谱上升陡直,舒张期下降缓慢,血流速度较高;颈外动脉阻力大,收缩期频谱上升陡直,舒张期血流速度较低;颈总动脉阻力介于两者之间,收缩期有双峰,双峰间有切迹,呈频带较宽的毛刺样频谱(图13-36)。

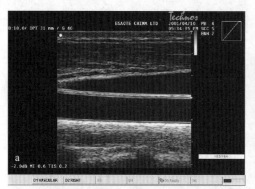
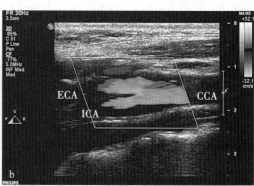
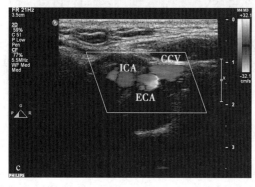
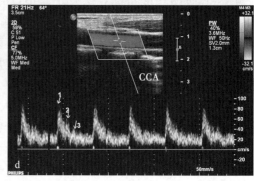

图13-36　颈动脉声像图

a、b、c.分别显示颈总动脉(CCA)、颈内动脉(ICA)、颈外动脉(ECA)的走行、
分支及血流特点;d.显示颈总动脉(CCA)的血流频谱

2. 椎动脉正常声像图

(1)二维图像:正常椎动脉因穿越颈椎横突孔而呈节段性显示,内壁光滑,管腔内为无回声,管壁有轻微波动。

(2)彩色多普勒:正常椎动脉管腔内为单色血流信号。

(3)频谱多普勒:正常椎动脉血流频谱为频带较宽的低阻递减型频谱(图13-37)。

3. 四肢血管正常声像图

(1)二维图像:正常四肢血管左右对称,管径清晰。动脉管壁三层结构可清晰显示,管壁规律性搏动;静脉管壁非常薄,显示困难,内膜平整,腔内血流无回声。静脉内径一般大于伴行的动脉内径,且随呼吸运动而变化。

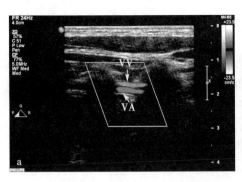
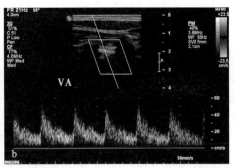

图 13-37　椎动脉声像图
a. 显示椎动脉（VA）和椎静脉（VV）的走行及血流信号；b. 显示椎动脉（VA）的血流频谱

（2）彩色多普勒：动脉血流为单色血流束，收缩期因流速高而色彩明亮，舒张期流速低而色彩暗淡。静脉内见单向回心血流信号，持续充盈于整个管腔。

（3）频谱多普勒：动脉血流呈典型的三相波频谱，频带较窄，频带下面有一明显的"空窗"。静脉血流为单向血流频谱，随呼吸运动而变化，做 Valsalva 动作时，血流有中断现象。

一、先天性心脏病

先天性心脏病（congenital heart disease，CHD）应用超声检查不仅能了解心内解剖结构，还能了解心脏大血管的血流动力学改变。

（一）房间隔缺损

【临床与病理】

房间隔缺损（atrial septal defect，ASD）分为继发孔型和原发孔型，前者约占 95%。根据缺损的部位不同可分为 4 型：①中心型（卵圆孔型），缺损位于房间隔中部即卵圆窝部位，周围有房间隔结构，缺损直径 2~4cm 不等；②下腔型，缺损位于房间隔后下方，与下腔静脉入口相连续；③上腔型（静脉窦型），缺损位于房间隔后上方，与上腔静脉入口相连，常合并右上肺静脉畸形引流；④混合型，为兼有上述两种以上的巨大缺损。房间隔缺损时可在胸骨左缘 2、3 肋间听到收缩期喷射性杂音，肺动脉第二音分裂。

【超声心动图表现】

1. 二维超声心动图　房间隔上或中部回声连续性中断，断端清楚。右房、右室增大，右室流出道及肺动脉增宽。室间隔平坦伴异常运动，室间隔运动幅度减低，与左室后壁呈同向运动。

2. M 型超声心动图　右房、右室及右室流出道扩大；室间隔运动幅度明显减低或室间隔与左室后壁呈同向运动；肺动脉瓣可呈高压曲线，"a"波消失，C-D 段有切迹。

3. 多普勒超声心动图　显示收缩中、晚期及舒张早期心房水平以红色为主的彩色血流束。将取样容积置于房缺口或缺口右房侧，可显示舒张期为主的正向湍流频谱，分流速度可达 1~1.5m/s（图 13-38，见文末彩插）。

4. 声学造影　经周围静脉注射声学对比剂后，右房右室显影，右房近房间隔缺损区可见负性显影区；当存在右向左分流时，可见左房对比剂显影。

【鉴别诊断】

需与卵圆孔未闭或重开相鉴别。

（二）室间隔缺损

【临床与病理】

室间隔缺损（ventricular septal defect，VSD）按缺损部位分为漏斗部、膜周部和肌部等类型。常于胸骨左缘3、4肋间触及细震颤并可闻及响亮粗糙的收缩期杂音，肺动脉瓣区第二心音可亢进并分裂。

【超声心动图表现】

1. 二维超声心动图 多个切面显示室间隔连续性中断，断端回声增强；左室增大或左右室增大，肺动脉增宽。

2. M型超声心动图 从心底向二尖瓣做连续扫查时可见主动脉前壁与室间隔连续曲线中断；左室扩大，右室流出道增宽；肺动脉高压时，肺动脉瓣"a"波消失，C-D段呈"W"或"V"字形切迹。

3. 多普勒超声心动图 可直观显示通过室间隔射向右室的以红色为主的彩色血流束，将取样容积置于可疑缺损处的右室面及缺损口，可检出收缩期高速正向或双向湍流频谱（图13-39，见文末彩插）。

4. 声学造影 经周围静脉注射声学对比剂后，右房右室显影，右室近室间隔缺损区可见负性显影区；当存在右向左分流时，可见左室对比剂显影。

【鉴别诊断】

主动脉右冠窦瘤破入右室流出道：典型病例不难诊断，当窦瘤膨大不明显或破裂口显示不清时，其二维图像酷似室间隔缺损。主动脉右冠窦破裂常合并室间隔缺损，彩色多普勒血流图可直观显示以红色为主多彩镶嵌血流自主动脉窦进入右室流出道。频谱呈双期连续性左向右分流。室间隔缺损则为收缩期左向右分流。

室间隔缺损左向右红色分流束（视频）

（三）动脉导管未闭

【临床与病理】

动脉导管未闭（patent ductus arteriosus，PDA）属于非发绀型先天性心脏病。未闭的动脉导管位于左肺动脉根部与降主动脉之间，主动脉自动脉导管向肺动脉分流。按其形态可以分为：管型、漏斗型、窗型、哑铃型及瘤型。患者胸骨左缘第2肋间外侧可闻及收缩期及舒张期连续性响亮的机器样粗糙杂音，分流量大者在心尖部也可闻及舒张期杂音。

【超声心动图表现】

1. 二维超声心动图 心底短轴切面可见肺动脉与降主动脉之间有失落回声区，部分可以显示导管的形态、粗细及长度。肺动脉增宽，左房、左室扩大。

2. M型超声心动图 左房、左室扩大，肺动脉增宽；肺动脉高压时，肺动脉瓣运动曲线的ef段平坦，"a"波变浅甚至消失，开放时间延迟及提前关闭，收缩期呈"W"型或"V"型。

3. 多普勒超声心动图 将取样容积框置于动脉导管开口处或主肺动脉远端左侧可疑导管处，可显示收缩期、舒张期连续或全舒张期的彩色血流束和湍流频谱。

【鉴别诊断】

主动脉窦瘤破裂：临床表现易与主动脉导管未闭混淆。二维超声于主动脉根部显示窦瘤呈囊样扩张，突入邻近心腔，可见窦壁破口及分流的信号。

二、心脏瓣膜疾病

（一）二尖瓣狭窄

【临床与病理】

二尖瓣狭窄（mitral stenosis，MS）主要见于风湿性心脏病，少数可由先天性畸形及老年瓣膜退行性变所致。其主要病理改变为瓣叶在交界处互相粘连、融合，以及瓣膜增厚、硬化，腱索缩短等。正常二尖瓣瓣口面积 4cm^2，二尖瓣狭窄时面积 ≤2.5cm^2，轻症 >2cm^2，重症 <1cm^2，中等度介于两者之间。患者有呼吸困难、咳嗽咯血、心悸、心前区疼痛。心尖部可闻及隆隆样舒张中晚期杂音，呈递增型，活动或左侧卧位明显；可触到心前区抬举样冲动或舒张期震颤。

【超声心动图表现】

1. 二维超声心动图　可观察瓣膜结构及功能改变，是定性诊断的主要根据之一。二尖瓣瓣叶回声增粗、增强，二尖瓣口开放面积缩小；二尖瓣前瓣呈圆顶状运动，前后叶呈同向运动；左房、右室增大；左房附壁血栓的异常回声团。

2. M 型超声心动图　二尖瓣曲线回声增粗、增强；二尖瓣前瓣的 EF 斜率变慢，A 峰消失，E 峰与 A 峰相连，呈"城墙样"改变；二尖瓣前后叶呈同向运动。

3. 多普勒超声心动图　舒张期二尖瓣口彩色血流束及宽大湍流频谱。频谱示二尖瓣峰值流速增快，双峰消失或减弱形成平顶波，第一峰后速度明显下降，表明跨瓣压差持续存在（图 13-40）。

【鉴别诊断】

1. 室间隔缺损、动脉导管未闭、二尖瓣关闭不全、贫血等　此类疾病均可导致流经二尖瓣口的血流量增多、流速加快。彩色多普勒显示色彩明亮的、血流中心反转为蓝色的红色血流束。其血流束较二尖瓣狭窄者明显增宽，且呈现"窄带中空"的频谱曲线，可配合二维图像进行鉴别。

2. 扩张型心肌病　左室收缩功能降低，心排血量降低，导致二尖瓣开口幅度减小，血流速度明显减慢。

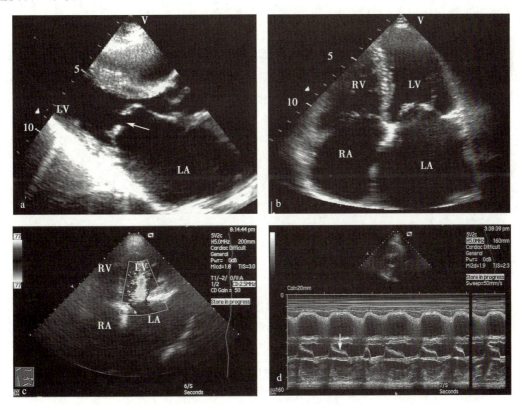

图 13-40　二尖瓣狭窄超声心动图

a. 二尖瓣增厚、变形、回声增强，瓣口狭窄（白箭）；b. 左房（LA）、右房（RA）、右室（RV）增大；c. 二尖瓣口"五彩镶嵌"血流束；d. 二尖瓣波群呈"城墙"样改变（白箭），A 峰消失，EF 斜率减慢，前后叶呈同向运动

笔记栏

（二）二尖瓣关闭不全

【临床与病理】

二尖瓣关闭不全（mitral insufficiency，MI）多见于风湿性心脏病。主要病理改变为瓣膜、瓣环、腱索及乳头肌粘连、僵硬、缩短，使瓣膜不能正常关闭，部分可合并二尖瓣狭窄。二尖瓣关闭不全导致收缩期左室血流部分反流回左房，左房、左室增大，肺动脉高压。体征有心界向左下扩大，二尖瓣区闻及响亮粗糙全收缩期吹风样杂音，可触及震颤，肺动脉瓣区第二音略亢进伴分裂。

【超声心动图表现】

1. 二维超声心动图　二尖瓣瓣叶增厚，回声增强，腱索粗短，后叶僵硬，运动幅度明显减小；收缩期二尖瓣前后叶错位，闭合不严，瓣口呈椭圆形；左房、左室增大；严重者肺动脉增宽，右室扩大。

2. M型超声心动图　二尖瓣曲线前叶C-D段于收缩中晚期或全收缩期呈"吊床"样下垂或向后移位≥3mm；二尖瓣前叶、室间隔与左室后壁搏动幅度增大，左房、左室增大。

3. 多普勒超声心动图　彩色血流图显示左房内收缩期以蓝色为主的多彩镶嵌型反流束。频谱显示为"宽频充填"型频谱。

（三）主动脉瓣狭窄

【临床与病理】

主动脉瓣狭窄（aortic stenosis，AS）多数由老年退行性变引起。正常主动脉瓣口面积约3cm²，当瓣口面积减小到正常的1/4及以下时，才有严重的症状。体征有主动脉瓣区粗糙、响亮的喷射性Ⅲ级以上的收缩期杂音，常伴收缩期震颤。

【超声心动图表现】

1. 二维超声心动图　主动脉瓣增厚、回声增强；主动脉短轴切面显示主动脉瓣口狭窄，面积小于2cm²，有时合并畸形的半月瓣；左室长轴切面显示左室后壁与室间隔向心性对称性肥厚，心腔也可扩大；升主动脉有狭窄后扩张，内径增宽。

2. M型超声心动图　于胸骨旁左室长轴切面可测量主动脉瓣右冠瓣与后瓣的开放幅度，正常值16~26mm，小于15mm为狭窄。主动脉瓣口的"盒式"结构曲线明显增厚、回声增强。

3. 多普勒超声心动图　细条状、喷射样血流束通过主动脉瓣口，于升主动脉形成收缩期五彩镶嵌高速、紊乱的血流图。

【鉴别诊断】

1. 主动脉瓣狭窄与关闭不全并存　综合应用彩色多普勒血流图及频谱技术，不难鉴别及判断以何为主。

2. 瓣上、瓣下的先天性狭窄　二维图像可显示瓣上或瓣下的异常结构。频谱多普勒通过检测狭窄性射流最大流速的位置，有助于鉴别瓣膜性、瓣下、瓣上狭窄。

（四）主动脉瓣关闭不全

【临床与病理】

主动脉瓣关闭不全（aortic insufficiency，AI）多数因风湿性心脏病产生主动脉瓣增厚、硬化、缩短及畸形，主动脉瓣关闭线上有细小的赘生物，导致主动脉瓣关闭受限。舒张期血流反流，左室血容量增大，室壁活动增强，左室内腔扩大，主动脉增宽，主动脉活动幅度增大。临床可产生脑、心供血不足，出现头晕或心绞痛。体征有胸骨左缘第3肋间舒张早期递减型哈气样杂音。

【超声心动图表现】

1. 二维超声心动图　主动脉瓣增厚、回声增强,活动受限,舒张期关闭受限;左室扩大,主动脉瓣环轻度增大;舒张期反流冲击二尖瓣前叶,影响二尖瓣前叶的开放,二尖瓣前叶内陷呈"半月形"改变。

2. M型超声心动图　主动脉瓣舒张期闭合不严;二尖瓣前叶曲线于舒张期震颤,并可出现提前关闭,即C点提前;主动脉内径增宽,左室流出道增宽。

3. 多普勒超声心动图　舒张期主动脉瓣口以下至左室流出道内可见红色或五彩镶嵌血流束;反流可沿左室流出道向心尖方向,也可斜向二尖瓣方向。舒张期见主动脉瓣口"宽频充填"型负向反流频谱。

【鉴别诊断】

本病需与二尖瓣狭窄相鉴别。

三、心肌病

心肌病(cardiomyopathy,CM)是一组由于心室结构改变和心肌壁功能受损所导致心脏功能进行性障碍的病变。按病因可分为原发性和继发性两种,按病理分类,原发性心肌病又可分为肥厚型、扩张型、限制型三种,其中前两者多见。

(一)肥厚型心肌病

【临床与病理】

肥厚型心肌病(hypertrophic cardiomyopathy,HCM)病因不明,常有家族史。主要病理改变为室间隔非对称性增厚,左室流出道狭窄,左室腔变小,心室顺应性下降,左房增大等改变。心肌肥厚而无流出道梗阻的患者可无明显症状;有梗阻者,在胸骨左缘下段或心尖内侧可闻及收缩中晚期粗糙的吹风样杂音。

【超声心动图表现】

1. 二维超声心动图　室间隔非对称性显著肥厚,可伴有左室流出道狭窄,左室搏动增强,心腔缩小。伴有左室流出道狭窄时,收缩期二尖瓣前叶或腱索向室间隔凸起(图13-41)。

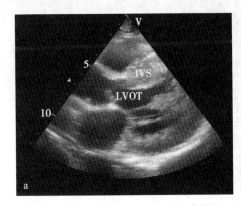
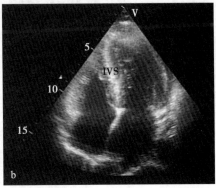

图 13-41　肥厚型心肌病

a. 左室长轴切面示室间隔(IVS)与左室后壁非对称性增厚,左室流出道(LVOT)狭窄;
b. 四腔心切面示室间隔(IVS)增厚

2. M型超声心动图　室间隔及左室后壁厚度增加,与正常心肌厚度之比大于1.3;左室流出道狭窄<20mm;二尖瓣前瓣叶收缩期呈前向运动(SAM征),同时伴EF斜率减慢;主

动脉瓣收缩中期关闭伴瓣叶扑动;左室收缩增强,严重时可出现收缩期心腔闭塞。

3. 多普勒超声心动图　有梗阻的患者可在左室流出道内探及多彩镶嵌的血流束,收缩期高于主动脉内正常血流速度的湍流频谱。

【鉴别诊断】

高血压心脏病、主动脉瓣下狭窄:①高血压心脏病患者亦有室间隔增厚,但一般厚度多在 1.5cm 以内,且游离壁也增厚,形成对称性增厚,没有左室流出道狭窄改变;②肌型主动脉瓣下狭窄虽也可室间隔增厚,但多为室间隔一小部分局限性增厚,故在左室长轴切面或由心底部向心尖部连续扫查时,可清楚显示局限性增厚部分。

(二) 扩张型心肌病

【临床与病理】

扩张型心肌病(dilated cardiomyopathy,DCM)是一种常见的特发性心肌病。主要病理改变有心肌纤维组织增多,心室腔明显扩大,房室瓣环扩大,心房扩大,并有慢性进行性心力衰竭的表现。临床上可见心尖搏动弥散,向左下移位,心浊音界扩大,可闻及第三心音或第四心音奔马律,在心尖区或三尖瓣区还可闻及Ⅱ~Ⅲ级收缩期杂音。

【超声心动图表现】

1. 二维超声心动图　全心增大,以左房、左室为主,左室可呈球形;各房、室壁及室间隔活动普遍减低,但未见节段性运动异常;二尖瓣活动幅度减低,呈"大心腔小瓣口"的特点;主动脉瓣口相对变窄,主动脉壁活动幅度减低;部分扩大心腔内可见附壁血栓。

2. M 型超声心动图　四个心腔均增大,以左侧为主,左室流出道增宽;室间隔及左室后壁搏动弥漫性减弱,室间隔收缩期增厚率<30%;主动脉搏动幅度减弱,主动脉瓣开放幅度减小;二尖瓣前叶舒张期活动幅度降低,瓣口开放极小,呈钻石样双峰图形;二尖瓣前叶曲线 E 峰与室间隔的距离大于 10mm,提示左室功能减退,EF 斜率正常(图 13-42)。

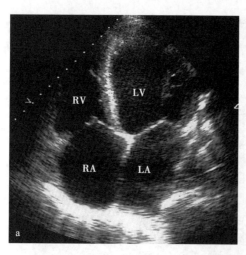
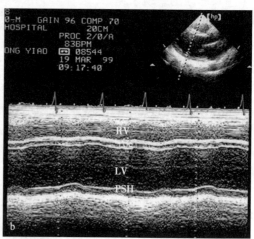

图 13-42　扩张型心肌病

a.左室长轴切面显示全心增大;b.M 型超声心动图显示左室流出道增宽,室间隔及左室后
壁搏动弥漫性减弱,室间隔收缩期增厚率<30%

3. 多普勒超声心动图　可显示二尖瓣、三尖瓣关闭不全的血流信号和频谱。

【鉴别诊断】

冠心病合并心衰:有时难于鉴别,需要结合临床分析。

四、心包疾病

心包炎（pericarditis）是最常见的心包病变，可由多种因素引起。包括心包积液、缩窄性心包炎或两者并存。

【临床与病理】

心包炎可分为急性和慢性，前者常伴有心包积液，病因以非特异性、结核性、化脓性和风湿性常见；后者多为急性心包炎迁延所致，可继发心包缩窄。临床上把心包积液分为微量（30~50ml）、少量（50~100ml）、中量（100~500ml）和大量（超过500ml）4个等级。

【超声心动图表现】

心包壁层、脏层分离，其内见液性暗区，其范围、厚度与积液量多少有关；液性暗区内可见渗出的纤维素，形如"飘带"或"水草"；心腔不扩大，可出现心脏摆动；缩窄性心包炎时可见双侧心房扩大，心包增厚，心室游离壁活动受限（图13-43）。

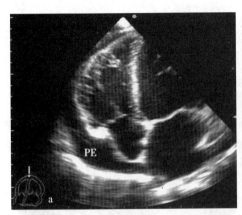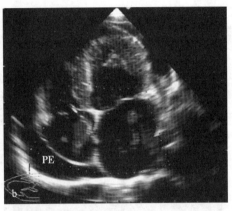

图13-43 心包积液

心尖四腔心显示右房、室游离壁心包腔内可见无回声暗区（PE）

【鉴别诊断】

缩窄性心包炎和限制型心肌病的鉴别有一定的困难。通过测定心肌和二尖瓣的多普勒速度，有助于鉴别。

📖 **知识拓展**

超声三维斑点追踪成像技术

超声三维斑点追踪成像技术是一种评估心肌功能的新技术。该技术是基于二维超声灰阶成像基础上发展起来的非角度依赖性实用新技术，可通过识别图像的心肌回声斑点信号来追踪心肌运动轨迹，从多个方向对心肌节段应变进行评价，获取局部心肌径向、纵向及环向心肌形变信息，并实现三维空间的立体定位，可精确定量并定性评价心肌的局部及整体心肌应变力学改变，有效完成评价心肌的功能研究。

五、外周动脉硬化性闭塞症

【临床与病理】

外周动脉硬化性闭塞症（peripheral arteriosclerosis obliteration，PASO）的主要病理改变是动脉内膜不规则的粥样硬化斑块、钙化和动脉中层的变性，造成管腔狭窄及闭塞，可继发血栓形成。动脉狭窄达一定程度时，便出现一系列受累动脉供血区组织缺血、缺氧的症状。当病变在颈总和/或颈内动脉时，则表现为头晕、头痛等脑动脉供血不足的症状，如动脉狭窄严重或粥样斑块脱落时，便引起脑血栓和脑栓塞；当病变在肢体动脉时，则表现为患肢发凉、发麻、疼痛、动脉搏动减弱或消失，严重时发生组织缺血、坏死和溃疡。

【超声表现】

1. 二维声像 动脉壁的正常三层结构消失，内膜不光滑，管壁回声增强，节段性增厚，搏动减弱或消失；管腔内可见形态、大小、回声各异的斑块回声及强弱不等的继发性血栓回声；管腔变窄，甚至完全闭塞。

2. 彩色多普勒 当病变轻微、局限时，仅有彩色血流边缘不整齐或局限性充盈缺损，远端动脉血流信号无明显改变。当血管局部明显狭窄时，狭窄处彩色血流变细、变亮，甚至呈"五彩镶嵌"样，狭窄远端的彩色血流变暗、充盈欠佳。当病变范围广泛、严重至完全阻塞时，彩色血流呈"零星"样，甚至无血流信号显示。病史较长者，由于侧支循环的建立，阻塞动脉周围可见数支长短不等、走行不规则、内径较细的小动脉血流信号。

3. 频谱多普勒 病变轻或测定部位在动脉狭窄的近端时，频谱可以正常。如果动脉狭窄范围大、程度重，则动脉频谱发生改变。当动脉完全闭塞时，则管腔内检测不到动脉血流频谱，侧支循环建立后，可测到侧支循环的动脉频谱（图13-44）。

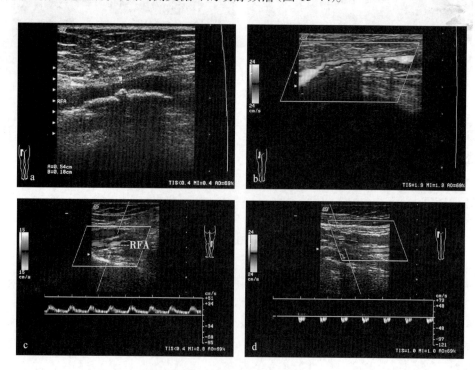

图13-44 外周动脉硬化性闭塞症

a. 分别显示右股动脉（RFA）壁的正常三层结构消失，内膜不光滑，管壁节段性增厚，管壁强回声斑块回声，管腔变窄，部分闭塞；b、c、d. 显示右股动脉（RFA）狭窄处血流束变细、变亮，狭窄远端的彩色血流变暗、充盈欠佳，呈单相频谱

【鉴别诊断】

多发性大动脉炎：是一种累及主动脉及其分支的慢性非特异性炎症,超声表现为管壁弥漫性或局限性增厚,一般无钙化斑块,非病变管壁正常。

六、肢体深静脉血栓

【临床与病理】

肢体深静脉血栓形成(deep venous thrombosis,DVT)是常见的外周静脉阻塞性病变。静脉壁损伤、血流缓慢、血液高凝状态是导致静脉血栓形成的三大因素,按血栓形成的时间可分为急性、亚急性和慢性血栓。静脉血栓多发生于下肢深静脉,常表现为患侧肢体肿胀、疼痛、浅静脉曲张等,肺栓塞是其常见的并发症。

【超声表现】

1. 急性血栓期 指2周以内的血栓。血栓呈无回声或低回声,边缘光滑、规则,与管壁附着不牢固,可见漂浮征;病变的深静脉内径明显增宽,血栓处静脉腔不能被压瘪;阻塞远端静脉扩大,无侧支循环;血栓段静脉内完全无血流信号或少量血流信号;血栓致静脉完全阻塞时,测不到静脉频谱,不完全阻塞时,可测到静脉频谱;Valsalva或屈趾试验反应减弱甚至消失。

2. 亚急性血栓期 指数周以后的血栓。血栓回声略增强,逐渐溶解、收缩和固定,原扩张的静脉内径恢复正常,血栓处静脉腔不能被压瘪。由于血栓的再通,静脉腔内血流信号逐渐增多,可测到静脉频谱,Valsalva或屈趾试验时,彩色血流变亮、变粗,回流速度也变快。

3. 慢性血栓期 指数月到数年的血栓。血栓呈强回声,边缘不规则,黏附于管壁,管壁不规则增厚、回声增强;探头加压病变管腔不瘪;阻塞远端静脉正常或缩小,有侧支循环;静脉瓣增厚、扭曲或固定,不能正常地、随呼吸有节律地开放和关闭。血栓再通时,静脉腔内可见细小血流信号或充满血流信号。由于静脉瓣破坏丧失功能,Valsalva或屈趾试验时,静脉腔内可见明显的反流信号;静脉腔内有彩色血流显示处可以测到静脉频谱(图13-45)。

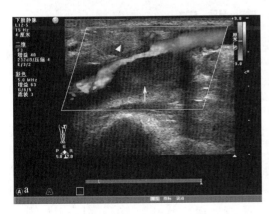

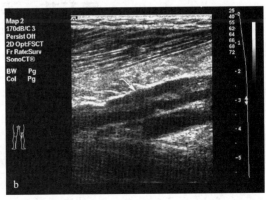

笔记栏

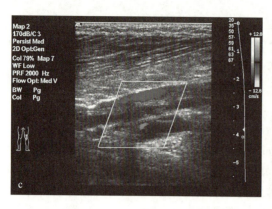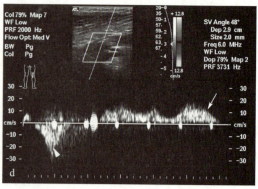

图 13-45　下肢深静脉血栓

a. 急性血栓期,左髂总静脉血栓呈均匀低回声,边缘光滑、规整(白箭),血栓处静脉管腔狭窄(箭头);b、c. 慢性血栓期,左腘静脉血栓呈不均匀强回声,边缘不规则,粘附于管壁,管壁增厚(白箭);d. Valsalva 试验时,静脉回流有所加快,负向频谱峰值增高(箭头),同时可测及正向反流频谱(白箭)

📖 知识拓展

无创检测外周血管的超声新技术

　　超声能无创显示血管的二维结构,还能提供丰富的血流动力学信息,临床上常作为周围血管疾病有效的初步筛查手段。随着超声高频探头技术的改进,各种新型超声技术不断涌现。如检测管壁形变的超声数字减影技术、血管回声跟踪技术(ET)、超声二维应变成像技术、速度向量成像(VVI)技术、动脉僵硬度定量分析技术(QAS);检测管腔内血流动力学的超声血流向量成像(VFM)技术、血流剖面图(Flow Profile)技术、增强型血流成像技术(E-flow)、瞬时波强技术(WI)等。

PPT 课件

第五节　浅表器官

一、眼部疾病

【眼部正常声像图】

　　眼球呈一圆球形无回声区,前后径约 24mm;前房为眼球前部分的小无回声区;球壁为强回声光带包绕,厚度 1.5mm;角膜位于眼球的最表面,前表面可见强回声带;虹膜及睫状肌为角膜两侧的宽带状强回声;晶状体为前房后方的双凸面椭圆形无回声,厚度 3.5~4.5mm,边缘呈弧形强光带;玻璃体为晶状体后方与球后壁光带之间的圆形无回声区,正常前后径 14~15mm。玻璃体后方脂肪、血管及视神经,呈三角形强回声区,其中视神经表现为一带状低回声贯串球后组织(图 13-46)。眼部动脉血管主要包括视网膜中央动脉、睫状后动脉及眼动脉,血流频谱均呈收缩期为高尖峰,舒张期为低峰的三峰双切迹状。

（一）玻璃体混浊

【临床与病理】

玻璃体的变性、炎性渗出物、肿瘤脱落细胞等引起玻璃体混浊。病人常有飞蚊症，眼底镜可见浮游物。

【超声表现】

玻璃体内出现点状、絮状、块状、膜样等回声，随眼球运动漂浮（图13-47）。

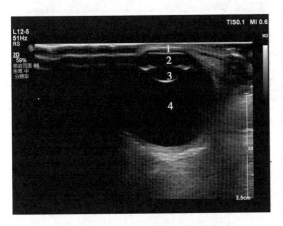

图13-46　正常眼球声像图

1. 角膜；2. 前房；3 晶状体；4 玻璃体

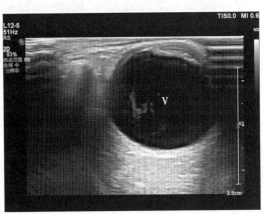

图13-47　玻璃体混浊

玻璃体（V）内可见点状、线状、条状回声

（二）晶状体混浊

【临床与病理】

外伤或其他原因可使晶状体内纤维组织增多，逐渐混浊。

【超声表现】

晶状体肿胀增厚，回声增强，晶状体钙化时出现点状及斑片状强回声（图13-48）。

（三）视网膜脱离

【临床与病理】

系视网膜神经上皮层与视网膜色素上皮层分离，由外伤、炎症、高度近视、肿瘤或变性等引起。

【超声表现】

视网膜部分脱离时，玻璃体内可出现明亮的"一"字形强回声；视网膜完全性脱离时，玻璃体内则出现"V"或"Y"形强回声，

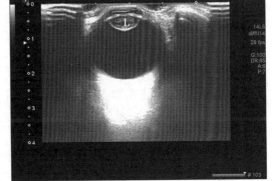

图13-48　晶状体混浊

晶状体（L）增厚、回声增强

后端连于视盘区，前端两侧与锯齿缘相连，回声可随眼球转动而抖动（图13-49，见文末彩插）。彩色多普勒可见强回声中有红、蓝相间的血流信号，呈动、静脉血流频谱。

二、甲状腺疾病

【甲状腺正常声像图】

甲状腺轮廓清楚，边缘规则，内部呈均质的中等强度或略低回声，左右叶对称。甲状腺两叶的后外方可见颈总动脉和颈内静脉，甲状腺上动脉直径为2mm左右。甲状腺上动脉频谱为收缩期单向血流，舒张期下降，呈低振幅波形，收缩期最大血流速度为25~60cm/s，甲状

腺静脉为连续低振幅波形(图 13-50)。

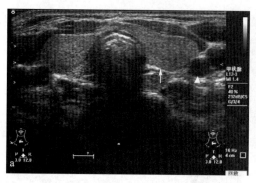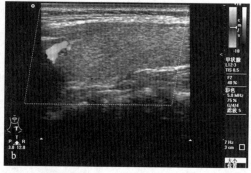

图 13-50　正常甲状腺

a. 横断面:甲状腺似马蹄形或蝶形(长箭),左右对称,以峡部相连,轮廓清楚,内部回声均匀,
后外方可见颈总动脉(箭头);b. 纵断面:甲状腺侧叶呈椭圆形

(一) 甲状腺功能亢进

【临床与病理】

甲状腺功能亢进(hyperthyroidism)简称甲亢,是由各种原因导致甲状腺素分泌的反馈控制机制丧失,引起循环中甲状腺素异常增多而出现以全身代谢亢进为主要特征的疾病总称。临床表现为甲状腺肿大、情绪激动、失眠、心动过速、食欲亢进、体重减轻等。

【超声表现】

甲状腺弥漫性、对称性增大,内部回声呈密集细小光点,回声正常或稍增强,一般无结节。彩色多普勒显示腺体内血流信号异常丰富,呈"甲状腺火海征",频谱为低阻高速动脉湍流(图 13-51)。

【鉴别诊断】

单纯性甲状腺肿:甲状腺对称性肿大,程度常比甲亢明显,内部回声弥漫性减低,CDFI可见腺体内散在点状或细支状血流信号,可与甲亢时的"火海"样血流鉴别。

(二) 甲状腺腺瘤

【临床与病理】

甲状腺腺瘤(thyroid adenoma)是最常见的甲状腺良性肿瘤。按组织学类型分为滤泡性腺瘤、乳头状腺瘤和非典型腺瘤。其中滤泡状腺瘤较常见,半数以上可发生退行性病变,包括软化、囊性变、出血、坏死、纤维化、钙化等。而乳头状腺瘤有较大的恶性倾向。大部分患者无任何不适感。

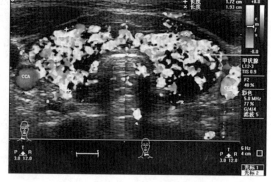

图 13-51　甲状腺功能亢进

甲状腺弥漫性、对称性、均匀性增大,腺体内血流信号异常丰富,呈"火海征"(长箭)

【超声表现】

甲状腺内部实质性肿块,呈圆形,边界清楚,包膜光滑完整;内部可为强回声、弱回声、无回声或混合性回声,瘤体后方无回声衰减;肿瘤周边多有声晕或透声环;瘤内可有钙化,典型的为壳状钙化,后方有声影;肿瘤周边为正常的腺体组织;彩色多普勒显示肿块有丰富的血流信号环绕,并有小分支伸入瘤内。肿瘤周边可伴有动脉及静脉频谱,动脉可为高速高阻或高速低阻(图 13-52)。

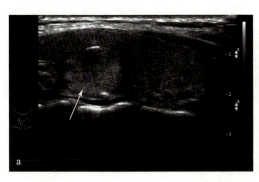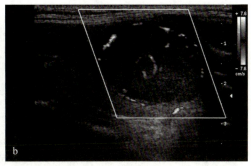

图 13-52　甲状腺腺瘤
a. 甲状腺实质性内类圆形稍强回声肿块(白箭),边界清楚,包膜光滑完整;
b. 肿块周围有较丰富的血流信号环绕

【鉴别诊断】

结节性甲状腺肿:甲状腺腺瘤较少见于结节性甲状腺肿流行地区,经过数年,仍保持单发;结节性甲状腺肿的单发结节经过一段时间后,多演变为多发结节。组织学上腺瘤有完整的包膜,周围组织正常,分界明显,而结节性甲状腺肿的单发结节包膜常不完整。结节性甲状腺肿中的结节在甲状腺弥漫性病变的基础上产生,甲状腺回声不均,部分者内部血流信号丰富,呈"火焰状"表现。

(三) 甲状腺癌

【临床与病理】

甲状腺癌(thyroid carcinoma)占甲状腺肿瘤的 3.8%~15.5%,可发生于各年龄阶段,以女性为多。病理分为乳头状腺癌、滤泡状腺癌、髓样腺癌和未分化癌四类。临床表现为甲状腺结节明显增大,质硬,腺体在吞咽时的上下移动减少,可伴有颈部及气管旁淋巴结肿大。晚期出现耳、枕部和肩部的疼痛,声音嘶哑,继而发生压迫症状如呼吸困难、吞咽困难和霍纳综合征。

【超声表现】

甲状腺实质内边界不清,形态不规则的低回声实性肿块,后方可有声衰减,罕见声晕,可见点状或粗颗粒状钙化,很少囊性变。在甲状腺周围和颈部出现肿大的低回声淋巴结,可以融合成团。彩色多普勒表现多样化,多数肿瘤内部无明显增多的血流信号,部分周边可有环绕的血流,少数见动脉血流直接进入肿瘤内部,阻力指数较低(图 13-53)。

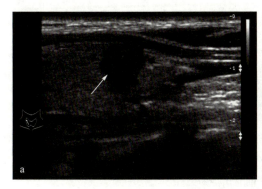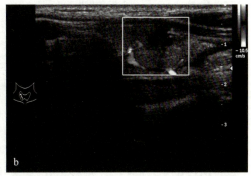

图 13-53　甲状腺乳头状腺癌
a. 甲状腺内实性低回声肿块(白箭),边界不清,形态不规则,后方回声衰减;
b. 肿瘤周边可见环绕的血流信号

【鉴别诊断】

甲状腺腺瘤:甲状腺癌小于1cm时与甲状腺腺瘤很相似。甲状腺癌边缘不清,无明显包膜,内部回声减低,后方回声衰减,伴有钙化灶,可作为鉴别点。颈部淋巴结有无肿大有助于甲状腺良恶性肿瘤的鉴别诊断。

三、乳腺疾病

【乳腺正常声像图】

乳房的组织结构由浅至深依次为表面皮肤、皮下脂肪组织、乳腺腺体和腺体间质纤维,再往深层为胸大肌,肋骨及肋间肌。乳腺声像图分为三型:弥漫均质型(乳腺组织呈均匀细密回声)、微小囊泡型(在乳腺组织中弥漫性存在1~2mm囊泡状暗区)和混合型(图13-54)。

(一) 乳腺增生症

【临床与病理】

乳腺增生症(cyclomastopathy)是非炎症非肿瘤的乳腺良性疾病,名称很多,如囊性增生症、囊性乳腺病、乳腺小叶增生病、乳腺腺病等。多见于30~40岁妇女,由于卵巢功能紊乱,黄体素分泌减少,雌激素相对增多,而引起的乳腺导管及小叶上皮随月经周期而发生增生及复原。临床表现为月经来潮前3~4天,乳房一侧或两侧出现间歇性胀痛,可扪及多个大小不等的结节,有压痛,月经后,症状缓解。

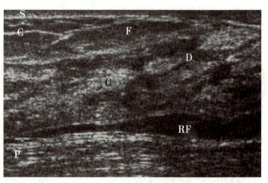

图 13-54 正常乳腺声像图

可见表皮层(S)、Cooper韧带(C)、脂肪(F)、腺体组织(G)、导管(D)、乳腺后脂肪(RF)及紧贴胸肌的回声线(P)

【超声表现】

两侧乳腺轻度对称性增大,腺体结构紊乱,回声弥漫性增强,分布不均,呈条样或斑片样改变,当形成囊性扩张时,乳腺内部可见大小不等的结节状低回声或无回声。

【鉴别诊断】

1. 乳腺癌 可见局限性肿块,形态不规则,无包膜,周围凹凸不平,有角状突起或蟹足样延伸,必要时可定期随访。

2. 乳腺囊肿 边界清,呈圆形或椭圆形,后方回声增强,侧方声影。

(二) 急性乳腺炎 / 乳腺脓肿

【临床与病理】

急性乳腺炎(acute mastitis)是乳腺急性化脓性感染,多发生在产后3~4周,发病原因主要为乳汁淤积和细菌入侵。发病初期表现为乳房疼痛、局部红肿、发热,短期后形成脓肿,常伴有腋窝淋巴结肿大。

【超声表现】

乳腺腺体增厚,内部回声不均,边界模糊,回声增强,形成不均质性团块;如形成脓肿,内部可见不规则的无回声区,脓肿壁厚而不光滑。病程长者形成强弱不均的"镶嵌样"改变。彩色多普勒显示肿块周边及内部点状散在血流信号(图13-55)。

【鉴别诊断】

1. 炎性乳腺癌 多为年轻妇女,临床表现与乳腺炎颇为相似,皮肤呈暗红色,早期有腋下、锁骨下淋巴结转移,病变恶性程度高,预后很差。声像图为皮肤及皮下组织增厚,回声增强,腺体结构紊乱,常不能发现肿块回声。

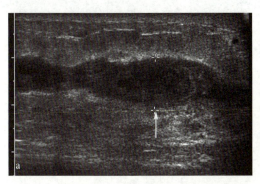
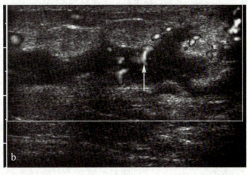

图 13-55 急性乳腺炎

a.乳腺内见低回声区(长箭),边界模糊不清,形态不规则;b.周边彩色血流信号丰富(长箭)

2. 乳腺囊肿 一般边界清,内部为无回声区。

(三) 乳腺癌

【临床与病理】

乳腺癌(breast cancer)是乳腺导管上皮及末梢导管上皮发生的恶性肿瘤。居女性恶性肿瘤的第二位,大多发生在 40~60 岁,绝经期前后。临床表现多为无痛性肿块,质硬,表面不光滑,与周围组织分界不清,在乳房内不易被推动;可伴有腋淋巴结转移及胸大肌的侵犯。

【超声表现】

肿块一般呈不均质的低回声团块,纵径(前后径)通常大于横径(左右径),边界不清,凹凸不平,有角状凸起或毛刺,无包膜回声;肿块内部多呈不均质低回声,后方多见衰减,部分肿块周边显示高回声晕;部分肿块内部可出现沙砾样强回声,强回声后方可伴声影;晚期可出现患侧腋窝淋巴结转移声像;彩色多普勒显示肿块内部及周边呈点、条状彩色血流信号(图 13-56)。

【鉴别诊断】

乳腺良、恶性肿瘤的鉴别,参见表 13-6。

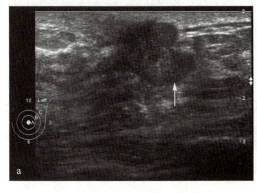
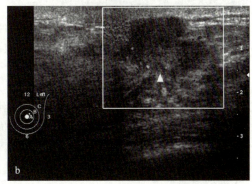

图 13-56 右乳浸润性导管癌

a.瘤体呈分叶状,边缘欠光滑,内部呈不均匀低回声(白箭);b.瘤体内部及周边可见少量
血流信号(箭头)

表 13-6　乳腺良、恶性肿瘤的鉴别要点

鉴别点	良性	恶性
形状	规则、椭圆形或圆形	不规则、分叶状或蟹足状
边界	清晰,部分有包膜	多不清晰,部分有恶晕征
内部回声	均匀	不均匀弱回声
钙化灶	少见,较粗大	多见,沙砾样为主
后方回声	增强或无改变	衰减多见
侧方声影	明显	无
纵横比	<1	>1
淋巴结受累	无	有
血供及动脉频谱	多不丰富,低速低阻型	部分较丰富,高速高阻型

(四)乳腺纤维腺瘤

【临床与病理】

乳腺纤维腺瘤(breast fibroadenoma)是乳腺小叶内纤维组织和腺上皮组织增生所形成的良性肿瘤,与雌激素过多刺激有关,好发于乳房外上象限,常见于年轻妇女,临床上一般没有明显症状。

【超声表现】

肿瘤呈圆形或椭圆形,瘤体较大时呈分叶状,边界光滑完整,大部分有包膜,部分肿瘤周边缺乏清晰的界面。内部呈低回声,多数较均匀。肿瘤后方多数回声增强,有侧方声影。彩色多普勒显示多数肿瘤无血流或少血流(图 13-57)。

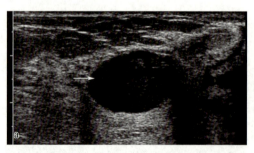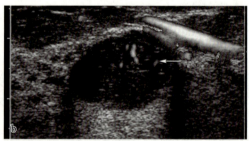

图 13-57　乳腺纤维腺瘤

a.瘤体呈圆形或椭圆形(白箭),边界光滑完整,有包膜,内部呈均匀低回声,肿瘤后方回声增强,有侧方声影;b.瘤体内部及周边有少许血流信号(白箭)

【鉴别诊断】

1. 乳腺癌　表现为局部肿块,形态不规则,无包膜,周围凹凸不平,有角状突起或蟹足样延伸,后方多伴衰减。

2. 乳腺囊肿　内部无回声,后方伴回声增强和侧壁声影,通过组织谐波可以区别。

知识拓展

乳腺疾病超声诊断技术新进展

　　自动乳腺全容积扫描是一种全新的三维容积成像系统,其探头频率 5~14MHz,可对乳腺进行全方位扫描及数据采集,短时间内可以完成全乳数据的采集。系统可自动对数据进行三维重建,包括冠状面、矢状面及横断面的多层面图像,显示信息全面,提供诊断信息更多,尤其对靠近乳腺边缘的病灶或体积较小的病灶检出率高,有效避免了乳腺病灶的漏诊,同时有助于乳腺良恶性肿瘤及与周围组织的鉴别诊断。

（邬颖华　车艳玲）

复习思考题

1. 简述肝硬化、肝囊肿、肝血管瘤、胆囊结石、急性阑尾炎、肾积水声像图表现。
2. 简述胆道梗阻性黄疸常见疾病、尿路梗阻性常见疾病声像图表现及鉴别诊断。
3. 简述子宫肌瘤、卵巢囊肿、早孕、异位妊娠声像图表现。
4. 简述二尖瓣狭窄的特征性超声表现。
5. 简述外周动脉硬化性闭塞症的声像图表现。
6. 简述玻璃体混浊、视网膜脱离超声诊断。
7. 简述甲状腺腺瘤与甲状腺癌的超声诊断与鉴别诊断。
8. 简述乳腺良恶性肿瘤的超声诊断与鉴别诊断。

扫一扫
测一测

第四篇

介入放射学

PPT 课件

第十四章

介入放射学基础

学习目标

通过本章的学习,掌握介入放射学的基本概念、分类和临床应用;熟悉介入诊疗技术原理、要点和注意事项;了解常用的介入器械及药物。

第一节　介入放射学概述

一、概念与分类

(一) 概念与优势

介入放射学(interventional radiology)是以影像诊断为基础,在医学影像设备引导下,利用穿刺针、导管及其他介入器材,对疾病进行治疗或采集组织学、细菌学及生理、生化资料进行诊断的学科,是医学影像学的重要组成部分。

由于有影像设备的引导,介入诊疗操作可以选择合适入路远道进入病变局部,具有定位准确、创伤轻微、效果可靠、安全性高等优势,不但患者容易接受,也吸引了大批相关学科的医学专家共同参与应用和研究。介入放射学已经逐渐突破医学影像学单一学科的局限,微创医学的理念逐渐深入人心,引领和促进了心血管、神经、肿瘤、骨科等相关学科的发展,为越来越多的患者带来益处。

(二) 简明发展史

1. 萌芽　1904 年 Dawbam 首次进行肿瘤血管术前栓塞;1929 年 Forsmann 在自身体内进行右心导管插管。

2. 奠基　1953 年 Seldinger 创立经皮血管穿刺技术;1964 年 Dotter 开创了经皮血管成形技术。

3. 成形　1967 年 Margulis 提出 Interventional Radiology 概念;1976 年 Wallace 对Interventional Radiology 进行了系统解释和介绍,促使介入放射学迅速在全世界推广和日益普及。

(三) 适用范围及分类

介入放射学自 1976 年成形以来,发展迅猛,已经形成了与内科、外科并列的第三大诊疗体系,成为真正独立的学科门类。介入放射学应用范围涵盖了头颈、胸腹、四肢等各个部位,涉及神经、心血管、呼吸、消化、泌尿生殖、骨关节等各个系统器官的病变诊治。

介入放射学按诊治目的可分为介入诊断学和介入治疗学;按进入途径则可分为血管性

介入诊疗概
述顺口溜

介入和非血管性介入；按学科分类又将介入诊疗技术分为神经介入、心血管介入、外周血管介入及综合介入四大类。

二、设备与器材

(一)影像引导设备

在影像设备引导下实施操作是介入诊疗的鲜明特色,故影像设备不可或缺。目前最常用的是 DSA 机(图 14-1),B 超、CT、MRI 在引导定位穿刺及消融治疗方面也各具优势。

(二)常用器材

1. 穿刺针　几乎所有的介入诊治操作都要用到穿刺针,基本结构相似,但规格型号依诊治目的而异。

2. 导管　其基本结构一致,但头端形态多样,粗细不一,以适应不同诊治目的的需要。

3. 导丝　常用于配合导管完成复杂的超选择性插管。(图 14-2)

4. 其他器材　导管鞘、扩张管、支架、滤器、活检针/枪、消融针、引流管、弹簧圈、栓塞微粒/球等;压力注射器常用于血管造影;注射器、刀片、手术剪/钳等亦常被选用。

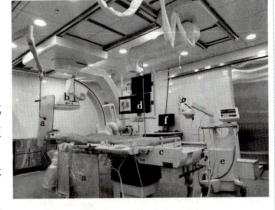

图 14-1　DSA 手术室
a. 防护屏风;b、c. 数字化血管减影设备;d. 显示屏;
e. 高压注射器;f. 心电监护仪

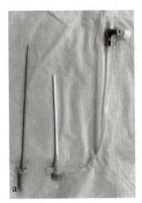 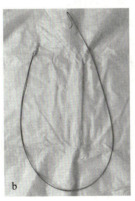 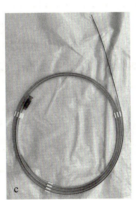 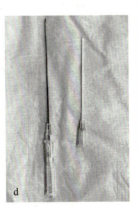

图 14-2　DSA 常用器材
a. 导管鞘;b. 导管;c. 导丝;d. 穿刺针

三、常用药物

(一)对比剂

大多数介入诊疗特别是血管性介入诊疗中,对比剂必不可少,目前多使用非离子型碘对比剂,使用时要注意患者有无过敏史,并了解肾功能情况。

(二)麻醉剂

用于皮肤穿刺点的局部浸润麻醉,常用药物为利多卡因。

(三)抗肿瘤药

用于肿瘤患者,多选用细胞周期非特异性药物进行肿瘤局部化疗灌注或化疗栓塞。

（四）溶栓药

用于急性血栓的溶栓治疗。以尿激酶最为常用，重组组织型纤溶酶原激活剂（recombinant tissue plasminogen activator，rt-PA）能特异性溶解血栓，全身出血的副作用小，但较昂贵。

（五）栓塞剂

如碘油，常与抗癌药混合成化疗栓塞剂实施经肝动脉的化疗栓塞，是经典的肝癌介入治疗方法；也有学者利用中药制成栓塞剂，如白及粉、鸦胆子油等。

（六）组织坏死剂

无水乙醇、鱼肝油酸钠、聚多卡醇等都是常用药，应用于静脉曲张、囊肿及血管瘤等疾病有较好疗效。

（七）其他药物

介入诊疗应常备抢救药物，如肾上腺素、去甲肾上腺素、多巴胺、去乙酰毛花苷等，以防发生意外。术前常用镇静剂地西泮和抗过敏药物地塞米松；血管性介入诊疗术中常须应用肝素以防凝血；其他如抗生素、止血药、血管收缩药、血管扩张药等，根据诊疗目的进行选择。

第二节 介入诊断技术

一、经皮穿刺术

（一）临床应用

经皮穿刺术（percutaneous puncture，常指 Seldinger 技术）是指将穿刺针直接经皮肤穿刺入体内，并将导管等器材引入血管、脏器或腔隙的实用技术。其适用范围广，各部位活检、血管造影、灌注、栓塞、体内囊肿/脓肿引流等介入诊疗操作前，均需应用经皮穿刺术。但如果患者存在严重的出凝血功能障碍则不宜采用，拟定的穿刺路径存在感染也应避免，或需更换适宜的路径再行经皮穿刺。

（二）器材选择

穿刺针是必备器材，其长度、粗细型号不一。还有套管针、带芯针、带翼板针等特殊类型的器材，应根据穿刺目的的不同而慎重选择。其他配套器材如导丝、导管、引流管等，也需根据目的不同而选择。

（三）技术要点

Seldinger 技术为血管性介入的基础性技术，无需切开和结扎血管，大大地简化了介入操作的复杂性。其他非血管性经皮穿刺术亦多建立在 Seldinger 技术基础之上。以下以目前常规应用的改良式 Seldinger 技术穿刺动脉为代表进行介绍。

1. 基本步骤 ①术野常规消毒、铺巾、局麻后，术者左手按压在欲穿刺的血管上方，右手持针穿透皮肤并向深部血管探进；②当通过针尖感觉到血管搏动时，即以短促的动作穿透血管前壁进入血管腔；③将导丝经穿刺针尾引入血管内；④退出穿刺针，再沿导丝引入导管至血管腔内（图 14-3）。

2. 注意事项 ①宜选择表浅、粗大且方便后续操作的血管作为穿刺入路；②穿刺针与皮肤夹角应根据患者的体型变化而有不同；③推荐应用导管鞘，以减轻对血管的损伤；④注意肝素化，以防血液凝固。

（四）效果评价

经皮穿刺术是介入诊疗最基础的技术，在影像设备引导下，操作简便、安全性高，同一部

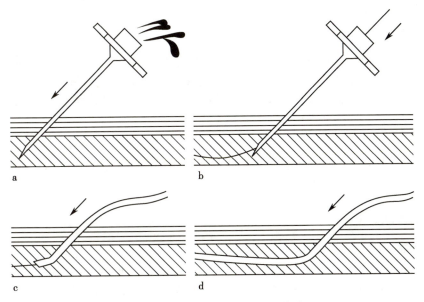

图 14-3 改良 Seldinger 技术操作步骤

a. 针尖穿透血管前壁,血液自针尾喷出提示穿刺成功;b. 导丝经针尾引入;

c. 沿导丝引入导管;d. 导管继续向目标血管插入

位可反复多次穿刺,一般不会失败。但如动作粗暴,也可能造成穿刺处血肿或脏器损伤,锁骨下动、静脉及肺病病变穿刺应避免引起气胸、血气胸。

二、选择性插管技术

(一)临床应用

有目的地将导管插至主动脉的一级分支(或腔静脉的一级属支)称为选择性插管(selective catheterization)技术,而插至二级或二级以上分支(或属支)则称为超选择性插管(superselective catheterization)技术。

需要对某一目标血管进行栓塞、成形、药物灌注等诊疗操作之前,均需先进行选择性或超选择性插管。因此,选择性与超选择性插管技术是血管性介入基础技术,应用广泛。

(二)器材选择

选择性导管为必备器材,其前端被塑造成不同形状的弯曲,如 Cobra 导管、Yashiro 导管等。不同的选择性导管在前端曲度、长度、粗细和硬度等方面有区别,操作中应根据插管需要,选用合适的导管,以便顺利插入目标血管。

(三)技术要点

1. 选择入路 避免通过过于扭曲、狭窄或其他病变的血管段,以提高插管成功率,并防止对病变血管的损伤。

2. 选择导管 充分利用选择性导管的管头形状,以适应对不同目标血管的插管需要。在可能的情况下,应选择外径小、内腔大、操控性良好且不易损伤血管的导管,以利插管及后续操作。

3. 配合导丝 超选择性插管时,导丝的应用往往是成功的关键,十分必要。

4. 导管成袢技术 改变导管的前段形态和管头方向,以完成常规方法未能成功插入的血管插管技术。

5. 同轴导管技术 是指管内套管的插管技术,用于常规方法难以完成的过于细小或过于扭曲的目标血管的超选择性插管。

（四）效果评价

选择性与超选择性插管技术是血管性介入技术范畴内的基础性技术,它对于成功完成各脏器病变的血管内造影、动脉内药物灌注、血管栓塞术和血管成形术等至关重要。能否做到准确的目标血管内插管,与疗效的高低、并发症的多少密切相关,直接影响到整个诊疗操作的成败。

插管成功与否在一定程度上体现介入医生的技术水平,应勤加练习,充分掌握上述技术要点。否则,不但会延长时间、增加辐射、降低效率、影响疗效,还有可能造成动脉痉挛和血管损伤。

三、血管造影术

（一）临床应用

血管造影术是指经血管注入对比剂以显示血管影像的诊断技术。它常以所显示的目标血管而命名,如肝动脉造影、冠状动脉造影、肾静脉造影、下腔静脉造影等。

血管造影主要用于观察血管情况。各部位的血管性疾病以及拟行血管性介入治疗的疾病,如出血、血栓、血管狭窄、血管畸形、各部位的实质性肿瘤等均是血管造影的适应证。也可用于小的富血供性肿瘤定位、器官移植或肿瘤切除前血管解剖的评估等。

（二）器材选择

压力注射器,或称高压注射器(图14-4),是血管性介入诊疗操作的重要辅助器械。根据不同的造影目的而设定多项参数(如对比剂的注射流率、注射总量、注射时间、保护压力等),是保证 DSA 联机摄影(根据不同部位设定摄影速率和延迟时间)成功的关键。

（三）技术要点

由于目标血管在大小、性质、分布、深浅等方面存在许多差异,所以,各部位的血管造影操作方法并不完全一致。

1. 穿刺造影与插管造影 四肢静脉的顺行性造影多经肢端浅静脉直接穿刺法进行造影,而动脉造影则常须通过选择性插管法进行。

2. 直接造影与间接造影 直接造影显影清晰,为常规方法;间接造影虽然显影欠佳,但可简化操作或避免对重要脏器的损伤,亦具有较高的实用价值。如间接门静脉造影,可通过插管至肠系膜上动脉或脾动脉注入对比剂来实现显示门静脉的目的。

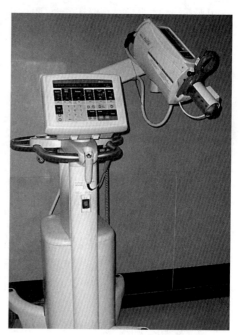

图14-4 压力注射器
由控制面板、注射针筒等部分构成

3. 手推法与压力注射器法造影 手推造影适宜小范围的中小血管显示,在介入治疗过程中常用,有时因仅注入少许对比剂对目标血管进行浅淡的显示,被形象地称为"冒烟"。压力注射器法造影则适用范围广泛,为了达到最好的效果,应重视相关参数的设定。

4. 数字减影血管造影 即 DSA,利用计算机对数字图像进行处理,减除骨骼等背景影像,有利于清晰显示血管的细节,不仅可提高诊断效率,还可减少对比剂用量,值得推广应用(图14-5)。

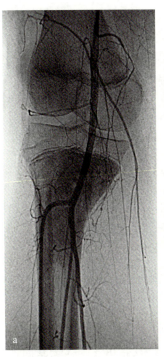 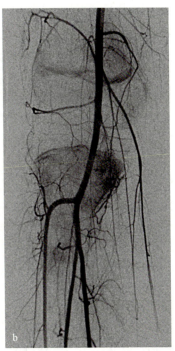

图 14-5　血管造影

a. 普通造影图像;b. DSA 图像,骨骼背景已经减去,血管细节显示清晰

为了更好地显示目标血管的全貌或分支走向,血管造影时还可设定"追踪"或"旋转"摄影方式,并可通过工作站对图像进一步后处理,以提高血管造影的诊断效能,但这些功能的实现有赖于新型设备的支持。

(四) 效果评价

迄今为止,血管造影是诊断血管性疾病的"金标准"。对于肿瘤性疾病,通过血管造影了解其血供模式,对鉴别良恶性亦有一定的帮助。在施行血管性介入治疗技术之际,常常需要进行血管造影,以起到进一步确定诊断、指明治疗路径、校正治疗方案以及判断治疗效果等作用。

需要注意的是,含碘对比剂存在过敏反应和肾脏毒性的可能,应关注对比剂的用法、用量,并备有抢救设备和药品,术后可进行水化预防对比剂肾病的发生。

四、经皮活检术

(一) 临床应用

经皮活检术(percutaneous biopsy)是指在影像设备监视下,经皮穿刺体内器官,通过抽吸或切取等方式取得标本,达到病理学诊断目的的介入技术。

经皮活检术临床应用广泛,对于明确病变性质,特别是实质性占位病变的组织学类型具有重要意义。全身各个器官如肝、肾、胰、肺、乳腺、骨关节,甚至是脑及椎管内组织等,均可应用经皮活检术。

(二) 器材选择

活检穿刺针为必备器材,分抽吸活检针、切割活检针及特殊活检针(如骨组织活检针)等类别,应根据不同的目的慎重选择。部分穿刺针可配相应型号的套管针,建立穿刺通道,减少单次反复穿刺带来的组织损伤。

抽吸针多为细针,通过抽吸获取少许材料供细胞学和细菌学检查;而切割针相对较粗,能够切取组织块供组织学检查;活检枪(图14-6)设计有弹射装置,扣发扳机后能快速弹射进入病灶获取标本,简便快捷。骨组织硬度大,宜采用专门设计的骨组织活检针。

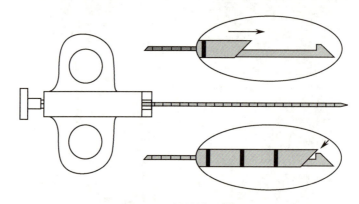

图 14-6 活检枪示意图
小圆图示针尖部分放大像,箭示切割方向

(三) 技术要点

1. 导向设备选择 肝肾等实质脏器可优先选择超声、CT作为导向设备,肺和骨活检可采用透视进行导向,MRI对软组织分辨率较高且无辐射,适用于特殊人群。导向设备的引导可以增加穿刺成功率。

2. 穿刺路径设计 应尽量避开重要脏器和正常的生理管道,尽可能选择短路径操作,最大限度地减少损伤。

3. 严密监视,多点取材 穿刺和取材过程应在影像导向设备监视下进行,为提高活检准确率,应在病灶内进行多点取材。负压抽吸活检,可通过旋转提插方式提高取材效率。

(四) 效果评价

影像设备导向下的经皮活检术定位准确,效率很高;其操作简便、安全,术后处理简单,并发症发生率低。良性病变的活检诊断准确率可达95%以上,恶性病变诊断准确率亦在90%以上,有利于治疗方案的制订。

第三节 介入治疗技术

一、经导管药物灌注术

(一) 临床应用

经导管动脉灌注化疗(transcatheter arterial infusion,TAI)是指将导管插入靶血管后,经导管注入药物以达到局部治疗目的的介入技术。

主要适用于恶性肿瘤的化疗灌注、血栓性疾病的局部溶栓、肠道等出血的灌注止血、雷诺病等血管缺血性疾病的血管扩张治疗。此外,顽固性的局部感染如骨髓炎等,也可经导管使用抗生素进行局部灌注治疗。

(二) 器材选择

灌注术在选择性插管技术成功后施行,即使用成功插入的选择性导管进行药物灌注,多数情况下不再需要另行选择特殊器材。但基于不同的治疗目的,有时会用到多侧孔溶栓导管、注射泵、植入式药盒、球囊阻塞导管等器材。

(三) 技术要点

1. 插管精准　通过选择性或超选择性插管,应将导管头端准确插入病灶的供血动脉,并须经血管造影证实其位置合适后,方可经导管行药物灌注术。

2. 选好药物　根据治疗目的不同选择疗效佳,不良反应轻微的药物。多种药物联合应用,有利于增强疗效。

3. 灌注方式　①一次冲击性药物灌注,主要用于恶性肿瘤的局部化疗;②长期性药物灌注,需将导管留置于目标血管48小时以上或行药盒植入术,按计划反复多次经导管进行灌注,常用于恶性肿瘤的姑息治疗,亦可用于胃肠出血的止血及血栓性疾病的溶栓治疗等。

4. 防治不良反应和并发症　①肿瘤化疗灌注常发生胃肠道反应;②溶栓抗凝药物用量过大,或原有溃疡、痔疮或血管性疾病的患者治疗过程中有可能会导致出血,严重的大出血或重要器官出血,可危及患者生命;③其他并发症,如使用血管扩张药可致低血压,使用血管收缩剂可致血压升高等。因此应严格掌握适应证和禁忌证,尽量做到超选择性插管,控制灌注药量及灌注速率,治疗过程中应监测患者生命体征,以确保安全。必要时术中、术后可给予适当处理以减轻不良反应,如可应用昂丹司琼、奥美拉唑等药物以减轻肿瘤化疗灌注的胃肠道反应等。

(四) 效果评价

1. 提高药物治疗效果　药物经导管直接灌注于病变局部血管,将在病变局部形成首过效应,局部药物浓度亦较全身用药明显提高,有利于提高药物治疗效果。

2. 减轻药物的不良反应　药物经局部滤过后才进入全身血液循环,全身的不良反应将明显减轻,患者易于耐受。

二、经导管动脉栓塞术

(一) 临床应用

经导管动脉栓塞术(transcatheter arterial embolization,TAE)是指将导管插入目标血管后,经导管注入能够引起血管暂时性或永久性阻塞的物质(即栓塞剂),从而达到治疗目的的介入技术。

最常用于各种实体性、富血管性肿瘤的术前和姑息性治疗;外伤或产后大出血、大量咯血、消化道大出血等,均可通过栓塞术急诊止血;动脉瘤、动静脉畸形、假性动脉瘤、动静脉瘘等,可通过栓塞术起到防止血管破裂出血、阻断动静脉异常分流的作用;此外,脾功能亢进、肾性高血压等亦可通过栓塞术实现治疗目的。

(二) 器材选择

1. 明胶海绵　明胶海绵(gelatin sponge,GS)是最常采用的栓塞剂之一,一般在2周至2个月内被吸收,可为下一次治疗保留血管通路,有利于多次重复治疗。明胶海绵可手工制成大小不一的颗粒状或条状,也有市售不同规格的明胶海绵微粒可供选用。

2. 聚乙烯醇　聚乙烯醇(polyvinyl alcohol,PVA)无毒性、组织相容性好,能在体内长期不被吸收,故作为长效栓塞剂使用。

3. 碘油　通常将碘油(iodized oil)与化疗药物混合成乳剂使用,能够栓塞肿瘤部位的微血管,为末梢性栓塞剂,主要用于恶性肿瘤的治疗。

4. 无水乙醇　为组织坏死剂,其栓塞机制是造成微小血管内膜及周围组织的损伤,血液中蛋白质变性,形成凝固混合物而起栓塞作用。

5. 弹簧钢圈　由不锈钢丝或微型铂金丝缠绕而成,可以制成不同的规格,以适应不同大小的目标血管。

6. 其他 如栓塞微球、组织黏合剂、可脱离球囊等,可根据需要选用。

(三) 技术要点

1. 栓塞剂选择 应熟悉不同栓塞剂的特性,根据目标血管及栓塞目的的不同合理选择。

2. 栓塞部位选择

(1)近端栓塞:亦称主干栓塞或中心性栓塞,选用弹簧圈等大型栓塞剂栓塞病变血管主干,多用于大出血的急诊止血、血流重分配或难以超选择插管的肿瘤姑息性治疗。

(2)远端栓塞:亦称末梢栓塞或周围性栓塞,多用碘油、小规格微粒/球等栓塞剂直接栓塞病变的病理血管床,主要用于恶性肿瘤的栓塞化疗。

(3)远、近端联合栓塞:常用于恶性肿瘤的治疗,可先用末梢栓塞剂栓塞,再用颗粒栓塞剂栓塞其供养动脉主干,以强化栓塞效果,减少侧支循环的形成和肿瘤复发。

3. 栓塞程度控制

(1)完全性栓塞:用末梢性栓塞剂完全充填病理血管床,以期完全杀灭肿瘤。

(2)部分性栓塞:适用于因病变巨大、患者体质较弱或需保留器官部分功能等原因而不宜采用完全性栓塞的病例。

4. 栓塞剂的释放方法

(1)定位法:将导管插到目标血管的欲栓塞部位,再释放栓塞剂,为 TAE 基本方法。

(2)流控法:采用低压力、低流率的注射,利用血流将栓塞剂带入目标血管的远端位置,并防止反流,是 TAE 常用方法。

(3)阻控法:将导管楔入或用球囊阻塞目标血管的近端,再注入栓塞剂,主要用于某些液态栓塞剂释放,临床少用。

(四) 效果评价

栓塞肿瘤的供血动脉,可使肿瘤缺血坏死,从而控制肿瘤发展,甚至有可能实现治愈的目标;大出血的急诊栓塞止血,往往能够"立竿见影";动脉瘤的栓塞可有效地预防瘤体破裂出血;动静脉瘘等的栓塞能使血流动力学异常的状况快速恢复正常。总之,栓塞术临床常用,效果确切。

三、经皮腔内成形术

(一) 临床应用

经皮腔内成形术多指经皮腔内血管成形术(percutaneous transluminal angioplasty,PTA),是指经皮穿刺,将球囊导管插到目标血管,对狭窄、闭塞段血管进行机械性扩张,从而重建血管腔径的介入治疗技术。该技术广泛应用于全身各部位的动、静脉系统相关疾病的治疗,如肢体动静脉、内脏动脉、冠状动脉、腔静脉及门静脉的狭窄或闭塞等(图 14-7)。同时,腔内成形术还被应用于因各种原因所致的呼吸道、消化道、胆道、泌尿道等非血管腔道的狭窄、阻塞性病变,如贲门失弛缓症;放疗、烧伤、药物灼伤所致的食管狭窄;术后吻合口狭窄;胆管良性狭窄等。为防止球囊扩张后腔道回缩塌陷而再次狭窄或闭塞,可通过置放支架而达到目的(图 14-8)。

严重的心功能不全、大动脉炎活动期、严重的末梢血流障碍、支架输送装置无法到达预期置放部位者禁用支架植入术。动脉流出道阻塞难以解除以及关节部位,支架置放术应慎重。

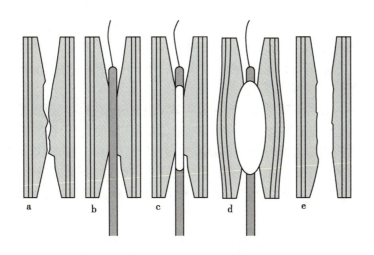

图 14-7　PTA 操作示意图

a. 造影示血管显著狭窄；b. 选择性导管随导丝通过狭窄段；c. 换入球囊导管；
d. 充盈球囊；e. PTA 后血管恢复通畅

（二）器材选择

1. 球囊导管　为成形术中的基本器材。球囊导管的选用应与目标腔道相称，如单纯作球囊扩张，球囊直径以大于相邻管径 10% 为宜，如为支架植入前的预扩张，则以小于相邻管径 10% 为宜。

2. 支架　支架的选择应根据其大小、长度和支撑力应与目标腔道相适应，支架材料能耐受植入部位体液如胃酸、肠液、胆汁、尿液的长期浸泡。为了封堵伴有管腔瘘的腔道狭窄，应选用合适型号的覆膜支架。

3. 导丝　作用是引导球囊导管或支架到达目标腔道；在输卵管，导丝可直接起到开通和扩张阻塞或狭窄的管腔目的。导丝的选择，在长度、直径和支撑力应与其目的相一致。

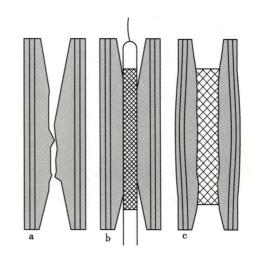

图 14-8　支架置放示意图

a. 造影显示管腔显著狭窄；b. 沿导丝将支架输送装置送至管腔狭窄处；c. 支架置放后管腔恢复通畅

食管支架植入术（动画）

（三）技术要点

1. 术前应明确诊断　除全面地了解病史外，术前应通过影像学检查，对目标腔道存在狭窄或阻塞的部位、范围和程度有全面的了解。

2. 选择合适的介入途径　食管、气道、泌尿道等，可经自然开口作为入路；胆管则往往需要经皮肝穿刺的途径进入，但如术后 T 形管留置，也可经 T 形管进入，有时也可通过内镜从十二指肠降段开口逆行进入。

3. 麻醉与术前用药　根据进入途径和目标腔道的不同，选择不同的麻醉方式如局部浸润麻醉、表面喷雾麻醉或全麻，在气道和食管的介入操作中尤其重要。适当应用镇静、镇痛及减少分泌物的药物亦有利于介入操作的顺利进行。

4. 严密监控下操作　应在影像设备严密监控下操作，确保介入器械在真正的管腔之内，以保障治疗效果并防止不必要的损伤。

笔记栏

5. 成形术后应造影复查观察扩张情况,并酌情进行必要处理。血管成形术后应注意抗凝治疗防止急性血栓形成;消化道扩张后 2~3 天应进流食、半流食,逐渐过渡到软食和普通饮食;胆道内引流或支架放置术后应密切观察淀粉酶变化,警惕急性胰腺炎的发生。

(四)效果评价

保持通畅是体内各种管道系统实现正常生理功能的必要前提。经皮腔内成形术能够重建管腔的通畅,恢复血管及其他管道的生理功能,其操作简便安全,往往能够起到立竿见影的效果,治疗后患者的临床症状消失或明显改善,避免外科手术治疗;腔道通畅后的形态学表现也可以在术后的造影复查中得到明确而客观的评价。如果造影复查显示成形效果不佳,还可插入球囊导管进行再次成形术操作,贲门失弛缓症等可能需要反复多次的球囊扩张术。

📖 **知识拓展**

药涂球囊扩张导管的临床应用

近年来药涂球囊扩张导管的临床应用因效果显著得到了许多临床医生的肯定。其原理是在单纯球囊扩张导管上涂抹抗增殖药物(常用雷帕霉素和紫杉醇),进入血管腔内后贴壁释放,可溶解血栓并抑制血管内膜增生,临床证实单次释放即可达到快速吸收及长效抑制的效果。该技术十几年来主要应用于冠心病,较单纯球囊相比,它显著降低术后血管管腔丢失率。近几年药涂球囊越来越多应用于外周血管,尤其是膝下动脉,取得了较好的疗效。甚至有学者提出在保护伞的保护下可应用于头颈部血管,这样可以大大减少头颈血管支架的应用。

ER-14-3
药涂球囊扩张术(动画)

四、经皮穿刺引流术

(一)临床应用

经皮穿刺引流术,是指在影像设备的引导下,利用穿刺针、扩张管和引流导管等器材,经过皮肤对人体腔隙、管道或组织器官进行穿刺或穿刺置管,对其潴留的体液(如胆汁、胰液、尿液等)或囊肿、血肿、脓肿等病理性液体进行穿刺、抽吸、引流、药物灌注,从而达到减压、局部药物治疗等目的的介入技术。

正常腔道阻塞所致的体液积聚均适用于引流术。如阻塞性黄疸(图 14-9)、肾积水、尿潴留,炎症、外伤等引起的体腔积液如脓胸、血胸、浆膜腔积液、腹腔积血、盆腔脓肿以及肝、脾、肾等实质脏器的囊肿、脓肿等可通过经皮穿刺引流术进行治疗。

有严重的心肝肾功能不全、出血倾向、穿刺部位感染、穿刺路径有占位性病变、碘对比剂及麻醉剂过敏以及不能配合治疗者,均禁忌行引流术治疗。

(二)器材选择

1. 穿刺针　为必备器材,有多种型号,大小长度各不相同,以带有针芯和塑料套管的套管针为常用。应根据所穿刺的部位、器官和病变的不同进行选择,如胆管或肾盂应选择细针,浅表的脓肿、脓胸、尿潴留的巨大膀胱则可用粗针。

2. 导丝　如需后续置入引流导管,则为必备器材,注意与穿刺针相配套。

3. 引流导管　当囊腔较大或需较长时间持续引流时,应备有引流导管。引流导管为多侧孔导管,前端常为猪尾状或蘑菇状以防滑脱。引流导管的管径应根据引流液黏稠度不同来选择,稠厚的脓液或血肿血凝块宜用较粗的多侧孔引流管。

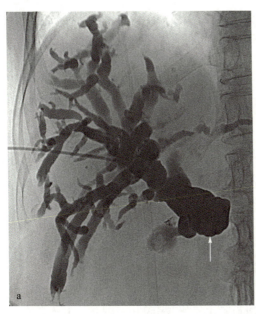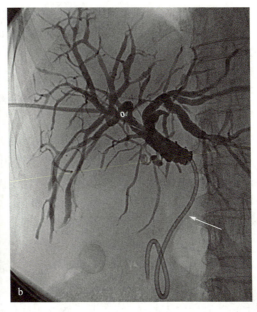

图 14-9　经皮肝穿胆道引流术

a. 经皮肝穿胆道造影示肝内胆管显著扩张,肝总管上段阻塞(白箭);

b. 经引流后胆管扩张情况明显改善,可见留置的内外引流管(白箭)

(三) 技术要点

1. 导向设备选择　作为定位穿刺和引流的影像导向设备,超声、CT 比较常用;在有术前 CT 或 MRI 图像指导下,电视透视也能胜任,且能实时观察造影表现。MRI 设备因需要专用穿刺针等磁兼容性器材,目前应用很少。

2. 穿刺通道设计　应尽量避开占位性病变、正常的生理管道和邻近脏器,并有利于后续的引流。

3. 严密监视,随时复查　穿刺过程应在影像导向设备监视下进行,并根据造影等影像资料及时修正穿刺深度和角度。

4. 药物应用　术前适当应用镇静、止痛、解痉等药物,可以有效减轻术中患者的不适。囊肿引流者囊腔内可用无水乙醇或泡沫硬化剂等固化囊壁,脓肿引流者在脓腔内应用纤维蛋白酶与各种抗生素,能够起到方便引流、促进愈合的作用。

5. 妥善固定　留置引流管应妥善固定,可通过绑扎缝线或应用固定盘进行固定,并嘱病人避免牵拉引流管,以防脱出。

(四) 效果评价

影像设备引导下的引流术定位准确、简便安全、成功率高。引流术中常通过造影对病理腔隙、管道进行影像学评价,了解其大小、范围或程度,并可抽吸液体进行细胞学、细菌学和生化检测,协助定性诊断。即时抽吸引流或辅以注入治疗性药物,能够分别达到减压、消炎、硬化、杀灭肿瘤等治疗目的。因此,引流术可以实现诊疗双重目的,而且效果迅速而确切。

术后应注意保持引流管的通畅,防止其移位和脱落,定期对引流管进行抽吸、冲洗,注意穿刺处的护理,预防感染发生。

五、经皮穿刺消融术

(一) 临床应用

经皮穿刺消融术是指通过经皮穿刺途径,导入物理或化学性刺激物对病变组织进行毁损的介入技术。其应用范围很广泛,全身各部位不宜手术或不愿手术、其他治疗方法不敏感的实体性肿瘤或残存病灶、各种与关节腔不相通的囊肿、曲张静脉、快速性心律失常、椎间盘突出症等都可应用消融术进行治疗。

有严重的出血倾向、重要器官的功能不全、恶病质、急性感染以及患者无法合作等情况,禁忌行消融术治疗。病灶邻近有重要结构或难以避免损伤的情况,施行消融术应慎重。

（二）器材选择

可以应用于消融术的器材器械很多,应根据治疗目的谨慎选择。物理性消融主要是通过热效应或冷冻效应进行病灶毁损,可供选用的器材有射频治疗仪、微波治疗仪、氩氦刀冷冻治疗机等以及相关的配套器材。化学性消融需要采用穿刺注射针,通过向病灶内注射组织坏死剂达到毁损病灶的目的。

（三）技术要点

基本要点:定位准确、路径恰当、按序操作、剂量适宜。

以射频消融术和无水乙醇消融术为代表简要介绍物理性消融和化学性消融技术。

1. 射频消融术　射频消融术(radiofrequency ablation,RFA)的原理是通过射频能量作用于病灶局部产生高温,从而造成病变组织的细胞脱水干燥、凝固甚至碳化。基本程序是在CT、B超等影像设备引导下,将射频治疗仪的电极针直接插入病变局部,注意避开重要的器官和血管;扫描确定位置适当后,开启并调校治疗仪,使射频电流在病灶内产生高温、凝固作用;如病灶较大,可重复进行射频电极针的穿刺和定位,进行多次的叠加治疗,使消融范围与病灶相适应;再次扫描确定消融达到预期目的后,撤除电极针;对穿刺道进行必要的电凝烧灼和封闭包扎后结束操作。

2. 无水乙醇消融术　亦常称为经皮无水乙醇注射术(percutaneous ethanol injection,PEI),原理是无水乙醇可导致病变组织细胞的蛋白质发生强烈变性和不可逆的凝固性坏死。基本程序是在影像设备的引导下,将20~22G 的 Chiba 针穿刺入病变局部;确定针尖位置适当后,将无水乙醇直接注入病变组织内。无水乙醇的用量应根据病灶的大小而定,每次注射10~30ml,最多不超过 50ml。大于 5cm 的肿瘤,常需要多点注射,注射时应缓慢并注意病人的反应,发现异常时应立即停止注射。

（四）效果评价

消融术具有操作简便、见效迅速、并发症少、治疗周期短、患者易接受等优点。该项技术已日趋成熟,可作为操作引导的影像设备多,可供选择的消融手段丰富,在临床上的应用日益广泛。

六、经皮药盒及输液港植入术

（一）临床应用

1. 经皮动脉内导管药盒系统植入术　用于需要较长期反复多次地向靶动脉(病变供血动脉)给药者,特别适用于恶性肿瘤长期规律的局部化疗灌注。

2. 输液港植入术　即经皮中心静脉内导管药盒系统植入术,用于需要长期静脉给药的慢性病患者,建立一条完全植入皮下的长期输液途径,避免反复多次浅静脉穿刺造成的痛苦和并发症。

（二）器材选择

导管药盒系统为必备器材,由药盒、连接装置和留置管组成。其他器材包括穿刺针、导丝、扩张管、隧道针等。另外,为植入皮下药盒,还需要手术刀片、组织剪、有齿镊、止血钳、持针器、缝线等。

ER-14-4

肝癌消融治疗（动画）

(三) 技术要点

1. **植入部位**　优先考虑术后应用是否方便以及对患者生活质量的影响,同时也应综合考虑操作的难度、目标及行程血管的状况。一般而言,动脉药盒多选择在左锁骨下窝(经左锁骨下动脉穿刺)或双侧大腿上段前内侧(经股动脉穿刺),而静脉输液港多选择在右锁骨下窝(经右锁骨下静脉或右颈内静脉穿刺)。

2. **目标血管**　动脉药盒的留置管头应置于病变的供血动脉,如肝癌以肝固有动脉或肝总动脉为宜,盆腔肿瘤以髂内动脉为宜。静脉输液港的留置管头以置于上腔静脉下段邻近右心房处为宜;如上腔静脉状况不良,亦可考虑置于下腔静脉上段。

3. **引导设备**　为保障留置管头的精确到位,动脉药盒必须在 DSA 下进行,静脉输液港亦以在 DSA 引导为佳。穿刺困难的病例,结合超声引导可以明显提高穿刺成功率。

4. **连接稳妥**　在将留置管通过皮下隧道与药盒进行连接时应注意方式方法,应确保稳妥且不会造成留置管的移位和折曲,连接后要试注肝素盐水,以观察是否存在渗漏现象。

5. **无菌操作**　该技术除需要经皮穿刺外,还须皮肤切口达 2~2.5cm,结合钝性和锐性分离技术制成容纳药盒的皮下囊袋,创伤相对较大,应严格按无菌操作规程进行,以免造成感染。

6. **缝合包扎**　一般缝合三针,第一针从切口中间开始,严防缝扎或刺伤留置管。缝合后用无菌敷料加压包扎切口,防止渗血和感染。

(四) 效果评价

一次操作就能建立完全位于皮下长期使用(最长可达 30 年)的血管通路,适用于规范的局部化疗,或输注各种药物、补液、输血、肠外营养支持、血样采集等,具备感染风险低、使用方便、维护简单、病人生活质量高等优点。每次穿刺使用无损伤针、至少每月一次肝素盐水脉冲式正压封管、输注药物后以生理盐水冲净管道内残留药物等措施,有助于减少堵管事件,延长药盒使用寿命。

七、腔静脉滤器置放术

(一) 临床应用

一般置放于下腔静脉,少数病例置放于上腔静脉。如存在下述情况,一般认为应置放下腔静脉滤器:①急性或亚急性下肢深静脉血栓形成拟行溶栓治疗者;②下肢深静脉血栓形成但对抗凝剂过敏或有抗凝治疗禁忌证者;③下肢深静脉血栓形成并发肺动脉栓塞或反复肺动脉栓塞者;④存在肺栓塞可能的高危人群如髂、股静脉或下腔静脉内存在大量血栓者。

有血管造影检查禁忌证者,亦不宜行滤器置放术。

(二) 器材选择

腔静脉滤器为必备器材,应选择输送释放方便、对血流阻力低、生物相容性好、无促凝血作用且无铁磁性的滤器为佳。故目前受欢迎的滤器一般均为镍钛合金材质,输送鞘外径已从初期的 24F 减小到 6F,对血管的损伤轻微。有不同设计的永久、可回收及临时性滤器,应根据患者年龄、致病原因等因素进行合理选择。

(三) 技术要点

1. 滤器置放前应行腔静脉造影,了解腔径大小、形态、有无血栓以及肾静脉开口的位置。

2. 注意下腔静脉变异可能,选好滤器型号并确定置放位置。如下腔静脉直径在 28mm 以上的病例宜选用相应的滤器如鸟巢式滤器,以防滤器脱落移位。

3. 滤器置放过程宜监测患者的生命体征,并在电视透视监控下进行(图 14-10)。

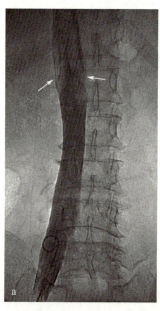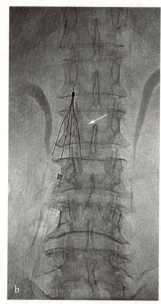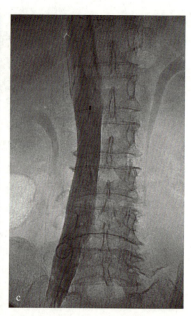

图 14-10 下腔静脉滤器置放术

a. 下腔静脉造影,肾静脉汇入处(白箭)可见血流影像;b. 滤器(白箭)已经置放于肾静脉平面下方的下腔静脉内;c. 滤器置放后造影复查,示血流通过顺畅

4. 术后应注意抗凝治疗,同时注意穿刺处的止血处理。

(四)效果评价

下肢或盆腔静脉血栓形成以后,部分血栓可能脱落并通过下腔静脉进入肺动脉,导致可能致命的肺动脉栓塞。滤器置放术操作简便,安全性高。将滤器置放于下腔静脉内,有如在血液回流通路上安置一道筛网,血液及溶解后的血栓碎屑可自由通过而不影响正常血液循环,大的脱落栓子则被阻拦,从而起到预防致死性肺栓塞的主动保护作用。

(张玉穗 王芳军)

下腔静脉滤器置放术（视频）

扫一扫测一测

复习思考题

1. 何为介入放射学?

2. 介入放射学的分类有哪些?

3. 介入诊疗技术有什么优势?

4. 经皮穿刺术的适应证及禁忌证有哪些?

5. 如何做到选择性插管?

6. 经导管药物灌注术的临床意义有哪些?

7. 经导管动脉栓塞术的临床意义有哪些?

8. 经皮腔内成形术的技术要点有哪些?

9. 支架置放术的适应证有哪些?

10. 输液港植入术有什么技术要点?

11. 腔静脉滤器置放术的适应证有哪些?

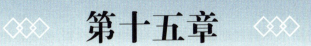

第十五章

常见疾病介入治疗

📚 **学习目标**

通过本章的学习,掌握常见疾病的介入治疗适应证和禁忌证;熟悉原发性肝癌经导管动脉化疗栓塞术、外周血管血栓溶通术及成形术、选择性输卵管造影术及再通术、输卵管栓塞术的技术方法;了解冠心病及脑血管疾病的介入治疗方法及应用。

第一节 原发性肝癌

原发性肝癌是目前我国第 4 位常见恶性肿瘤及第 2 位肿瘤致死病因,严重威胁我国人民的生命和健康。原发性肝癌中,85%~90% 是肝细胞癌(hepatocellular carcinoma,HCC),发病率高、恶性程度大,早期诊断困难。治疗首选外科手术,但由于确诊时病情多属晚期,能获得手术切除的病人仅 20%~30%,故介入治疗已成为目前绝大多数肝癌的首选治疗方法。

肝癌介入治疗方法多样,其中经导管动脉化疗栓塞(transcatheter arterial chemoembolization,TACE)和局部消融治疗最为常用。

一、介入治疗方法

(一)经导管动脉化疗栓塞术

【适应证】

1. 不能或不愿接受外科手术治疗。

2. 外科手术前应用,可使肿瘤缩小,利于切除。

3. 外科手术失败或切除术后复发。

4. 肝癌肝移植术后复发。

5. 控制疼痛,出血及动静脉瘘。

【禁忌证】

1. 肝功能严重障碍(Child-Pugh C 级),包括黄疸、肝性脑病、难治性腹腔积液或肝肾综合征等。

2. 无法纠正的凝血功能障碍。

3. 门静脉主干完全被癌栓栓塞,且侧支血管形成少。

4. 合并活动性肝炎或严重感染且不能同时治疗者。

5. 全身已发生广泛转移,估计治疗不能延长患者生存期。

6. 恶病质或多器官衰竭者。

笔记栏

肝癌肝动脉
造影(视频)

肝癌侧支
血管 TACE
(视频)

【操作步骤】

1. 采用 Seldinger 技术经股动脉或者肱动脉、桡动脉穿刺,置入导管鞘。

2. 选择性插管至腹腔动脉、肠系膜上动脉及肝总动脉造影,了解病灶血供特点,图像采集应包括动脉期、实质期及静脉期,注意寻找侧支供血。分析造影表现判断肿瘤位置、数目,供血血管形态、有否动脉 - 门静脉 / 肝静脉瘘以及门静脉内癌栓等,制定化疗栓塞初步方案。

3. 尽可能超选择性插管至靶血管,确认导管头端位置无误后,将化疗药物和栓塞剂混合,经肿瘤供血动脉支注入。最常用的栓塞剂是碘油乳剂(内含化疗药物)、明胶海绵颗粒、PVA 颗粒、空白微球和药物洗脱微球。栓塞时应尽量栓塞肿瘤所有供养血管,注意透视观察栓塞剂走行情况,防止误栓正常肝组织或非靶血管。

4. 注药后摄片观察栓塞剂分布情况(图 15-1),如达到预期目的即可拔除导管,穿刺处局部加压包扎,结束操作。

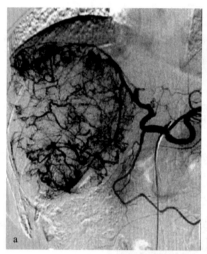
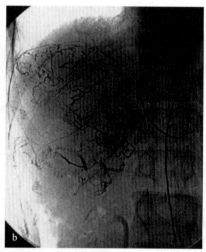
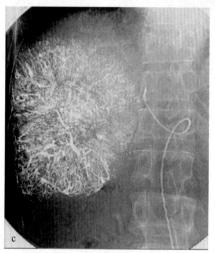

图 15-1 经导管动脉化疗栓塞

a. 选择性腹腔动脉造影;b. 肝右动脉肿瘤支超选择性插管,并经管化疗栓塞;
c. 术后摄片示肿瘤病灶区碘油乳剂沉积

【并发症及处理】

1. 栓塞后综合征 表现为肝区疼痛、发热、恶心呕吐等,可予止痛、退热、止呕等对症处理。

2. 肝、肾功能损害　大多为术后一过性损害,部分可出现严重损害,甚至肝衰竭。可予护肝降酶,甚至促进肝脏微循环的治疗;水化和碱化尿液,有利于防止和减轻肾损害。

3. 异位栓塞　栓塞剂反流或通过动静脉瘘进入其他非靶组织器官,造成胆囊、消化道、脊髓及膈肌损伤等。强调超选择插管及注药压力控制,严密监测,进行预防。

(二)消融治疗

消融治疗目前以射频消融(radiofrequency ablation,RFA)、微波消融(microwave ablation,MWA)及经皮无水乙醇注射术(percutaneous ethanol injection,PEI)最为常见,此外还有氩氦刀冷冻消融、高强度聚焦超声(high intensity focus ultrasound,HIFU)、激光消融、不可逆电穿孔(irreversible electroporation,IRE)等。

【适应证】

1. 直径 ≤5cm 的单发肿瘤或最大直径 ≤3cm 的多发结节(3 个以内),无血管、胆管侵犯或远处转移,肝功能 Child-Pugh A/B 级的早期肝癌患者。

2. 不愿接受手术治疗的小肝癌以及深部或中心型小肝癌。

3. 手术切除后复发或中晚期等各种原因不能手术切除的肝癌。

4. 肝脏转移性肿瘤化疗后、等待肝移植前控制肿瘤生长以及移植后复发转移等患者。

5. 对于不能手术切除的直径 3~7cm 的单发肿瘤或多发肿瘤,可联合 TACE。

【禁忌证】

1. 位于肝脏脏面,其中 1/3 以上外裸的肿瘤。

2. 肝功能 Child-Pugh C 级,TNM Ⅳ 期或肿瘤呈浸润状。

3. 肝脏显著萎缩,肿瘤过大,需消融范围达 1/3 肝脏体积者。

4. 近期有食管(胃底)静脉曲张破裂出血。

5. 弥漫性肝癌,合并门脉主干至二级分支癌栓或肝静脉癌栓。

6. 顽固性大量腹水。

7. 活动性感染尤其是胆系炎症等。

8. 不可纠正的凝血功能障碍及血象严重异常的血液病。

9. 主要脏器严重的功能衰竭;意识障碍或恶病质。

【操作步骤】

1. 在超声、CT 或电视透视导向下,将穿刺针或专用电极针等插至肿瘤。

2. 经针管注入无水乙醇对瘤体进行化学消融;或利用射频、微波的热效应和氩气、氮气等产生的冷冻效应对瘤体进行物理性消融治疗。

3. 消融范围应力求包括 0.5cm 的癌旁组织,以获得"安全边缘",彻底杀灭肿瘤。对边界不清晰、形状不规则的浸润型癌或转移癌,在邻近肝组织及结构条件许可的情况下,扩大瘤周安全范围达 1cm 或以上。

【并发症及处理】

1. 腹部疼痛　多与穿刺、药物刺激等有关。经针道注入适量 1% 利多卡因有一定的止痛效果,术后疼痛明显时,可予镇痛剂进行对症处理。

2. 发热　多与肿瘤坏死吸收有关,一般不须特殊处理。

3. 严重并发症　如肝破裂、腹腔内出血、胆道损伤、气胸、结肠损伤等,与操作失误有关,应努力预防。

(三)其他介入治疗方法

1. 经肝动脉药物灌注术 / 肝动脉栓塞术　主要应用于难以超选择插管者,或存在肝动

ER-15-4

肝癌射频
消融

脉 - 门静脉 / 肝静脉瘘的中晚期肝癌,或肝癌手术后预防性肝动脉灌注化疗。

2. 经皮血管内导管药盒系统植入术 适用于难以超选择插管且需长期规律经动脉用药治疗者,如弥漫型肝癌,转移癌,乏血性肝癌,大量动 - 静脉分流型等。

> **知识拓展**
>
> 碘 ¹²⁵ 粒子植入内放射治疗
>
> 自从 1898 年居里夫妇发现放射性核素镭以后,开始了放射线治疗肿瘤的历史,肿瘤内植入放射性粒子是近距离治疗的一种形式。近年来,碘 ^{125} 粒子植入内放射治疗受到广泛的关注,目前国内也已有多家放射性粒子源的生产厂家,部分省、市级医院开展了对前列腺癌、肝癌、肺癌、胰腺癌及盆腔等部位肿瘤的临床治疗,并取得较好的治疗效果。

二、临床疗效评价

TACE 是肝癌非手术治疗最常见的方法之一。采用微导管超选择插管至肿瘤的供养动脉分支内进行化疗栓塞,既能达到完全栓塞的效果,又能最大限度地保护肝功能。文献报道,接受 TACE 患者的中位生存时间约为 34 个月,患者的 1、3、5 和 7 年的生存率分别为 82%、47%、26% 和 16%。即使是伴有门静脉癌栓的患者,采用合适的 TACE 治疗,也可使平均生存时间延长至 9.5 个月。晚期肝癌多因各种并发症危及生命,敏锐判断患者病情,重视检测相关指标并及时处理,将有助于 TACE 疗效的提高。

经皮局部消融治疗肝癌效果肯定,并发症发生率低、恢复快、住院时间短。目前以 RFA 文献报道较多,对于不能手术切除的早期肝癌病人,RFA 可获得根治性疗效,其无瘤生存率和总生存率类似或稍低于手术切除,但并发症发生率、住院时间低于手术切除。有术后 2 年的总存活率可达 91.2%,5 年存活率达 30% 以上的报道。不过,对于肿瘤体积大、邻近大血管、肝包膜或邻近胆囊的肿瘤,RFA 治疗较难达到肿瘤完全毁损,肿瘤的原位复发率较高。联合 TACE 治疗有助于提高临床疗效。

原发性肝癌有多种介入治疗方法,目前临床研究多支持各种治疗方法的综合应用,提倡 TACE 联合局部消融、外科手术、放射治疗、分子靶向药物、免疫治疗等综合治疗,以进一步提高 TACE 疗效。具体介入治疗方案及操作细节需根据患者的临床症状、生化指标、影像学表现及术程所见等个体化制定。围手术期的支持治疗及各种并发症的处理亦需重视,对于合并乙肝、丙肝背景的肝癌病人,应积极行抗病毒治疗。

三、中医药介入治疗

中医药介入治疗肝癌主要体现在两个方面:一方面在介入治疗肝癌的围手术期,配合中医的辨证论治可以起到改善患者基础状态、减轻化疗毒性,减少并发症的发生,促进恢复,提高生存质量等效果。可根据病情和临床实际选择针灸治疗,酌情使用活血化瘀、清热解毒等中药、中成药进行外敷治疗、中药泡洗、中药熏蒸等。另一方面,随着中医药现代药理研究的深入,部分抗癌中药剂型逐渐改进,可通过插管将抗癌中药直接灌注至肿瘤供血动脉内,起到抑制肿瘤细胞增殖,诱导肿瘤细胞凋亡作用。我国国家药品监督管理局(SFDA)已批准并在国家基本药物目录中纳入了一批可用于治疗肝癌的现代中药制剂,如:羟喜树碱、华蟾素、斑蝥素、榄香烯乳、鸦胆子油、莪术油、白及粉及白及微粒等。

第二节　输卵管阻塞性不孕症

女性不孕症是全世界范围内的主要医学和社会问题之一。输卵管阻塞是造成不孕症的主要原因之一，由于我国二孩政策放开、育龄妇女年龄增大、环境污染及工作压力等因素影响，使不孕症发病率日趋上升。输卵管阻塞的原因有发育异常、手术后粘连及输卵管内外炎症等，其中以炎症性的输卵管阻塞最为常见。

输卵管介入治疗作为一种安全性好、成功率高、操作简单、无创性的治疗方法已经广泛应用于临床，具体操作方法包括选择性输卵管造影术（selective salpingography，SSG）、输卵管再通术（fallopian tube recanalization，FTR）和输卵管栓塞术（fallopian tube embolization，FTE）。

一、介入治疗方法

（一）选择性输卵管造影及再通术

【适应证】

1. 间质部、峡部及壶腹部近端阻塞。

2. 输卵管通而不畅。

3. 怀疑输卵管假阳性阻塞。

【禁忌证】

1. 有生殖器急性炎症、发热及活动性肺结核的患者。

2. 有严重心力衰竭等全身情况不良的患者。

3. 对碘对比剂过敏及不宜生育者。

4. 明确为手术所致输卵管闭塞者。

5. 诊断为结核性输卵管阻塞或存在重度盆腔粘连及严重子宫角部粘连闭塞者。

6. 明确为输卵管壶腹远段、伞端阻塞者一般不宜行再通术。

【操作步骤】

1. 患者仰卧，取膀胱截石位，会阴部消毒、铺巾、上扩阴器，阴道冲洗，宫颈消毒。

2. 钳夹固定宫颈后，插管至宫腔推注对比剂显示宫腔形态、位置及输卵管梗阻情况。

3. 选择性插管至梗阻侧输卵管开口处，行选择性输卵管造影，若可见输卵管全程显影，提示阻塞程度轻或假阳性，经选择性输卵管造影即可再通；若未见输卵管显影，经导管引入不同规格导丝或专用微导管套装，透视下逐段进行轻柔疏通操作。

4. 退出导丝后经导管再次造影，若可见输卵管全程显影，提示再通成功，再经导管灌注抗炎、抗粘连药液（如庆大霉素、地塞米松、α-糜蛋白酶、丁胺卡那、玻璃酸钠、丹参注射液等），也可将 2~3ml 含碘油剂注入输卵管内，含碘油剂对于避免术后输卵管再次阻塞效果较好，且有一定的助孕作用；如仍未通或存在多节段阻塞，则再次插入细导丝，以往复、旋转等扭控手法继续再通操作（图 15-2）。

5. 术后密切观察有无阴道流血、腹痛等情况，常规使用适宜抗生素 3~5 天，并可下腹部外敷活血化瘀膏药、中药保留灌肠等治疗。介入再通成功者可于次月月经干净后 3~7 天行宫腔通液巩固输卵管通畅性。

ER-15-5
输卵管再通
过程（视频）

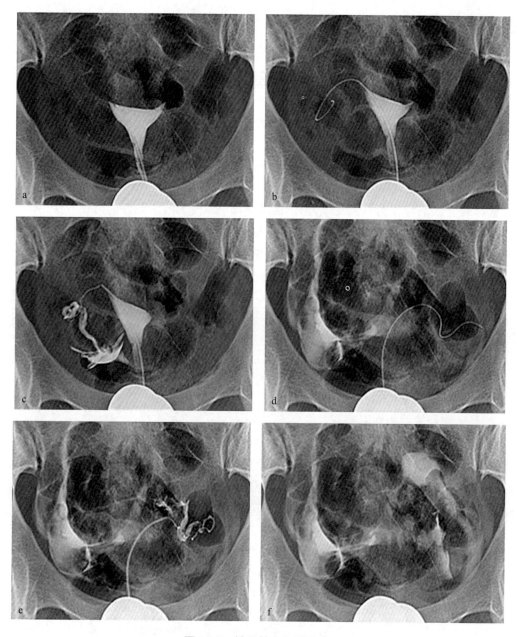

图 15-2 输卵管介入再通术

a. 子宫输卵管造影示双侧输卵管间质部闭塞；b. 选择性插管至右侧输卵管开口，应用导丝行机械性再通；
c. 退出导丝，经管选择性输卵管造影示右侧输卵管全程显影，再通成功；d. 同法行左侧输卵管再通操作；
e. 造影示左输卵管亦再通成功；f. 术毕摄盆腔平片示对比剂在盆腔弥散均匀

【并发症及处理】

1. 损伤　输卵管穿孔与操作手法、输卵管阻塞程度、炎症性质及选用器材不当有关。发现输卵管穿孔时，应立即停止操作，观察患者生命体征。由于导丝较细小，且输卵管壁有较好弹性，周围有韧带包绕，多无严重后果。阴道流血多为宫颈钳夹、导管头顶、刮等操作造成，一般仅少量出血，无需特殊处理，如出血较多，则应妇科检查明确原因，进行相应处理。

2. 迷走神经反射　表现为脸色苍白、出冷汗、脉搏细缓、血压降低、晕厥等，严重者可致休克死亡。主要因子宫、输卵管等受牵张刺激。发生时应停止操作，掐人中、刺激眼球等减轻迷走神经反射，严重者应开通静脉通道，给予扩容、阿托品增快心率、多巴胺升压等处理。

3. 术后感染　术前白带常规检查,术中无菌操作,围手术期应用抗生素预防性治疗有助于避免其发生。

(二) 输卵管栓塞术

【适应证】

1. 输卵管伞端积水。

2. 准备行体外受精 - 胚胎移植术(in vitro fertilization-embryo transplantation,IVF-ET),胚胎移植前发现输卵管积水,或因输卵管积水导致移植失败,或为了降低宫外孕风险。

3. 为了节育而要求栓塞输卵管。

【禁忌证】

1. 生殖系统急性或亚急性炎症期。

2. 不明原因的持续子宫出血。

3. 严重的全身性疾病,不能耐受手术者。

4. 对碘过敏、发热或正在月经期者。

【操作步骤】

1. 患者仰卧,取膀胱截石位,会阴部消毒、铺巾、上扩阴器,阴道冲洗,宫颈消毒。

2. 钳夹固定宫颈,透视下将导管头端插入到输卵管间质部位后,注射对比剂观察输卵管显影情况,微导丝插至输卵管峡部远端,沿微导丝引入微导管。

3. 退出微导丝并固定微导管于输卵管峡部位置,根据输卵管显影情况选择适合长度和直径的微弹簧圈,透视下将微弹簧圈释放于输卵管峡部,使释放状态下的微弹簧圈近端位于输卵管间质部,远端位于输卵管峡部;推荐采用多枚微弹簧圈栓堵,在患侧输卵管近端并行置入微弹簧圈,行致密栓堵,可明显增加输卵管栓堵的可靠性。

4. 双侧输卵管栓塞后立即行子宫输卵管造影检查,观察对比剂是否可以通过栓塞部位。如果仍有对比剂通过栓塞部位进入远端,需要进一步致密栓塞,直至造影剂不能通过栓塞部位(图 15-3)。

【并发症及处理】

1. 腹痛及阴道流血　上述疼痛症状一般持续数小时后消失。腹痛与术中操作损伤子宫内膜和注射对比剂后子宫及输卵管扩张有关,也与对比剂刺激腹膜有关,予以对症处置即可。若术后阴道流血过多(如月经量)及流血时间过长(>7d)应及时就诊。

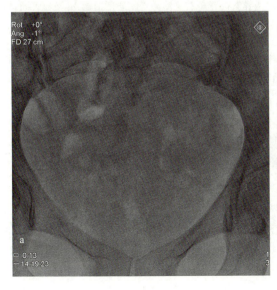
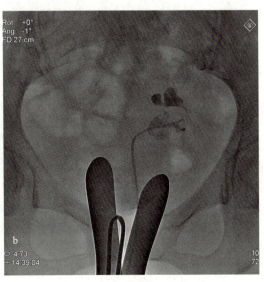

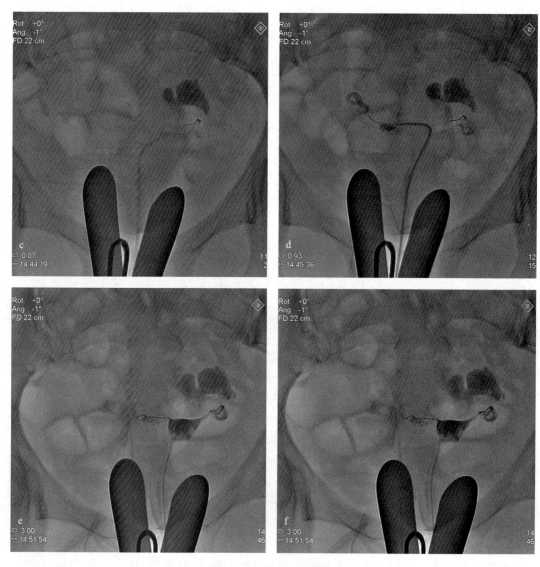

图 15-3 输卵管栓塞术

a. 术前盆腔平片未见明显异常;b. 插管至左侧输卵管间质部造影,见左侧输卵管壶腹部远端积水扩张;c. 微导管插管至左侧输卵管峡部,释放微钢圈进行栓塞;d. 同法微导管插管至右侧输卵管间质部造影;e. 微导管插管至右侧输卵管峡部,释放微钢圈进行栓塞;f. 栓塞完毕造影复查,见对比剂未通过栓塞部位,提示栓塞成功

2. 子宫内膜损伤　术中可能出现肌壁、淋巴显影及静脉回流,如出现这种情况应立即停止注入对比剂或控制对比剂推注压力和量,同时术前应做好抗过敏、抢救休克的准备。

3. 输卵管穿孔　多为输卵管浆膜下穿孔,造影表现为少量对比剂渗入浆膜下形成"假憩室"状,一般无严重并发症,一旦发现则应停止操作,以免使浆膜破裂。

4. 生殖道及盆腔感染　术后出现急性阴道炎或盆腔炎的症状,如白带异常、腰腹部持续性疼痛、发热等。应注意术中的无菌操作,术后常规使用抗生素。

二、临床疗效评价

FTR 作为输卵管近段阻塞导致不孕症患者的首选治疗方案已经深入人心。其优点主要为操作安全方便、再通成功率高、费用较低及不影响其他治疗的实施等;缺点主要为无法兼顾再通的输卵管的生理功能,妊娠率与再通率差距较大及 X 射线损伤卵巢可能存在致畸等潜在风险。

文献报道,输卵管近端阻塞再通率为 75%~98%,妊娠率 4.3%~58%,输卵管妊娠发生率 0~10%,再闭塞率 12.5%~50%。疗效差异较大可能与病例选择、操作水平、用药方案及后续治疗等有关。妊娠率则受多种因素影响,如患者年龄、性生活频率、其他致不孕疾病、丈夫因素以及随访时间等。

FTE 是通过介入治疗方式对输卵管积水进行预处理,通过对输卵管栓塞,防止输卵管内炎性液体流入宫腔,有助于提高 IVF-ET 的妊娠成功率。另外,对于希望绝育或避孕的育龄期女性,采取常规避孕措施失败或不适应者,亦可通过栓塞输卵管达到绝育目的。输卵管栓塞术不影响患者卵巢功能,在 IVF-ET 前对输卵管积水预处理,对比手术切除输卵管,在总获卵数、内膜厚度、正常受精率、临床妊娠率、流产率均与手术组无差异,但 FTE 能减少患者 IVF-ET 治疗次数。

三、中医药介入治疗

FTR 疏通阻塞的输卵管从形态学上可达到立竿见影的效果,灌注药液是针对输卵管局部环境,但存在妊娠率与再通成功率差距大的困扰。中医认为肾气不足、痰湿内生、冲任失调而致瘀瘀互结,胞胎痹阻,两精相隔而无子;输卵管阻塞性不孕的病机突出表现为"瘀"字,因此治疗上多采用活血化瘀法。现代医学也证实,使用活血化瘀中药可不同程度解除微循环障碍,改善微循环功能,改变血液流变学性质,从而促进炎症、坏死组织的吸收和消退,减轻组织增殖和溶解组织粘连,改善输卵管腔内的纤维化,从而促进损伤内膜的再生和修复,有利于输卵管通畅和功能恢复。在 FTR 再通成功的基础上,采用活血化瘀中药内外合治,标本兼顾,可显著提高临床疗效。临床上常用补肾活血汤药口服、经导管灌注丹参注射液、复方毛冬青液灌肠及双柏水蜜膏外敷下腹部等方法。对输卵管积液行 FTE 者,可加用桂枝、茯苓、泽泻、薏苡仁等中药。

第三节　外周血管疾病

外周血管疾病常指四肢动脉或静脉因管壁病变、血栓形成、栓子栓塞等多种原因发生血管狭窄或阻塞而引起缺血或淤血肿胀等相应症状的疾病。动脉病变包括动脉粥样硬化性闭塞、血栓闭塞性脉管炎和动脉栓子栓塞等,常引起急性或慢性肢体缺血,出现间歇性跛行、静息痛、肤温下降,重者可致肢端坏死、截肢。静脉病变包括下肢静脉曲张和深静脉血栓形成(deep vein thrombosis,DVT)等,DVT 主要引起肢体的淤血肿胀,伴有动脉痉挛时可出现股青肿、股白肿等,血栓脱落可引起致死性肺栓塞而危及生命。

介入治疗周围血管相关疾病方法多样,腔内治疗已经成为外周血管相关疾病首选的治疗方法,主要有溶栓、血管成形、经皮机械取栓术、支架植入以及下腔静脉滤器植入等。以下重点介绍下肢动脉闭塞溶通术和下肢深静脉血栓双向溶通术。

一、介入治疗方法

(一)下肢动脉闭塞溶通术

【适应证】

1. 下肢动脉闭塞,有明显间歇性跛行、静息痛等肢体缺血表现,保守治疗无效。
2. 踝肱指数(ankle brachial index,ABI)≤0.9,有下肢动脉狭窄、闭塞影像学证据。
3. 动、静脉穿刺插管术后出现动脉血栓形成。

4. 无法耐受或不愿意行血管外科手术者。

【禁忌证】

1. 有出血性疾病、月经期或有凝血功能障碍者。

2. 近期有出血性脑血管意外者。

3. 1 个月内有手术或外伤史。

4. 全身性脏器功能衰竭,无法耐受介入操作者。

【操作步骤】

1. 根据影像资料评价血管病变特点,选择合适入路,插管至病变血管近心端,造影了解动脉形态。

2. 在导丝引导下,将多侧孔溶栓导管送入闭塞段血管,经导管注入尿激酶等进行药物溶栓;如血管仍未溶通,设法将导丝通过狭窄处,沿导丝置入球囊导管进行扩张成形或利用器械行机械取栓,若仍有较明显的狭窄,可植入血管内支架,以维持血管的通畅(图 15-4)。

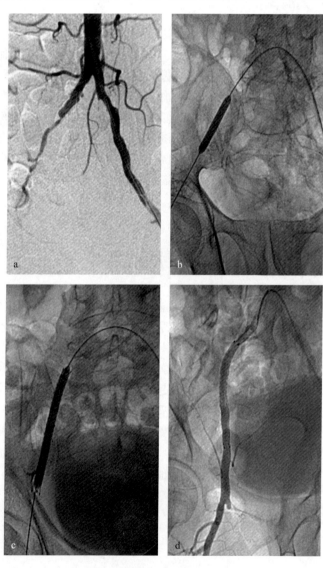

图 15-4 动脉硬化性闭塞症溶通术

a. 血管造影示右侧髂外动脉闭塞;b. 开通闭塞段后应用球囊导管行 PTA;
c. 因仍有明显狭窄植入血管内支架;d. 造影复查示血管恢复通畅

3. 血管溶通后仍存在血管壁不光滑、残存血栓及急性血栓形成再闭塞风险,应留置溶栓导管于狭窄段近心端,以利于继续经管溶栓、抗凝及后续复查、再操作等。造影复查显示血管通畅后可拔管,并继续抗凝治疗一周左右。出院后,常需口服抗血小板制剂 3~6 个月甚至更长时间,以防再闭塞。

【并发症及处理】

1. 出血　少量出血者,局部压迫止血;如大量出血,除局部压迫止血外,应注入鱼精蛋白中和肝素,或暂停手术。

2. 急性血栓再形成　可以重复药物溶栓。

3. 动脉内膜掀起　支架植入。

4. 栓子或斑块脱落　可植入血栓保护器预防;术中斑块脱落可给予抽栓、溶栓、扩张血管药物等治疗。

(二)下肢深静脉血栓双向溶通术

【适应证】

1. 中央型或混合型 DVT 急性期、亚急性期。

2. 慢性 DVT 伴有急性进展。

【禁忌证】

1. 有出血性疾病或有凝血障碍。

2. 一个月内有外伤史、手术史。

3. 近期有出血性脑血管意外者。

4. 血管腔内有大量漂浮血栓,且未植入下腔静脉滤器者。

【操作步骤】

1. 植入可回收或永久性下腔静脉滤器,以预防致死性肺栓塞。

2. 双向溶通术

(1)逆行溶通:经颈静脉或健侧股静脉入路,将溶栓导管逆静脉血流方向置入血栓内,经导管灌注尿激酶等溶栓药物;造影复查,若溶通效果欠佳,可行碎栓、抽栓等操作,血栓消融器(导管)等器械可更有效清除血栓。

(2)顺行溶通:经患肢足部浅静脉或大隐静脉起始段穿刺入路滴注溶栓药物;可于术中或术后进行,滴注时在小腿及膝关节上方扎止血带让药物经交通支进入深静脉。顺行溶通还包括经逆行插管无法成功时,经患侧闭塞的股静脉或腘静脉入路顺行插管溶通。

3. 对于较固定存在的狭窄或闭塞段,可结合球囊扩张及支架植入,改善血管通畅性。

4. 双向溶通术后应将溶栓导管置于狭窄静脉内或其远侧,并经留置导管及患侧足背静脉继续抗凝、溶栓 7~10 天。可结合活血化瘀中药外敷、穿弹力袜、抬高患肢等治疗。出院后仍需抗凝治疗至少 3 个月。

【并发症及处理】

1. 出血　出血原因及处理方法与前述下肢动脉闭塞溶通术相同。

2. 血栓复发　围手术期及出院后规范抗凝,复发者可重复溶通治疗。

3. 肺动脉栓塞　术前置放下腔静脉滤器可预防大部分致死性肺栓塞的发生。

二、临床疗效评价

对于急性动脉、静脉内血栓,血运重建是最重要和关键的措施,血管内溶栓治疗疗效确切,文献报道溶通率可达 75% 以上,发病时间越短疗效越好。慢性血栓单纯溶栓治疗效果较差,但结合碎栓、抽栓、机械取栓、球囊扩张、支架植入等腔内操作及药物治疗,疗效亦较满

ER-15-6

右下肢 DVT
介入溶通术
前后对比
(视频)

ER-15-7

外周血管
疾病介入
顺口溜

意。溶通成功后规律性的抗凝及抗血小板治疗很有必要,可以有效地降低再闭塞发生率。对于心源性或其他来源栓子脱落引起的急性下肢动脉栓塞,动脉切开取栓是首选的治疗方法。当肢体无法挽救时,需在患者全身情况恶化前截肢。下腔静脉滤器植入可预防致死性肺栓塞的发生;远端血管保护装置的使用可减少斑块或血栓等顺血流前行堵塞远侧动脉。DVT 经双向溶通术治疗后,大部分病例下肢静脉回流障碍可明显减轻,仍有部分患者进入后遗症期,表现为反复患肢肿胀、行走能力下降等下肢静脉功能障碍症状,需长期抗凝和服用血管活性药物(黄酮或七叶皂苷类)、使用肢体循环驱动治疗,以防止血栓蔓延和 / 或血栓复发,减轻和改善症状。

血栓溶通术仅是周围血管血栓性疾病综合性介入治疗中的一种方法,对于血栓负荷量大,溶栓效果不佳或有溶栓禁忌证者,应尽早结合血栓清除或斑块旋切(导管抽栓、准分子激光消蚀术、AngioJet 和 Straub Aspirex 血栓清除器、SilverHawk 或 TurboHawk 斑块旋切系统)提高疗效、缩短病程,对于重度狭窄或闭塞,应尽早行球囊扩张成形术和支架植入术。

三、中医药介入治疗

闭塞性外周血管疾病的中医病机特点为湿、热、瘀,在治疗上多根据不同证型,但活血化瘀贯穿始终,采用活血化瘀为主的中药内服外敷。方药有利湿活血汤、十妙消栓汤、桃红四物汤、血府逐瘀汤等;外敷中药如双柏水蜜膏、通络祛风散等。这些药方经长期临床实践证明具有很好的治疗作用。血管内介入技术重视闭塞血管的局部溶通治疗,大部分溶通效果较好,但仍存在溶通不彻底、血栓复发等可能。血管腔内操作的围手术期口服汤药、患肢外敷双柏水蜜膏对保持介入术后血管溶通效果有较好的协同作用,对于消除介入治疗后的残留血栓以及促进侧支循环的建立均有确切的功效。

第四节　冠状动脉硬化性心脏病

冠状动脉硬化性心脏病是指由于冠状动脉发生粥样硬化,或伴有动脉痉挛、血栓形成而造成管腔狭窄、阻塞,从而引起心肌缺血或梗死的一种心脏病,简称冠心病。冠状动脉造影可以明确冠状动脉狭窄或阻塞的有无、部位、程度及范围,是目前冠心病诊断的"金标准"。

经皮冠状动脉介入治疗已经成为冠心病治疗的重要手段,方法包括经皮冠状动脉腔内成形术(percutaneous transluminal coronary angioplasty,PTCA)、冠状动脉内支架植入术、冠状动脉内溶栓术、斑块旋切旋磨术及激光血管成形术等。

一、介入治疗方法

(一) 经皮冠状动脉腔内成形术

【适应证】

1. 临床适应证　稳定性和不稳定性心绞痛、急性心肌梗死、左心室功能受损、高龄或冠状动脉旁路移植术后再次狭窄者。

2. 血管适应证　冠脉造影显示单支冠脉狭窄,病变位于冠脉近端,狭窄程度 >70%,长度小于 1.5cm;或多支冠脉狭窄但无合并糖尿病者。

【禁忌证】

1. 狭窄段有重要分支发出,扩张成形时有造成此分支狭窄、闭塞可能者。

2. 广泛的多支血管病变,合并糖尿病,或狭窄段长超过 1.5cm。

3. 冠脉狭窄程度小于 50%,无心肌缺血证据者。

需要指出的是,上述的适应证和禁忌证并非绝对,可因操作者的技术水平以及器械、设备的条件而有所不同。

【操作步骤】

1. 术前药物准备　术前应口服双联抗血小板药物。已接受长期阿司匹林治疗的患者术前服用 100~300mg,未服者用应在术前至少 2 小时,最好 24 小时前给予阿司匹林 300mg 口服。术前 6 小时或更早,给予氯吡格雷 300mg 负荷量,如术前 6 小时未服用,可给予 600mg 负荷量,此后 75mg/d 维持。术前 20 分钟肌注地西泮 10mg;PTCA 开始即给予肝素 50~100U/kg。

2. 消毒、铺巾并经股(桡、肱)动脉插管,行冠状动脉造影。

3. 送入导引导管,选择观察狭窄病变最佳方位造影,将导丝通过冠脉狭窄段。

4. 沿导丝将球囊导管引导到狭窄部位后,加压扩张球囊(图 15-5)。

5. 球囊减压后冠状动脉内注射入硝酸甘油 100~200μg 预防冠状动脉痉挛。

6. 扩张满意后撤出球囊导管,保留导丝 15 分钟。再造影检查,如无血管闭塞,退出导丝及导引导管,保留动脉鞘管。

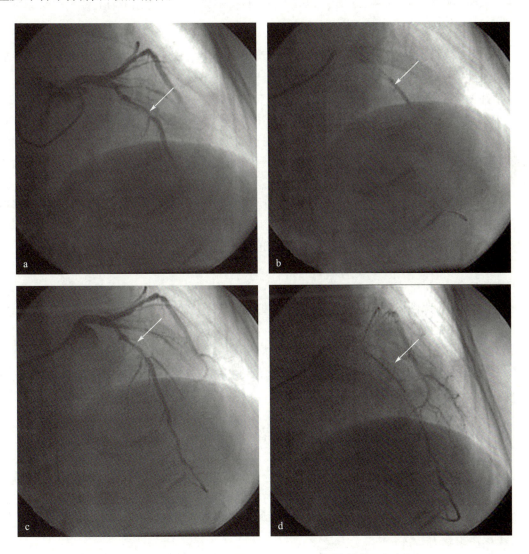

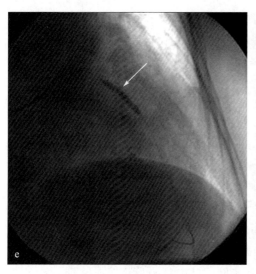 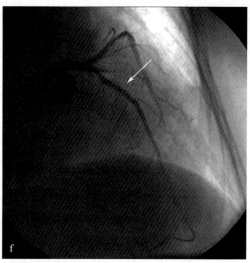

图 15-5 冠状动脉内支架植入术

a.冠脉造影示左前降支显著狭窄(白箭);b.置入球囊导管(白箭)对狭窄处进行扩张;c.再次造影仍存在较明显狭窄(白箭);d.将冠脉支架(白箭)输送到位;e.扩张并释放支架(白箭);f.再次造影示冠脉血流通畅(白箭)

7. 术后持续心电监护 24 小时;停肝素 3~4 小时后拔出动脉鞘管。继续服阿司匹林、硝酸盐类药物半年左右。

【并发症及处理】

1. 冠状动脉损伤 可出现血管夹层、急性再闭塞、无再流现象等,严重者可致冠脉穿孔和心脏压塞,甚至死亡。对于术前评价患者是否合并糖尿病、病变处斑块性质、有否钙化等有助于减少高风险病例的纳入。出现急性血管再闭塞,可配合溶栓并通过冠脉内支架植入术得到解决。

2. 周围血管并发症 穿刺部位血肿、桡动脉闭塞、股静脉血栓形成等。注意穿刺部位压迫技巧,关注出凝血指标等可减少类似并发症的出现。

3. 术后再狭窄 可再次行 PTCA 或支架植入术。

(二)冠状动脉内支架植入术

【适应证】

1. PTCA 时急性血管闭塞及濒临血管闭塞,血管夹层、撕裂。

2. PTCA 后残余狭窄及术后再狭窄。

3. 部分左主干病变、起始部病变、静脉桥病变等。

4. 以往列为禁忌的冠脉小支病变、多支病变、分叉病变、完全性闭塞等,逐渐成为适应证。

【禁忌证】

1. 对植入材料及各种抗血小板药物过敏者。

2. 患有出血性疾病患者或有出血倾向者。

3. 冠脉管壁存在严重钙化、球囊不能进行充分扩张及有大量血栓的冠脉病变,应慎重。

随着技术水平及器械的进步,冠状动脉内支架植入术目前已成为心肌血管重建的主要方法,其适应证逐渐得到扩展,禁忌证则相应减少。

【操作步骤】

1. 术前准备和冠脉造影等过程与 PTCA 相同。

2. 对狭窄的冠脉进行 PTCA 式的预扩张后撤出球囊,将冠脉支架沿导丝送至病变部位,加压扩张支架使其张开紧贴于血管壁上,然后撤出支架输送器。

3. 退出支架导管后,再行冠脉造影证实支架充分扩张、远端血管血流通畅即表示手术成功(见图 14-4)。如果支架扩张不充分或有残余狭窄时,可再调整球囊的位置和压力进行重复扩张,直到满意为止。对无法充分扩展的纤维性或炎症钙化病变,植入支架前可行冠状动脉内斑块旋切术治疗。

冠脉支架
植入前后
（视频）

【并发症及处理】

1. 急性冠状动脉闭塞　多发生在术中或离开导管室之前,也可发生在术后 24 小时,可能原因为主支血管夹层、壁内血肿、支架内血栓、斑块或嵴移位及支架结构压迫等,需及时处理或植入支架,尽快恢复冠脉血流。

2. 支架内血栓形成　强调双联抗血小板治疗(dual antiplatelet therapy,DAPT)的重要性,术前、术后及围手术期充分的 DAPT 和抗凝治疗、选择合适的介入治疗方案、支架良好贴壁并能完全覆盖病变是减少血栓形成的重要手段。一旦发生支架内血栓,应立即行冠脉造影,明确支架失败原因,对血栓负荷量大者,可采用血栓抽吸;球囊扩张或重新植入支架仍是主要治疗方法,必要时可给与冠脉内溶栓治疗。

3. 无复流　可冠脉内注射替罗非班、钙通道阻滞剂、硝酸酯类、硝普纳、腺苷等药物,或行血栓抽吸及植入主动脉内球囊反搏,可能有助于预防或减轻无复流,稳定血流动力学。

4. 冠脉穿孔　少见但非常危险,为植入支架损伤或辅助 PTCA 时球囊过大、压力过高所致。提高操作技术水平可有效地减少这一并发症,一旦发生穿孔,先行球囊封堵,如球囊封堵失败,可植入覆膜支架封堵,如介入手段不能封堵破口,应行急诊外科手术。无论哪种类型穿孔,都应在术后随访超声心动图,以防心脏压塞的发生。

二、临床疗效评价

对于冠心病急性心肌梗死,介入治疗的效果与时间关系密切,即越早成功完成介入治疗,效果越好。PTCA 较溶栓疗法优越,可避免溶栓所致的并发症,冠脉再通成功率高,残留狭窄小,可减少缺血复发。由于血管的弹性回缩,故球囊扩张并不能总是使血管病变处充分扩张、血管内径充分增大;扩张处血管壁的撕裂、夹层等,有时可造成急性闭塞,术后的再狭窄率亦较高。文献报道 PTCA 术后 3~6 个月再狭窄的发生率高达 30%~50%。研究表明,通过植入冠脉内支架可使再狭窄率降至 13%~30%,植入药物洗脱支架可将再狭窄率降至 5%。冠状动脉内支架植入术不仅可以显著地降低 PTCA 术后再狭窄率,还能有效地处理急性血管闭塞这一 PTCA 最主要的并发症,使 PTCA 更有效、更安全。良好的术后处理、药物洗脱支架以及血管内近距离放射治疗方法的出现和应用,使支架术后的并发症减少到可以接受的最低水平,适应范围逐渐扩大。

三、中医药介入治疗

冠心病属于中医的胸痹、真心痛、厥心痛范畴,中医辨证可分为痰浊内阻、瘀血内停、寒凝心脉、心气虚弱和心肾阴虚等证型。中医药治疗冠心病有着独特的优势,一方面可以配合西药更好地改善患者的临床症状,另一方面可以调整患者的全身状态,从而提高患者的生活质量。已有学者针对冠心病介入治疗后再狭窄问题,运用活血化瘀中药进行干预研究,证实活血化瘀制剂结合现代西医常规治疗,可明显降低冠状动脉介入治疗后再狭窄的发生率,改善患者血瘀症状,为介入治疗后再狭窄的预防提供了具有中医特色的有效途径。

第五节　脑血管疾病

脑血管疾病可分为缺血性和出血性：缺血性者如动脉硬化性狭窄、血栓形成或栓塞等，占脑血管疾病的 70%~80%；出血性者多为长期高血压、脑动脉瘤、先天性脑血管畸形等所致的血管破裂。影像学检查在脑血管疾病诊断中发挥着重要的作用，CT、MRI、CTA、MRA 等多种无创的检查技术可较清楚显示脑血管的异常及其所致脑部缺血、出血等情况；但对于血管本身的形态，仍以脑血管造影为"金标准"。

脑血管疾病的介入治疗方法有经导管溶栓、血管成形、血管内支架植入、动脉瘤栓塞和血管畸形栓塞等。

一、介入治疗方法

(一) 颅内动脉瘤的栓塞治疗

【适应证】

1. 颅内囊状动脉瘤。

2. <15mm 的小动脉瘤，或瘤体与瘤颈比 >1.5。

3. 颅内巨大、梭形或宽颈动脉瘤也可采取特别措施后纳入。

4. 因各种原因不适合外科手术治疗或外科手术失败者。

【禁忌证】

1. 危重患者，全身情况差难以耐受介入操作者。

2. 患者存在严重动脉硬化、血管扭曲或破裂出血后严重血管痉挛者。

3. 动脉瘤破裂出血后，患者病情属 Hunt 五级(深昏迷，去大脑强直、濒死)者。

【操作步骤】

1. 全身静脉麻醉，控制血压，使用尼莫地平预防血管痉挛。

2. 行全脑血管造影确定动脉瘤位置、大小、形态及载瘤动脉状态。

3. 将微导管超选择插管至动脉瘤内，选择适合规格的栓塞材料，行瘤体栓塞或载瘤动脉闭塞。

4. 造影证实瘤腔完全充填无残存空隙后，拔出导管及导管鞘，局部加压包扎，结束操作(图 15-6)。

术中应注意肝素化处理，术后常规应用低分子肝素钙 0.2ml 皮下注射，每天 2 次，3 天后改口服肠溶阿司匹林 50mg 每天 2 次，连续服用 3 个月。

【并发症及处理】

1. 术中动脉瘤破裂　多因微导管、导丝或弹簧圈等器材刺破动脉瘤壁引起。发现动脉瘤破裂，应立即经导管注入鱼精蛋白中和肝素，降低血压。如微导管已到位，则继续栓塞；如出血量大，应手术清除血肿，降低颅内压。

2. 脑血管痉挛　因操作刺激所致，严重者可合并急性血栓形成、脑梗死。稳定的麻醉、术前静滴尼莫地平以及术中轻柔操作均可减少脑血管痉挛的发生率。发生脑血管痉挛时，经导管注射罂粟碱常可缓解。

3. 血栓形成　可造成脑梗死等严重后果，术中持续肝素化非常重要。一旦发现血栓形成，可经微导管灌注尿激酶进行溶栓。

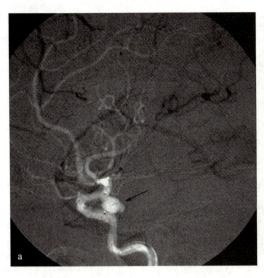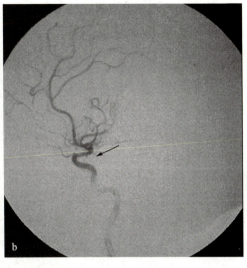

图 15-6 颅内动脉瘤栓塞术

a. DSA 显示右侧颈内动脉动脉瘤（黑箭）；b. GDC 栓塞术后 DSA 显示动脉瘤腔完全闭塞（黑箭）

（二）颅内动静脉畸形的栓塞治疗

【适应证】

1. 颅内动静脉畸形（arteriovenous malformation，AVM）伴有顽固性症状如癫痫、头痛或合并颅内出血等。

2. 血管畸形巨大，手术切除困难者。

3. 位于功能区或位置深在，手术切除风险大者。

4. 存在手术禁忌证或拒绝手术者。

【禁忌证】

1. 严重的心、肾功能异常，凝血功能障碍者。

2. 难以插管入目标血管或无法避免栓塞重要血管者。

【操作步骤】

1. 术前准备和全脑血管造影等过程与颅内动脉瘤栓塞治疗相似，了解 AVM 的位置、供血动脉和引流静脉情况。

2. 将微导管经导引导管插至 AVM 供血动脉；一般用液体栓塞剂如氰基丙烯酸正丁醇（NBCA）胶或 Onyx 胶等栓塞。注意观察栓塞剂在畸形血管内的弥散情况，避免进入引流静脉。

3. 栓塞后造影复查了解栓塞后血管形态，达到效果后即可拔出导管及导管鞘，局部加压包扎，结束操作。

如畸形血管团较大者，不必强求一次性完全栓塞，可间隔 6~8 周进行分次栓塞；对伴有动静脉瘘的 AVM，可用弹簧圈减低血流后再注射液体栓塞材料。

【并发症及处理】

1. 脑水肿及脑出血 较大的 AVM 一次栓塞过多使原有低灌注压突然升高，可出现脑水肿甚至脑出血；分次栓塞及术后降压等处理可减少发生率；一旦发生，应及时行脱水、降颅压等处理。

2. 脑梗死 插管不到位或栓塞剂反流可致正常动脉被栓塞，也可因操作所致血管痉挛或血栓形成所致。术中仔细操作、注意抗凝及解痉处理是重要的预防措施。

ER-15-9

颅内动静脉畸形介入栓塞（视频）

3. 微导管粘管　NBCA 在血液中可瞬间聚合,浓度过高或拔管过慢可发生微导管粘管,强硬拔管可能导致严重的脑出血。控制浓度、掌握拔管时机可减少此类风险。此外,Onyx 是非粘附性栓塞剂,其应用亦明显降低了粘管危险。

二、临床疗效评价

随着血管内操作技术及新型材料的发展,血管内栓塞术因其疗效可靠、微创、可重复性强等特点已成为大部分颅内动脉瘤和动静脉畸形首选的治疗方法。颅内动脉瘤的介入治疗应以保持载瘤动脉通畅的重建性治疗为首选,首选单纯弹簧圈栓塞治疗,如有困难可选择微导管(导丝)辅助、多导管技术、球囊辅助或支架辅助等技术。支架辅助技术可促进动脉瘤愈合,降低动脉瘤复发率。水凝胶弹簧圈可显著减低动脉瘤复发率。如不考虑 AVM 的血管构筑特征,介入治疗对 AVM 的完全栓塞率平均为 13%,对于直径<3cm、单一动脉供血和单一动静脉瘘的完全栓塞率达 70%。对于深部的 AVM,介入治疗具有明显优势。虽然血管内介入属微创技术,但脑血管疾病患者常有高血压、动脉粥样硬化等基础病,血管内操作同样存在动脉瘤破裂、脑梗死、永久性神经功能障碍等高度危险并发症发生的可能。因此,需严格把握适应证,准确分析判断病变特点,准备必要的器材和药品,减少严重并发症的发生。

三、中医药介入治疗

中医将脑血管病责之"风、火(热)、痰(湿)、瘀、气虚、阴虚",风火痰瘀是标,气虚阴虚是本。扶正祛邪是脑血管病治疗的基本原则,急性脑血管事件尤其是中医认为的邪入脏、腑者,祛邪是关键。急性期标实症状突出,急则治其标,常以平肝息风、清化痰热、化痰通腑、活血通络、开窍醒神和扶正固脱、救阴回阳为主,同时配以活血化瘀,促进血肿的吸收。对于恢复期或后遗症期,多为虚实夹杂,邪实未清而正虚已现,常治以育阴息风、益气活血。中风病的治疗,宜采用综合疗法,注意康复锻炼,同时要重视先兆症的观察,并积极进行治疗是预防中风发生的关键。

（王晓东　王芳军）

扫一扫
测一测

复习思考题

1. 原发性肝癌如何选择介入治疗方法?
2. 肝癌 TACE 如何进行?
3. 简述输卵管介入再通术的适应证和操作方法。
4. 下肢动脉闭塞溶通术应注意什么问题?
5. 下肢深静脉血栓形成如何进行双向溶通? 如何预防致死性肺栓塞?
6. 请结合自己的兴趣和专业取向,谈谈中医药与介入放射学的关系。

附录一 影像学常用术语英汉对照表

英文	中文
^{18}F-FDG	^{18}F- 氟代脱氧葡萄糖
^{99m}Tc-DTPA	^{99m}Tc- 二乙基三胺五乙酸
^{99m}Tc-ECD	^{99m}Tc- 双半胱乙酯
abdominal injury	腹部损伤
acute appendicitis	急性阑尾炎
acute mastitis	急性乳腺炎
acute pancreatitis	急性胰腺炎
adrenal adenoma	肾上腺腺瘤
Alzheimer's disease,AD	阿尔茨海默病
American college of radiology,ACR	美国放射学院
ankle brachial index,ABI	踝肱指数
ankylosing spondylitis,AS	强直性脊柱炎
ankylosis of joint	关节强直
aortic dissection	主动脉夹层
aortic insufficiency,AI	主动脉瓣关闭不全
aortic stenosis,AS	主动脉瓣狭窄
apparent diffusion coefficient	表观扩散系数
arteriovenous malformation,AVM	动静脉畸形
atelectasis	肺不张
atrial septal defect,ASD	房间隔缺损
avascular necrosis of femoral head in adult	成人股骨头缺血性坏死
benign prostatic hyperplasia,BPH	良性前列腺增生
bile duct calculi	胆管结石
bile duct carcinoma	胆管癌
bladder tumor	膀胱肿瘤
blood oxygen level dependency,BOLD	血氧水平依赖成像
bone bruise	骨挫伤
bone cyst	骨囊肿

续表

英文	中文
bone destruction	骨质破坏
bone mineral density, BMD	骨密度检测
breast cancer	乳腺癌
breast fibroadenoma	乳腺纤维腺瘤
Brodie abscess	慢性骨脓肿
bronchial cyst	支气管囊肿
bronchiectasis	支气管扩张
bronchogenic carcinoma	支气管肺癌
bronchopneumonia	支气管肺炎
calcification	钙化
carcinoma of prostate	前列腺癌
cardiac apex	心尖部
cardiomyopathy, CM	心肌病
cavernous hemangioma	海绵状血管瘤
cavity	空洞
cerebral infarction	脑梗死
chest fluoroscopy	胸部透视
chest radiography	胸部摄片
cholelithiasis	胆石症
cholesterosis	胆固醇沉着症
chronic bronchitis	慢性支气管炎
chronic obstructive pulmonary disease, COPD	慢性阻塞性肺疾病
cirrhosis	肝硬化
color Doppler flow imaging, CDFI	彩色多普勒血流成像
colorectal cancer	结直肠癌
complex cyst	复杂性囊肿
computed radio-graphy, CR	计算机 X 射线摄影
computed tomography angiography, CTA	CT 血管造影
computed tomography, CT	计算机体层成像
congenital heart disease, CHD	先天性心脏病
coronary atherosclerotic heart disease	冠状动脉粥样硬化性心脏病
cyclomastopathy	乳腺增生症
data acquisition system, DAS	数据采集系统
deep vein thrombosis, DVT	深静脉血栓形成
degeneration of joint	关节退行性变
degenerative osteoarthropathy	退行性骨关节病

续表

英文	中文
destruction of joint	关节破坏
diaphragm	横膈
diffusion tensor imaging,DTI	弥散张量成像
diffusion weighted imaging,DWI	弥散加权成像
digital fluorography,DF	数字 X 线荧光成像
digital imaging and communications in medicine,DICOM	医学数字成像和通信
digital radiography,DR	数字 X 射线摄影
digital subtraction angiography,DSA	数字减影血管造影
dilated cardiomyopathy,DCM	扩张型心肌病
direct digital radiography,DDR	直接数字 X 射线摄影
dislocation of joint	关节脱位
diverticula	憩室
Doppler	多普勒
dual-energy X-ray absorptiometry,DEXA	双能 X 线吸收测定法
dual-photon absorptiometry,DPA	双光子吸收测定法
duodenal ulcer	十二指肠溃疡
echo planar imaging,EPI	平面回波成像
echo time,TE	回波时间
ectopic pregnancy	异位妊娠
electronic health records,EHR	电子健康档案
electronic medical record,EMR	电子病历
emission computed tomography,ECT	发射计算机断层显像
emphysema	肺气肿
endometriosis	子宫内膜异位症
endoscopic retrograde cholangiopancreatography,ERCP	内镜逆行胰胆管造影
epiphyseal fracture	骺离骨折
epiphysis	骺,骨骺
esophageal carcinoma	食管癌
esophageal cyst	食管囊肿
fallopian tube recanalization,FTR	输卵管再通术
fast spin echo,FSE	快速自旋回波序列
fatty infiltration	脂肪浸润
fatty liver	脂肪肝
fibrosis	纤维化

续表

英文	中文
filling defect	充盈缺损
flat panel detector	平板探测器
flow void effect	流空效应
four dimensional ultrasound	四维超声
fracture	骨折
functional magnetic resonance imaging,fMRI	功能性磁共振成像
gallbladder carcinoma	胆囊癌
gallbladder stone	胆囊结石
gastric carcinoma	胃癌
gastric ulcer	胃溃疡
gastrointestinal perforation	胃肠道穿孔
Gd-DTPA	钆喷酸葡胺
gelatin sponge,GS	明胶海绵
gestational sac	妊娠囊
giant cell tumor of bone	骨巨细胞瘤
gout	痛风
gradient echo,GRE	梯度回波
greenstick fracture	青枝骨折
hepatic cirrhosis	肝硬化
hepatic cyst	肝囊肿
hepatic hemangioma	肝血管瘤
hepatocellular carcinoma,HCC	肝细胞性肝癌
hepatocellular carcinoma	肝细胞癌
high resolution CT,HRCT	高分辨率 CT
hospital information system,HIS	医院信息系统
Hounsfield unit,HU	（CT 值）亨氏单位
hydronephrosis	肾盂积水
hydropneumothorax	液气胸
hyperosteogeny and osteosclerosis	骨质增生硬化
hyperplasia of prostate	前列腺增生
hypertensive heart disease	高血压心脏病
hyperthyroidism	甲状腺功能亢进
hypertrophic cardiomyopathy,HCM	肥厚型心肌病
hysteromyoma	子宫肌瘤
hysterosalpingography,HSG	子宫输卵管造影
image intensify television,IITV	影像增强电视系统

续表

英文	中文
imaging plate, IP	影像板
indirect digital radiography, IDR	间接数字X射线摄影
integrating the healthcare enterprise, IHE	医疗信息系统集成
interstitial pneumonia	间质性肺炎
interventional radiology	介入放射学
intervertebral disc	椎间盘
intervertebral disc herniation	椎间盘突出症
intestinal obstruction	肠梗阻
intracerebral hemorrhage	脑出血
intraspinal tumors	椎管内肿瘤
intrathoracic goiter	胸内甲状腺肿
intravenous pyelography, IVP	静脉肾盂造影
intravenous urography, IVU	静脉尿路造影
inversion recovery, IR	反转恢复
iodized oil	碘油
lobar pneumonia	大叶性肺炎
lung field	肺野
lung marking	肺纹理
lymphoma	淋巴瘤
magnetic resonance angiography, MRA	磁共振血管成像
magnetic resonance cholangiopancreatography, MRCP	磁共振胰胆管成像
magnetic resonance cine, MRC	磁共振电影技术
magnetic resonance elastography, MRE	磁共振弹性成像
magnetic resonance hydrography, MRH	磁共振水成像
magnetic resonance imaging, MRI	磁共振成像
magnetic resonance myelography, MRM	磁共振脊髓成像
magnetic resonance spectroscopy, MRS	磁共振波谱成像
magnetic resonance urography, MRU	磁共振尿路成像
magnetic resonance, MR	磁共振
mass	肿块
mediastinum	纵隔
medical imaging	医学影像学
meningioma	脑膜瘤
metastases	转移瘤

续表

英文	中文
metastatic hepatic carcinoma,MHC	转移性肝癌
metastatic tumor of bone	转移性骨肿瘤
mitral insufficiency,MI	二尖瓣关闭不全
mitral stenosis,MS	二尖瓣狭窄
molecular imaging	分子影像学
mucinous cystadenocarcinoma	黏液性囊腺癌
mucosa rugae	黏膜皱襞
multi-slice CT,MSCT	多层螺旋 CT
muti-detector CT,MDCT	多排螺旋 CT
nasal sinusitis	鼻窦炎
nasopharyngeal carcinoma	鼻咽癌
necrosis of bone	骨质坏死
neurogenic tumor	神经源性肿瘤
niche	龛影
nodule	结节
obstructive jaundice	阻塞性黄疸
ossification	骨化
osteochondroma	骨软骨瘤
osteomalacia	骨质软化
osteoporosis	骨质疏松
osteosarcoma	骨肉瘤
ovarian cyst	卵巢囊肿
pancreatic carcinoma	胰腺癌
Parkinson's disease,PD	帕金森病
partial saturation,PS	部分饱和
patent ductus arteriosus,PDA	动脉导管未闭
percutaneous biopsy	经皮活检术
percutaneous ethanol injection,PEI	经皮无水乙醇注射术
percutaneous puncture	经皮穿刺术
percutaneous transhepatic cholangiography,PTC	经皮穿刺肝胆道成像
percutaneous transluminal angioplasty,PTA	经皮腔内血管成形术
percutaneous transluminal coronary angioplasty, PTCA	经皮冠状动脉腔内成形术
perfusion weighted imaging,PWI	灌注加权成像
pericardial cyst	心包囊肿
pericarditis	心包炎
periosteal proliferation	骨膜增生

续表

英文	中文
peripelvic cyst	肾盂旁囊肿
peripheral arteriosclerosis obliteration,PASO	外周动脉硬化性闭塞症
picture archiving and communication system, PACS	图像存储与传输系统
pituitary adenoma	垂体腺瘤
pleural effusion	胸腔积液
pleura	胸膜
pneumonia	肺炎
pneumothorax	气胸
polycystic kidney	多囊肾
polyvinyl alcohol,PVA	聚乙烯醇
portal hypertension	门静脉高压
positron emission tomography,PET	正电子发射体层成像
primary hepatic carcinoma,PHC	原发性肝癌
primary mediastinal tumor	纵隔原发肿瘤
proton density weighted imaging,PDWI	质子密度加权像
proton density	质子密度
pulmonary consolidation	肺实变
pulmonary embolism,PE	肺动脉栓塞
pulmonary infarction	肺梗死
pulmonary tuberculosis	肺结核
pyogenic arthritis	化脓性关节炎
quantitative CT,QCT	定量 CT
quantitative ultra sound,US	定量超声
radiofrequency ablation,RFA	射频消融术
radiofrequency pulse,RF	射频脉冲
radiology information system,RIS	放射信息系统
radionuclide	放射性核素
radiopaque calculus	阳性结石
radioparent calculus	阴性结石
regional cerebral blood flow,rCBF	局部脑血流量
renal calculus	肾结石
renal cell carcinoma	肾细胞癌
renal cyst	肾囊肿
renal pelvic carcinoma	肾盂癌

英文	中文
repetition time, TR	重复时间
retinoblastoma, RB	视网膜母细胞瘤
retrograde urography, RU	逆行尿路造影
rheumatic heart disease, RHD	风湿性心脏病
rheumatoid arthritis, RA	类风湿关节炎
rupture of spleen	脾破裂
selective catheterization	选择性插管
serous cystadenocarcinoma	浆液性囊腺癌
severe acute respiratory syndrome, SARS	严重急性呼吸综合征
simple renal cyst	单纯性肾囊肿
single-photon absorptiometry, SPA	单光子吸收测定法
singlephoton emission computed tomography, SPECT	单光子发射计算机断层成像
spin echo, SE	自旋回波
spiral CT	螺旋 CT
stent implantation	支架植入术
superselective catheterization	超选择性插管
suppurative osteomyelitis	化脓性骨髓炎
swelling of joint	关节肿胀
T1 weighted imaging, T1WI	T1 加权像
T2 weighted imaging, T2WI	T2 加权像
teratoma	畸胎瘤
tetralogy of Fallot, TOF	法洛四联症
therapeutic nuclear medicine	治疗核医学
thymoma	胸腺瘤
thyriod mass	甲状腺肿瘤
thyroid adenoma	甲状腺腺瘤
thyroid carcinoma	甲状腺癌
time activity curve	时间 - 放射性曲线
transcranial Doppler, TCD	经颅多普勒超声
tuberculosis of bone	骨结核
tuberculosis of joint	关节结核
tuberculosis	结核病
ulcer	溃疡
ultrasonic elastography, USE	超声弹性成像

续表

英文	中文
ultrasonography, USG	超声成像
ultrasound	超声波
ureteral calculus	输尿管结石
ventricular septal defect, VSD	室间隔缺损
vesicoureteral reflux, VUR	膀胱输尿管反流
volume CT scan	容积扫描
Wilhelm Conrad Röentgen	伦琴
World Tuberculosis Day	世界防治结核病日
X-ray	X 线（伦琴射线）
γ-scintigraphy	γ 闪烁成像

附录二 影像学常用术语汉英对照表

中文	英文
（CT 值）亨氏单位	Hounsfield unit, HU
^{18}F- 氟代脱氧葡萄糖	^{18}F-FDG
^{99m}Tc- 二乙基三胺五乙酸	^{99m}Tc-DTPA
^{99m}Tc- 双半胱乙酯	^{99m}Tc-ECD
CT 血管造影	computed tomography angiography, CTA
T1 加权像	T1 weighted imaging, T1WI
T2 加权像	T2 weighted imaging, T2WI
X 线（伦琴射线）	X-ray
γ 闪烁成像	γ-scintigraphy
阿尔茨海默病	Alzheimer's disease, AD
膀胱输尿管反流	vesicoureteral reflux, VUR
膀胱肿瘤	bladder tumor
鼻窦炎	nasal sinusitis
鼻咽癌	nasopharyngeal carcinoma
表观扩散系数	apparent diffusion coefficient
部分饱和	partial saturation, PS
彩色多普勒血流成像	color Doppler flow imaging, CDFI
肠梗阻	intestinal obstruction
超声波	ultrasound
超声成像	ultrasonography, USG
超声弹性成像	ultrasonic elastography, USE
超选择性插管	superselective catheterization
成人股骨头缺血性坏死	avascular necrosis of femoral head in adult
充盈缺损	filling defect
垂体腺瘤	pituitary adenoma
磁共振	magnetic resonance, MR
磁共振波谱成像	magnetic resonance spectroscopy, MRS
磁共振成像	magnetic resonance imaging, MRI

中文	英文
磁共振弹性成像	magnetic resonance elastography, MRE
磁共振电影技术	magnetic resonance cine, MRC
磁共振脊髓成像	magnetic resonance myelography, MRM
磁共振尿路成像	magnetic resonance urography, MRU
磁共振水成像	magnetic resonance hydrography, MRH
磁共振血管成像	magnetic resonance angiography, MRA
磁共振胰胆管成像	magnetic resonance cholangiopancreatography, MRCP
大叶性肺炎	lobar pneumonia
单纯性肾囊肿	simple renal cyst
单光子发射计算机断层成像	singlephoton emission computed tomography, SPECT
单光子吸收测定法	single-photon absorptiometry, SPA
胆固醇沉着症	cholesterosis
胆管癌	bile duct carcinoma
胆管结石	bile duct calculi
胆囊癌	gallbladder carcinoma
胆囊结石	gallbladder stone
胆石症	cholelithiasis
碘油	iodized oil
电子病历	electronic medical record, EMR
电子健康档案	electronic health records, EHR
定量 CT	quantitative CT, QCT
定量超声	quantitative ultra sound, US
动静脉畸形	arteriovenous malformation, AVM
动脉导管未闭	patent ductus arteriosus, PDA
多层螺旋 CT	multi-slice CT, MSCT
多囊肾	polycystic renal disease
多排螺旋 CT	muti-detector CT, MDCT
多普勒	Doppler
二尖瓣关闭不全	mitral insufficiency, MI
二尖瓣狭窄	mitral stenosis, MS
发射计算机断层显像	emission computed tomography, ECT
法洛四联症	tetralogy of Fallot, TOF
反转恢复	inversion recovery, IR
房间隔缺损	atrial septal defect, ASD

续表

中文	英文
放射信息系统	radiology information system,RIS
放射性核素	radionuclide
肥厚型心肌病	hypertrophic cardiomyopathy,HCM
肺不张	atelectasis
肺动脉栓塞	pulmonary embolism,PE
肺梗死	pulmonary infarction
肺结核	pulmonary tuberculosis
肺气肿	emphysema
肺实变	pulmonary consolidation
肺纹理	lung marking
肺炎	pneumonia
肺野	lung field
分子影像学	molecular imaging
风湿性心脏病	rheumatic heart disease,RHD
复杂性囊肿	complex cyst
腹部损伤	abdominal injury
钆喷酸葡胺	Gd-DTPA
钙化	calcification
肝囊肿	hepatic cyst
肝细胞癌	hepatocellular carcinoma
肝细胞性肝癌	hepatocellular carcinoma,HCC
肝血管瘤	hepatic hemangioma
肝硬化	cirrhosis
肝硬化	hepatic cirrhosis
高分辨率 CT	high resolution CT,HRCT
高血压心脏病	hypertensive heart disease
功能性磁共振成像	functional magnetic resonance imaging,fMRI
骨挫伤	bone bruise
骨骺	epiphysis
骨化	ossification
骨结核	tuberculosis of bone
骨巨细胞瘤	giant cell tumor of bone
骨密度检测	bone mineral density,BMD
骨膜增生	periosteal proliferation
骨囊肿	bone cyst
骨肉瘤	osteosarcoma

305

续表

中文	英文
骨软骨瘤	osteochondroma
骨折	fracture
骨质坏死	necrosis of bone
骨质破坏	bone destruction
骨质软化	osteomalacia
骨质疏松	osteoporosis
骨质增生硬化	hyperosteogeny and osteosclerosis
关节结核	tuberculosis of joint
关节破坏	destruction of joint
关节强直	ankylosis of joint
关节退行性变	degeneration of joint
关节脱位	dislocation of joint
关节肿胀	swelling of joint
冠状动脉粥样硬化性心脏病	coronary atherosclerotic heart disease
灌注加权成像	perfusion weighted imaging,PWI
海绵状血管瘤	cavernous hemangioma
横膈	diaphragm
骺离骨折	epiphyseal fracture
化脓性骨髓炎	suppurative osteomyelitis
化脓性关节炎	pyogenic arthritis
踝肱指数	ankle brachial index,ABI
回波时间	echo time,TE
畸胎瘤	teratoma
急性阑尾炎	acute appendicitis
急性乳腺炎	acute mastitis
急性胰腺炎	acute pancreatitis
计算机 X 射线摄影	computed radio-graphy,CR
计算机体层成像	computed tomography,CT
甲状腺癌	thyroid carcinoma
甲状腺功能亢进	hyperthyroidism
甲状腺腺瘤	thyroid adenoma
间接数字 X 射线摄影	indirect digital radiography,IDR
间质性肺炎	interstitial pneumonia
浆液性囊腺癌	serous cystadenocarcinoma
结核病	tuberculosis
结节	nodule

续表

中文	英文
结直肠癌	colorectal cancer
介入放射学	interventional radiology
经颅多普勒超声	transcranial Doppler,TCD
经皮穿刺肝胆道成像	percutaneous transhepatic cholangiography,PTC
经皮穿刺术	percutaneous puncture
经皮冠状动脉腔内成形术	percutaneous transluminal coronary angioplasty,PTCA
经皮活检术	percutaneous biopsy
经皮腔内血管成形术	percutaneous transluminal angioplasty,PTA
经皮无水乙醇注射术	percutaneous ethanol injection,PEI
静脉尿路造影	intravenous urology,IVU
静脉肾盂造影	intravenous pyelography,IVP
局部脑血流量	regional cerebral blood flow,rCBF
聚乙烯醇	polyvinyl alcohol,PVA
龛影	niche
空洞	cavity
快速自旋回波序列	fast spin echo,FSE
溃疡	ulcer
扩张型心肌病	dilated cardiomyopathy,DCM
类风湿关节炎	rheumatoid arthritis,RA
良性前列腺增生	benign prostatic hyperplasia,BPH
淋巴瘤	lymphoma
流空效应	flow void effect
卵巢囊肿	ovarian cyst
伦琴	Wilhelm Conrad Röentgen
螺旋 CT	spiral CT
慢性骨脓肿	Brodie abscess
慢性支气管炎	chronic bronchitis
慢性阻塞性肺疾病	chronic obstructive pulmonary disease,COPD
美国放射学院	American college of radiology,ACR
门静脉高压	portal hypertension
弥散加权成像	diffusion weighted imaging,DWI
弥散张量成像	diffusion tensor imaging,DTI
明胶海绵	gelatin sponge,GS
脑出血	intracerebral hemorrhage

中文	英文
脑梗死	cerebral infarction
脑膜瘤	meningioma
内镜逆行胰胆管造影	endoscopic retrograde cholangiopancreatography, ERCP
逆行尿路造影	retrograde urography, RU
黏膜皱襞	mucosa rugae
黏液性囊腺癌	mucinous cystadenocarcinoma
帕金森病	Parkinson's disease, PD
脾破裂	rupture of spleen
平板探测器	flat panel detector
平面回波成像	echo planar imaging, EPI
气胸	pneumothorax
憩室	diverticula
前列腺癌	carcinoma of prostate
前列腺增生	hyperplasia of prostate
强直性脊柱炎	ankylosing spondylitis, AS
青枝骨折	greenstick fracture
妊娠囊	gestational sac
容积扫描	volume CT scan
乳腺癌	breast cancer
乳腺纤维腺瘤	breast fibroadenoma
乳腺增生症	cyclomastopathy
射频脉冲	radiofrequency pulse, RF
射频消融术	radiofrequency ablation, RFA
深静脉血栓形成	deep vein thrombosis, DVT
神经源性肿瘤	neurogenic tumor
肾结石	renal calculus
肾囊肿	renal cyst
肾上腺腺瘤	adrenal adenoma
肾细胞癌	renal cell carcinoma
肾盂癌	renal pelvic carcinoma
肾盂积水	hydronephrosis
肾盂旁囊肿	peripelvic cyst
十二指肠溃疡	duodenal ulcer
时间 - 放射性曲线	time activity curve

续表

中文	英文
食管癌	esophageal carcinoma
食管囊肿	esophageal cyst
世界防治结核病日	World Tuberculosis Day
视网膜母细胞瘤	retinoblastoma, RB
室间隔缺损	ventricular septal defect, VSD
输卵管再通术	fallopian tube recanalization, FTR
输尿管结石	ureteral calculus
数据采集系统	data acquisition system, DAS
数字 X 射线摄影	digital radiography, DR
数字 X 线荧光成像	digital fluorography, DF
数字减影血管造影	digital subtraction angiography, DSA
双光子吸收测定法	dual-photon absorptiometry, DPA
双能 X 线吸收测定法	dual-energy X-ray absorptiometry, DEXA
四维超声	four dimensional ultrasound
梯度回波	gradient echo, GRE
痛风	gout
图像存储与传输系统	picture archiving and communication system, PACS
退行性骨关节病	degenerative osteoarthropathy
外周动脉硬化性闭塞症	peripheral arteriosclerosis obliteration, PASO
胃癌	gastric carcinoma
胃肠道穿孔	gastrointestinal perforation
胃溃疡	gastric ulcer
先天性心脏病	congenital heart disease, CHD
纤维化	fibrosis
限制型心肌病	restrictive cardiomyopathy, RCM
心包囊肿	pericardial cyst
心包炎	pericarditis
心肌病	cardiomyopathy, CM
心尖部	cardiac apex
胸部摄片	chest radiography
胸部透视	chest fluoroscopy
胸膜	pleura
胸内甲状腺肿	intrathoracic goiter
胸腔积液	pleural effusion

续表

中文	英文
胸腺瘤	thymoma
选择性插管	selective catheterization
血氧水平依赖成像	blood oxygen level dependency,BOLD
严重急性呼吸综合征	severe acute respiratory syndrome,SARS
阳性结石	radiopaque calculus
液气胸	hydropneumothorax
医疗信息系统集成	integrating the healthcare enterprise,IHE
医学数字成像和通信	digital imaging and communications in medicine, DICOM
医学影像学	medical imaging
医院信息系统	hospital information system,HIS
胰腺癌	pancreatic carcinoma
异位妊娠	ectopic pregnancy
阴性结石	radioparent calculus
影像板	imaging plate,IP
影像增强电视系统	image intensify television,IITV
原发性肝癌	primary hepatic carcinoma,PHC
正电子发射体层成像	positron emission tomography,PET
支架植入术	stent implantation
支气管肺癌	bronchogenic carcinoma
支气管肺炎	bronchopneumonia
支气管扩张	bronchiectasis
支气管囊肿	bronchial cyst
脂肪肝	fatty liver
脂肪浸润	fatty infiltration
直接数字 X 射线摄影	direct digital radiography,DDR
质子密度	proton density
质子密度加权像	proton density weighted imaging,PDWI
治疗核医学	therapeutic nuclear medicine
肿块	mass
重复时间	repetition time,TR
主动脉瓣关闭不全	aortic insufficiency,AI
主动脉瓣狭窄	aortic stenosis,AS
主动脉夹层	aortic dissection
转移瘤	metastases

续表

中文	英文
转移性肝癌	metastatic hepatic carcinoma,MHC
转移性骨肿瘤	metastatic tumor of bone
椎管内肿瘤	intraspinal tumors
椎间盘	intervertebral disc
椎间盘突出症	intervertebral disc herniation
子宫肌瘤	hysteromyoma
子宫内膜异位症	endometriosis
子宫输卵管造影	hysterosalpingography,HSG
自旋回波序列	spin echo,SE
纵隔	mediastinum
纵隔原发肿瘤	primary mediastinal tumor
阻塞性黄疸	obstructive jaundice

主要参考书目

［1］ 王芳军 . 影像学 [M]. 2 版 . 北京 : 人民卫生出版社 , 2016.

［2］ 吴恩惠 , 冯敢生 . 医学影像学 [M]. 6 版 . 北京 : 人民卫生出版社 , 2008.

［3］ 金征宇 . 医学影像学 [M]. 北京 : 人民卫生出版社 , 2005.

［4］ 王兴武 . 医学影像诊断学 [M]. 2 版 . 北京 : 人民卫生出版社 , 2009.

［5］ 陈星荣 , 沈天真 . 全身 CT 和 MRI [M]. 上海 : 上海医科大学出版社 , 1994.

［6］ 张东友 . 中西医结合影像学 [M]. 武汉 : 湖北科学技术出版社 , 2000.

［7］ 王云钊 . 中华影像医学 : 骨肌系统卷 [M]. 北京 : 人民卫生出版社 , 2002.

［8］ 曹来宾 . 实用骨关节影像诊断学 [M]. 济南 : 山东科学技术出版社 , 1998.

［9］ 孟悛非 . 医学影像学 [M]. 3 版 . 北京 : 高等教育出版社 , 2016.

［10］ 刘玉清 . 心血管病影像诊断学 [M]. 合肥 : 安徽科学技术出版社 , 2000.

［11］ 戴汝平 . 心血管病 CT 诊断学 [M]. 北京 : 人民卫生出版社 , 2000.

［12］ 赵世华 . 心血管病磁共振诊断学 [M]. 北京 : 人民军医出版社 , 2011.

［13］ 崔世民 , 只达石 , 廉宗澂 . 颅内肿瘤影像与病理图谱 [M]. 北京 : 人民卫生出版社 , 2000.

［14］ 李文华 , 王滨 , 王振常 , 等 . 眼科影像学 [M]. 北京 : 人民卫生出版社 , 2004.

［15］ 黄砚玲 . 五官及颈部影像鉴别诊断指南 [M]. 北京 : 人民军医出版社 , 2005.

［16］ 李树玲 . 乳腺肿瘤学 [M]. 2 版 . 北京 : 科学技术文献出版社 , 2007.

［17］ 颜小琼 . 妇产科影像学 [M]. 天津 : 天津科学技术出版社 , 1993.

［18］ 刘建秀 . 乳腺疾病 X 线诊断图谱 [M]. 北京 : 人民卫生出版社 , 2009.

［19］ 谢红宁 . 妇产科超声诊断学 [M]. 北京 : 人民卫生出版社 , 2006.

［20］ 王光霞 . 腹部外科超声诊断图谱 [M]. 武汉 : 华中科技大学出版社 , 2010.

［21］ 田家玮 , 姜玉新 , 张运 . 临床超声诊断学 [M]. 北京 : 人民卫生出版社 , 2010.

［22］ 王纯正 , 徐智章 . 超声诊断学 [M]. 2 版 . 北京 : 人民卫生出版社 , 2010.

［23］ 周永昌 , 郭万学 . 超声医学 [M]. 北京 : 科学技术文献出版社 , 2000.

［24］ 袁光华 , 张武 , 简文豪 . 超声诊断基础与临床检查规范 [M]. 北京 : 科学技术文献出版社 , 2009.

［25］ 姜玉新 , 王志刚 . 医学超声影像学 [M]. 北京 : 人民卫生出版社 , 2010.

［26］ 田家玮 . 超声波医学与超声波医学技术 [M]. 北京 : 人民卫生出版社 , 2013.

［27］ 郭启勇 . 介入放射学 [M]. 4 版 . 北京 : 人民卫生出版社 , 2017.

［28］ 李麟荪 , 滕皋军 . 介入放射学 - 临床与并发症 [M]. 北京 : 人民卫生出版社 , 2010.

［29］ 李麟荪 , 贺能树 . 介入放射学 - 非血管性 [M]. 北京 : 人民卫生出版社 , 2004.

［30］ 刘光元 , 曹建发 , 陈自谦 . 肿瘤血管介入治疗 [M]. 南京 : 江苏科学技术出版社 , 2003.

［31］ Heuser R R, Henry M. 周围血管介入学 [M]. 李雷 , 主译 . 北京 : 科学出版社 , 2011.

［32］ Criado F J. 血管介入基本技术 [M]. 缪中荣 , 宋路线 , 主译 . 南京 : 江苏科学技术出版社 , 2003.

［33］ 王淑轩 , 范国光 . MRI 读片指南 [M]. 2 版 . 北京 : 化学工业出版社 , 2014.

［34］ Leyendecker J R, Brown J J. 腹盆部 MRI 实用指南 [M]. 张文煜 , 主译 . 天津 : 天津科技翻译出版公司 , 2005.

［35］ 沙炎 , 罗德红 , 李恒国 . 头颈部影像学—耳鼻咽喉头颈外科卷 [M]. 北京 : 人民卫生出版社 , 2013.

［36］ 欧阳钦 . 临床诊断学 [M]. 2 版 . 北京 : 人民卫生出版社 , 2010.

［37］ 王荣福 , 安锐 . 核医学 [M]. 北京 : 人民卫生出版社 , 2018.

复习思考题
答案要点

模拟试卷

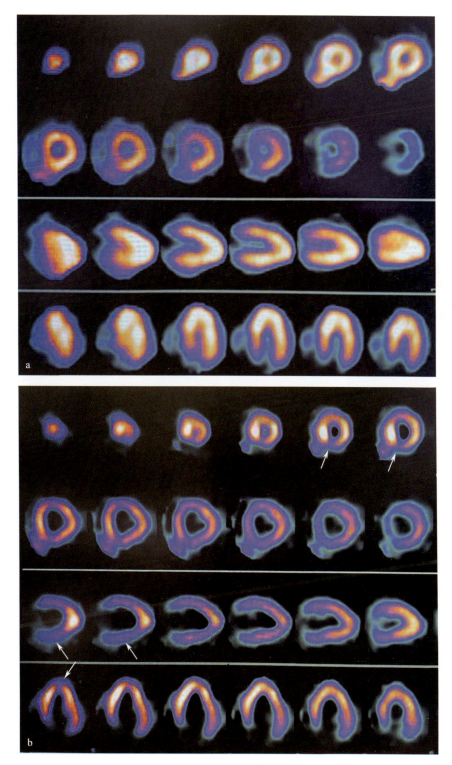

图 2-6　心肌灌注显像

a. 正常心肌灌注；b. 心尖及左室下壁局部灌注稀疏，诊断心肌缺血（箭示）

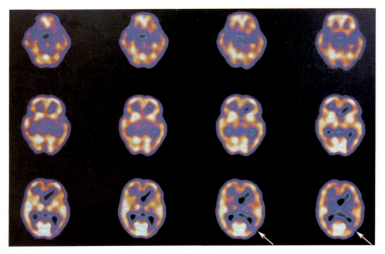

图 2-8 脑血流灌注显像

左侧枕叶示踪剂分布减低,提示脑缺血(箭示)

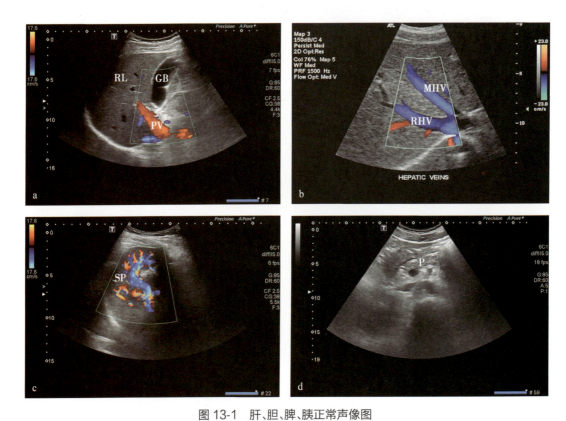

图 13-1 肝、胆、脾、胰正常声像图

a. 肝右叶(RL)及胆囊(GB)、门静脉(PV);b. 肝右静脉(RHV)及肝中静脉(MHV);c. 脾脏(SP);d. 胰腺(P)

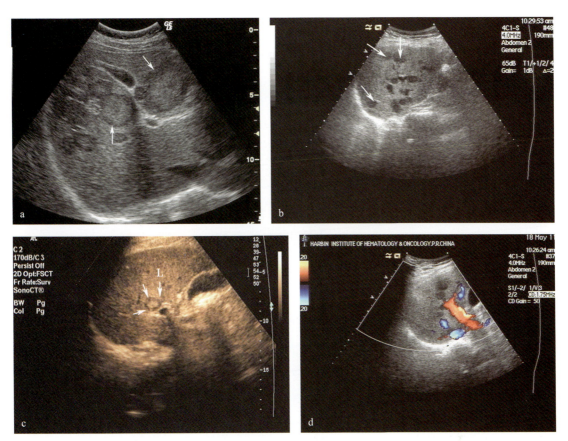

图 13-7　转移性肝癌
a、b. 多发低回声团块 (白箭);c. 牛眼征 (白箭);d. 团块内未见明确血流信号

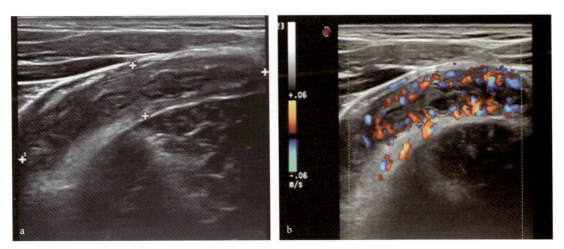

图 13-18　急性阑尾炎
a. 阑尾肿胀、+ 阑尾壁增厚,阑尾腔内透声差;b. 阑尾壁可见增多的血流信号

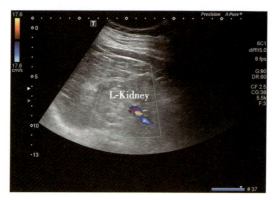

图 13-21　慢性肾功能不全

左肾（L-Kidney）各径缩小，实质变薄、回声增强，皮髓
质界限不清，彩色血流明显减少

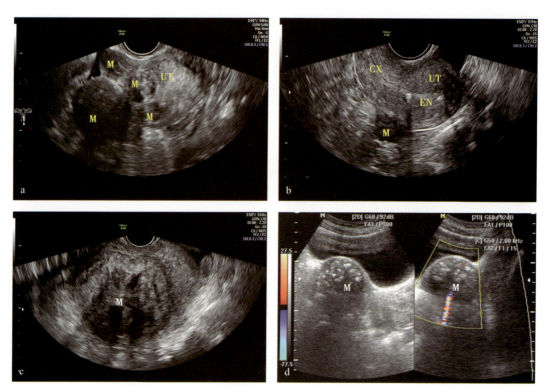

图 13-26　子宫肌瘤

a. 多发肌瘤（M）；b. 浆膜下肌瘤（M）；c. 肌壁间肌瘤（M）；d. 肌瘤内钙化变性（M）

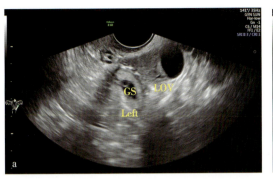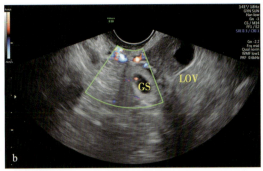

图 13-29 异位妊娠

a. 左侧附件区内可见妊娠囊（GS），囊壁完整，囊内可见卵黄囊及胎芽；b. 妊娠囊（GS）内还可见原始心管
呈红蓝闪烁血流信号

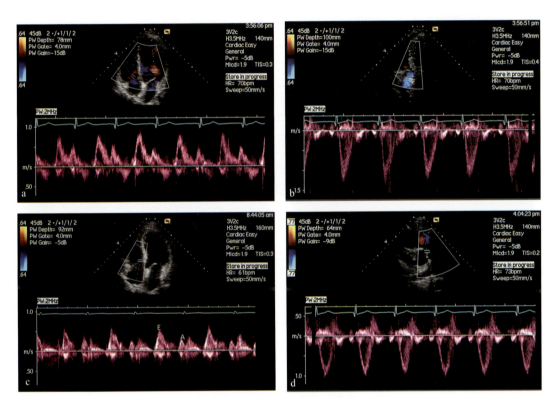

图 13-32 正常心脏彩色多普勒超声心动图

a. 左室流入道：二尖瓣口血流呈双峰图形；b. 左室流出道：零基线下的窄带空窗型频谱；
c. 右室流入道；d. 右室流出道

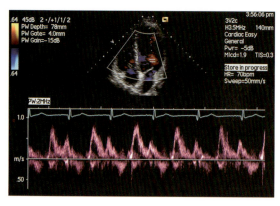

图 13-34　正常成人心脏二尖瓣口血流频谱图

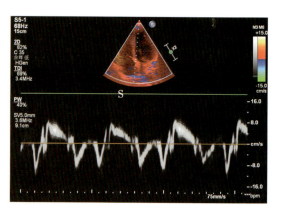

图 13-35　心脏二尖瓣环组织多普勒超声心动图

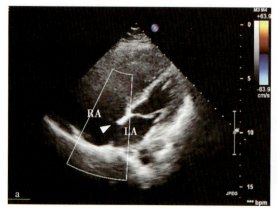

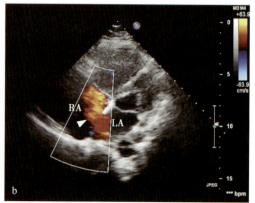

图 13-38　房间隔缺损

a. 四腔观显示房间隔连续中断(箭头),右房(RA)增大;b. 彩色多普勒血流成像显示缺损口(箭头)
五彩镶嵌血流信号

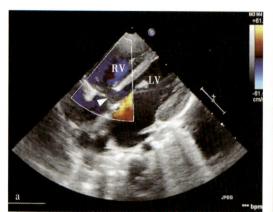

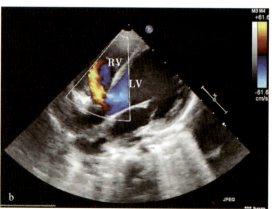

图 13-39　室间隔缺损

a. 室间隔连续中断(箭头),左室(LV)、右室(RV)增大;b. 彩色多普勒显示缺损口(箭头)彩色血流信号

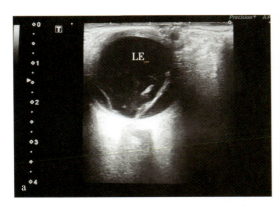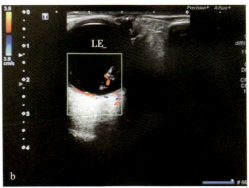

图 13-49　视网膜脱离

a. 璃体内可见 "V 型" 强回声,凹面向前,尖端与视神经根相连;b. "V 型" 强回声内可见血流信号且
与视网膜中央动静脉相延续